おいしく作り、味わうための

クッキング

おいしい調理のデザイン研究会　編

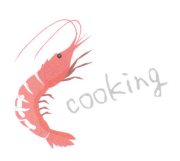

化学同人

おいしい調理のデザイン研究会

所属	氏名	担当
龍谷大学農学部	伏木 亨（ふしき とおる）	0章
京料理　直心房　さいき	才木 充（さいき みつる）	コラム（p.4）
神戸学院大学栄養学部	水野 千恵（みずの ちえ）	1章, 7章, 8章（1, 5）, 9章
京料理　木乃婦	髙橋 拓児（たかはし たくじ）	コラム（p.10）
株式会社　菊の井	村田 吉弘（むらた よしひろ）	2章（1）
龍谷大学農学部	山崎 英恵（やまざき はなえ）	2章（2, 3）
ラ・ビオグラフィ	滝本 将博（たきもと まさひろ）	3章（1）
摂南大学農学部食品栄養学科	安藤 真美（あんどう まみ）	3章（2, 3）
一之船入	魏 禧之（ぎ よしゆき）	4章（1）
甲子園短期大学生活環境学科	中野 久美子（なかの くみこ）	企画・編集, 4章（1）, 8章（2～4）, 10章
鳥取大学大学院連合農業研究科	山中 珠美（やまなか たまみ）	4章（2, 3）, 5章, 6章
一子相伝　なかむら	中村 元計（なかむら もとかず）	コラム（p.140）

（執筆順）

はじめに

　本書は，大学や短期大学，専門学校での調理実習の教科書として企画しました．受講する学生の中には，調理実習の講義を受けるまで，まったく料理をしたことのない学生も，また料理にとても興味のある学生もいます．すべての学生が調理の基本を身につけて，さらに「おいしい料理」を作ることに興味をもってほしいと考え，全体を構成しました．

　また調理実習が修了したのちも，料理を作るときにはまず本書のページを開ける，一生手元において使えるテキストであってほしいとも考えています．さらに料理をはじめて作りたいと思ったときに，家庭で毎日使えることも願って，丁寧に執筆しました．

　本書では，調理の基本をはじめとして，日本料理，西洋料理，中国料理，韓国料理，エスニック料理それぞれのおもな献立，行事食，菓子類と飲み物，非常時の食，および料理並びに献立について述べています．各章では，食材の選び方や下処理，調理の仕上げなどに潜む，おいしく作るためのちょっとしたコツ，うま味や料理の盛りつけについて，また調味料の種類と使用方法などについても説明しています．

　本書を執筆する「おいしい調理のデザイン研究会」では，"おいしく作り，おいしく味わう"を学ぶことで，おいしい料理や食品を創造できると考えています．

　そのため，本書では食の研究者，大学や短大の教育者，料理人やシェフなどの専門家に集まっていただき，それぞれの立場からおいしい調理について，伝統的なことから最新の情報まで幅広く，そして理解を深めることができるよう執筆していただきました．コラムでは料理人の方たちが考える「おいしさ」について，さまざまな角度から語っていただきました．料理の哲学や意義について感じ取れることでしょう．

　同じレシピを見て作っても，食材，作る人の体調や季節などによって，でき上がった料理の風味やおいしさはさまざまです．本書で調理の基礎を学び，技術や応用力を身につけて，さらには自分が一緒に食べる人の嗜好に合わせたオリジナルな料理がおいしく作れるようになれば，著者たちにとってこれ以上ない喜びです．

2019 年 3 月
「おいしい調理のデザイン研究会」　代表　中野久美子

目 次

はじめに　　iii

0章 おいしく作り，おいしく味わう　　1
　料理にはおいしさが求められている……………………………………………1
　家庭料理の規範は低下していない………………………………………………1
　料理情報の溢れる時代……………………………………………………………2
　料理のおいしさは食べる人の頭の中にある……………………………………2
　優れたレシピからおいしさを学ぶこともある…………………………………3
　基本的な調理法としての信頼できる情報が求められている…………………3
●コラム●料理人が考える「おいしさの秘密」　おいしく感じる香りとは？　*4*

1章 調理の基本：おいしく作るために　　5
　1　食の清潔と安全………………………………………………………………5
　　（1）身だしなみ………………………………………………………………5
　　（2）調理中……………………………………………………………………5
　2　調理の準備と下処理…………………………………………………………6
　　（1）計量と計測………………………………………………………………6
　　（2）切断………………………………………………………………………7
●コラム●料理人が考える「おいしさの秘密」　おいしく見えるかたちとは？　*10*

2章 日本料理　　11
　1　日本料理のおいしさとは……………………………………………………11
　　日本料理の寸法と体積…………………………………………………………11
　　うま味成分を中心とした日本料理……………………………………………11
　日本料理●料理人のレシピ………………………………………………………13
　　　　　　鶏肉の照り煮　　　　　　　　　　煮しめ
　2　日本料理の特徴………………………………………………………………14
　　（1）食材………………………………………………………………………14
　　（2）調理法……………………………………………………………………16
　　（3）食器，盛りつけ…………………………………………………………17
　　（4）料理儀式と食事作法……………………………………………………17
　3　日本料理のレシピ……………………………………………………………18
　　（1）ご飯………………………………………………………………………18

　　　　　白飯　　　　　　　　　　　　　粥
　　　　　炊き込みご飯　　　　　　　　　えんどうご飯（豆ご飯）
　　　　　たけのこご飯　　　　　　　　　赤飯（炊きおこわ）
　　　　　くりご飯　　　　　　　　　　　いなりずし
　　　　　ちらしずし　　　　　　　　　　巻きずし
　　　　　親子丼　　　　　　　　　　　　いわしのかばやき丼
　　（2）汁物 ··· 25
　　　　　大根と油揚げのみそ汁　　　　　かきたま汁
　　　　　若竹汁　　　　　　　　　　　　しじみの赤だし
　　　　　粕汁　　　　　　　　　　　　　けんちん汁
　　　　　さつま汁
　　（3）あえ物，酢の物 ··· 28
　　　　　ほうれんそうのごまあえ　　　　白あえ
　　　　　きゅうりとわかめの酢の物　　　うざく
　　　　　わけぎと油揚げのぬた
　　（4）煮物 ··· 31
　　　　　青菜と油揚げの煮物　　　　　　たけのこの土佐煮
　　　　　筑前煮　　　　　　　　　　　　肉じゃが
　　　　　かぼちゃの煮物　　　　　　　　里いもの煮物
　　　　　ひじきの五目煮　　　　　　　　豚の角煮
　　　　　厚揚げと切り干し大根の煮物　　五目豆
　　　　　いわしの香梅煮　　　　　　　　さばのみそ煮
　　　　　ぶり大根
　　（5）生もの ··· 36
　　　　　しめさば　　　　　　　　　　　かつおのたたき
　　　　　あじのたたき
　　（6）焼き物 ··· 39
　　　　　あじの塩焼き　　　　　　　　　ぶりの照り焼き
　　　　　鮭の柚庵焼き　　　　　　　　　だし巻き卵
　　　　　なすの田楽　　　　　　　　　　豚しょうが焼き
　　（7）揚げ物 ··· 42
　　　　　天ぷら　　　　　　　　　　　　さばの竜田揚げ
　　　　　鮭の南蛮漬け　　　　　　　　　揚げだし豆腐
　　（8）蒸し物，寄せ物 ··· 45
　　　　　茶わん蒸し　　　　　　　　　　卵豆腐
　　　　　滝川豆腐　　　　　　　　　　　冷やしそうめん（卵豆腐を使った献立）
　　　　　ごま豆腐
　　（9）その他（家族で囲む鍋物など）··· 47

		鶏のすき焼き	おでん	
	(10)	漬け物		48
		はりはり漬け	即席漬け	
		糠漬け		
	(11)	和菓子		49
		利休まんじゅう	わらびもち	
		白玉団子	水ようかん	

3章 西洋料理 ………………………………………………………… 51

1 西洋料理のおいしさとは ……………………………………… 51
- 加熱と調味 …………………………………………………… 51
- ブイヨン，フォン，ソース ………………………………… 52

西洋料理●料理人のレシピ ………………………………… 54
- ビーフシチュー　　　えびマカロニグラタン

2 西洋料理の特徴 ………………………………………………… 55
- (1) 西洋料理とは …………………………………………… 55
- (2) 西洋料理の構成（フランス料理の構成と内容） ……… 55
- (3) 西洋料理のテーブルセッティング …………………… 56
- (4) 西洋料理のマナーの基本（フランス料理：正餐の場合） … 57
- (5) ソース（sauce） ………………………………………… 59
  - フォン・ド・ヴォライユ　　フォン・ド・ヴォー
  - フュメ・ド・ポワソン　　　フォン・ド・ジビエ
  - グラス　　　　　　　　　　ソース・マヨネーズ
  - ソース・ヴィネグレット　　ソース・ショーフロア
- (6) ポタージュ（potage　汁物料理の総称） ……………… 61
  - ブイヨン

3 西洋料理のレシピ ……………………………………………… 63
- (1) 前菜 ……………………………………………………… 63
  - 落とし卵のゼリー寄せ　　カナッペ
  - わかさぎの酢油漬け　　　小えびのカクテル
  - 卵の詰め物
- (2) スープ …………………………………………………… 64
  - せん切り野菜入りコンソメ　クリームスープ
  - コーンクリームスープ　　　グリンピースのポタージュ
  - 冷たいポテトスープ　　　　オニオングラタンスープ
  - クラムチャウダー
- (3) 魚料理 …………………………………………………… 67

	あじのムニエル	ひらめの包み焼き
	いわしのハーブパン粉焼き	えびフライ
	コロッケ 2 種	

- (4) 肉料理 ··· 70
  - ロールキャベツ／ハンバーグステーキ
  - ビーフステーキ／鶏肉のクリーム煮
  - ビーフストロガノフ／バターライス I
  - バターライス II／ミラノ風カツレツ
  - ローストチキン I／ローストチキン II
- (5) 野菜料理 ··· 76
  - 野菜サラダ／フルーツサラダ
  - シーザーサラダ／トマトサラダ
  - コールスロー／野菜マリネ
  - マカロニサラダ／ポテトサラダ
  - マセドアンサラダ／ラタトゥイユ
  - ポテトコロッケ
- (6) 卵料理 ··· 79
  - ゆで卵／温泉卵
  - ポーチドエッグ／目玉焼き
  - スクランブルエッグ／オムレツ
- (7) パン料理 ··· 81
  - バターロール／サンドイッチ
  - B.L.T. サンドイッチ／ガーリックトースト
  - ピロシキ／ピザ
- (8) 米・めん料理 ··· 84
  - ビーフカレー／パエリア
  - スパゲッティ・ミートソース／スパゲッティ・ボンゴレ

4 章 中国料理 87

1. 中国料理のおいしさとは ··· 87
   - 中国料理のおいしさは「医食同源」にある ··· 87
   - 中国料理では油やうま味が多く使われる ··· 87
- **中国料理●料理人のレシピ** ··· 88
  - 麻婆豆腐／黒醋咕咾肉（黒酢の酢豚）
2. 中国料理の特徴 ··· 89
   - (1) 中国料理の特徴 ··· 89
   - (2) 中国料理の分類 ··· 89

3　中国料理のレシピ ･･･ 90
　　　(1)　前菜 ･･ 90
　　　　　花椒熗黄瓜（きゅうりのあえ物）　　　皮蛋
　　　　　蘿蔔海蜇皮（大根とくらげのあえ物）　棒棒鶏
　　　　　叉焼肉（焼き豚）　　　　　　　　　　涼拌茄子
　　　　　魚香木耳（豚肉ときくらげの香りあえ）　茶葉蛋（卵の紅茶煮）
　　　(2)　大菜（大件） ･･ 93
　　　　　乾炸子鶏塊（若鶏から揚げ）　　　　　炸春捲（春巻き）
　　　　　青椒牛肉絲（ピーマンと牛肉の炒め物）　八宝菜（五目野菜の炒め煮）
　　　　　珍珠丸子（豚肉団子のもち米蒸し）　　清蒸肉蛋（中国風茶わん蒸し）
　　　　　東坡肉（豚肉の軟らか煮）　　　　　　回鍋肉
　　　　　烤羊肉（羊肉のあぶり焼き）　　　　　焖栗子鶏（鶏とくりの煮物）
　　　　　乾焼蝦仁（えびのチリソース煮）　　　芙蓉蟹（かに玉）
　　　　　咕咾肉（酢豚）
　　　(3)　湯菜（スープ） ･･ 99
　　　　　酸辣湯（酸味のくず汁）　　　　　　　玉米湯（とうもろこしのかき玉スープ）
　　　　　魚丸子湯（魚団子のスープ）　　　　　四宝湯（4種類の材料の中華スープ）
　　　(4)　鍋子（鍋物） ･･ 100
　　　　　什景火鍋子（五目寄せ鍋）　　　　　　水餃子
　　　(5)　点心 ･･ 101
　　　　　焼売（しゅうまい）　　　　　　　　　菜肉包子，豆沙包子
　　　　　担々麺　　　　　　　　　　　　　　　鶏蓉粥（鶏粥）
　　　　　粽子（粽）　　　　　　　　　　　　　合桃酥餅（中華クッキー）
　　　　　芝麻丸子（ごま団子）　　　　　　　　奶豆腐（牛乳かん）

5章　韓国料理　　　　　　　　　　　　　　　　　　　　　　　　　　　105

　　1　韓国料理の特徴 ･･ 105
　　2　韓国料理のレシピ ･･ 105
　　　　　ビビンパップ　　　　　　　　　　　　チーズダッカルビ
　　　　　海鮮チヂミ　　　　　　　　　　　　　プルコギ
　　　　　チゲ

6章　エスニック料理　　　　　　　　　　　　　　　　　　　　　　　　　109

　　1　エスニック料理の特徴 ･･ 109
　　2　エスニック料理のレシピ ･･･ 110
　　　　　トム・ヤム・クン　　　　　　　　　　タコス
　　　　　フェイジョアーダ　　　　　　　　　　ドライカレー，ナン（タンドリーチキン添え）
　　　　　シャミー・カバブ

7章 行事食　　　　　　　　　　　　　　　　　　　　　　　　　　　　113

1　お正月料理（おせち料理） ……………………………………………… 113
- 黒豆
- かずのこ
- かまぼこ
- くりきんとん
- 煮しめ
- 関西風雑煮
- 田作り
- たたきごぼう
- だて巻き
- 車えびの養老煮
- 矢羽根れんこん（酢ばす）

2　上巳の節句（ひな祭り）の料理 ………………………………………… 118
- ちらしずし
- はまぐりの潮汁
- 菜の花のからしあえ
- よもぎもち

3　お祝い料理（敬老の日） ………………………………………………… 119
- 赤飯（炊きおこわ）
- 炊き合わせ
- じょうよまんじゅう
- 小鯛の姿焼き
- 菊花豆腐のすまし汁

4　クリスマス料理 …………………………………………………………… 121
- カナッペ
- コンソメ・ド・ノエル
- ローストチキン
- ブッシュ・ド・ノエル
- 小えびのカクテル
- ローストビーフ
- くるみのサラダ
- コーヒー

8章 菓子類と飲み物　　　　　　　　　　　　　　　　　　　　　　　　125

1　和菓子 ……………………………………………………………………… 125
- 草もち（よもぎもち）
- 桜もち
- 豆腐団子
- じょうよまんじゅう
- 柏もち
- くず桜
- おはぎ
- くりまんじゅう

2　洋菓子 ……………………………………………………………………… 128
- カスタードプディング
- オレンジゼリー
- アップルパイ
- シュークリーム
- クッキー
- マドレーヌ
- ブラウニー
- スコーン
- 黒ごまプリン
- ベイクドチーズケーキ
- ショートケーキ
- クレープ
- マカロン
- パウンドケーキ（カトルカール）
- クグロフ
- アーモンドタルト

3　中国料理の菓子（甜菜，甜点心） ……………………………………… 136
- 抜絲地瓜（さつまいものあめ煮）
- 杏仁豆腐風豆乳羹

		開口笑（ごま揚げ団子）	ひねり揚げ	
	4	エスニック料理のデザート		137
		タピオカのココナッツミルクがけ		
	5	飲み物		138
		煎茶	玉露	
		番茶，ほうじ茶	紅茶	
		中国茶	コーヒー	

●コラム● 料理人が考える「おいしさの秘密」 おいしく作る，インスピレーションとは？　140

9章　非常時のクッキング　141

1 衛生面での注意 …… 141
2 水が充分にないときの工夫 …… 142
　(1) 調理の工夫 …… 142
　(2) 盛りつけの工夫 …… 142
　(3) 後片づけの工夫 …… 142
3 食事内容 …… 142
4 パッククッキング …… 142
　(1) パッククッキングとは …… 143
　(2) パッククッキングの方法 …… 143
　(3) パッククッキングで注意すること …… 143
　(4) パッククッキングのレシピ …… 143
　　ご飯　　　　　　　　　　さばとねぎのみそ煮
　　カラフルビーンズサラダ　　さつまいもとりんごの甘煮
5 ローリングストック …… 145

10章　献立の考え方　147

1 献立の要素 …… 147
2 献立（料理の組み合わせ）例 …… 148

参考文献 …… 150

索引 …… 151

【本書を使う前にご覧ください】
① 本書中で使用する食品名は，基本的に「日本食品標準成分表2015年版（七訂）」に準じていますが，一般によく使用されている食品名を使用しています．
② 材料の分量は基本的に「1人分」で，可食部の重量（g）で表しています．レシピによっては，作りやすい分量で示している場合もあります．
③ レシピごとにエネルギー（エ），たんぱく質（タ），脂質（脂），炭水化物（炭），食塩相当量（塩）を示しています．とくに記載のない限り，「1人分」を示しています．
④「しょうゆ」は基本的に「こい口しょうゆ」を表しています．「うす口しょうゆ」とともに使用するときは「こい口しょうゆ」と記しています．
⑤ バターは基本的には「有塩バター」を表しています．無塩バター〔日本食品標準成分表2015年版（七訂）では「食塩不使用バター」〕を使用するときは，「無塩バター」と記しています．
⑥ 小麦粉は，薄力粉，中力粉，強力粉を区別しています．
⑦ 西洋料理の料理名は，英語（英），フランス語（仏）でも示しています．
⑧ 中国料理の料理名は，標準的な中国語のルビを付けています．

0章 おいしく作り，おいしく味わう

料理にはおいしさが求められている

　クッキングの目的の一つであるおいしさは，近年とくに重要性が増してきたように思われる．かつてに比べ，レストランの数は増加し，料理に関する情報も激増している．多くの人がプロの料理を経験しており，完成した料理には，レストランで供されるような高いレベルに近いおいしさが求められる．さらに，いわゆるインスタ映えに象徴されるような見栄えの美しさなども重要な要素になってきている．食べる側の要求レベルは低下することはない．

　一方，料理する側の環境は時代とともに容易ではない方に向かっている．一昔前の料理のレシピと比較すると，社会の構造の変化が現代の家庭での料理にも大きな影響を与えていることがわかる．最大のものは，時短，すなわち，できるだけ時間をかけないで料理を行うことであり，この方向に料理の重点がスライドしてきている．時代とともに料理にかける時間は短くなってきているという統計もある．

家庭料理の規範は低下していない

　このような状況の中でも，家庭で安全でおいしいものを作りたいという規範は必ずしもゆらいでいるわけではない．社会学者の村瀬敬子は著書『料理すること：その変容と社会性』のなかで，料理は「簡略化」しているのかをテーマに調査と論考を行い，現代では，子どもや配偶者に安全でおいしい料理を作りたいとする規範は低下しておらず，むしろ，限られた時間で満足できるものを作るという努力が強まっていると結論している．その努力を助けるものとして，具材だけを調達すればいいような半完成食品であるとか，スパイスやハーブの調合品などがどんどん開発され，料理の現場では徐々に重用されるようになってきている．料理にはこだわりも必要であろうが，同時に状況に沿った柔軟性も必要である．

料理情報の溢れる時代

　料理のレシピに関するネット情報や出版物は非常な勢いで増加しており，同じ名前の料理であっても膨大な種類のレシピを簡単に手に入れることができる．また，多様な食材も豊かに出回り，容易に手に入る時代である．誰でも料理に挑戦できる時代になってきたが，それだけでは満足できる料理になるとは限らない．

　料理に関する情報の溢れる時代には，紹介される料理が，応用の利く基本的な技術を基にしていることと，高いレベルのおいしさを満足させてくれるかが真に求められる．情報だけではレシピの良し悪しは判断しにくい．個人による味わいの調整が不可欠であろう．

　料理がおいしいかどうかの判断は最終的には個人が下すものであるが，提供される料理のレシピは提供する側の経験や判断に委ねられている．さらに，同じ食材を使っても，調理方法によっておいしさは大きく異なる場合がある．レシピの作成者の好みが実際に作る人にとって最適ではない場合もある．また，レシピには表現しきれない微妙な部分が，おいしさに大きく影響する場合もある．

料理のおいしさは食べる人の頭の中にある

　料理のおいしさは，料理そのものの中にあるのではない．料理を分析してもおいしさは姿を現さない．おいしさは人間の判断によるものであり，当該の料理を食べた人間が味覚や嗅覚，食感，過去の食体験などを総動員して解析した結果が脳に出現する感覚である．したがって，国や地域や人が違えばおいしさは変わる．料理はこのような不確実性をつねに含んでいるので，万人に通用する完璧なレシピは存在しない．食べる人に合わせた料理が必要なのである．ただし，現実には，先人の多くの技術の積み重ねによって，人間が満足する範囲や傾向が経験的に把握され，ある種の法則として実践されている．したがって，優れたレシピは，多くの人に満足感を与えることができる要素を多く含んでいる．このような集積が，食の文化の底力を形成している．

　既成のレシピからは，大まかな調理と味付けの情報が読み取れる．これを自分や家族にとって最適なものに仕立てるのは，料理する人の経験やセンスであるといえる．

　このセンスを磨くことがおいしい料理を作れる人にな

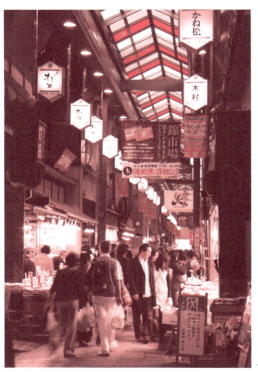

イメージ図

るための訓練であり，それを伝授するのは，親であったり，学校であったりするが，そのためにも，信頼できる情報の基盤が必要である．さらに，基盤の上に立った，細かい作業や食材を選ぶノウハウも必要となる．問題は，料理に不満足な部分があったとして，どのようにすればそれを修正できるかという点にある．これは，容易ではなく，多くの経験やノウハウの蓄積が必要になる作業である．調理を学ぶ点では，このような知恵の習得も重要である．

優れたレシピからおいしさを学ぶこともある

　よく吟味されたレシピによって完成された料理は，標準以上のおいしさを有している．初心者は，これによって，おいしさを知ることもできる．おいしさのもう一つの側面といえるのが，学んで知るおいしさである．優れた料理レシピは当該のジャンルの料理のおいしさの基準を示すものであり，初学者にとっておいしさを学ぶ教科書でもある．まずは基準となるおいしさを知って，それに近づき，さらに発展させるというのも，学びの道筋の一つとして重要であろう．

基本的な調理法としての信頼できる情報が求められている

　本書では，西洋，中華，和食など洋の東西を問わない広いジャンルの料理について，基本的な調理法として信頼できる情報が専門家によって提示される．専門家によって十分に吟味された信頼できる基本情報として重要である．さらに，料理をおいしくする，さまざまなノウハウも経験豊富な執筆者によって提供される．調理を行う人の技術的な出発点を高いレベルに置くことができるならば，優れた出版物であるといえる．このような高いレベルの基盤や論理を習得することは，経験のある料理に対してのみならず，初めて挑戦する料理に対しても，自然に応用ができる技術に繋がるからである．

　本書を十分に咀嚼することによって，料理に対する視野が広がるとともに，自分や家族の嗜好に合わせてカスタマイズが自在にできる力がつけば，それは成熟した料理者に向かう最短の道であるといえよう．

● 料理人が考える「おいしさの秘密」●

おいしく感じる香りとは？

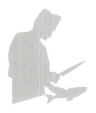

　私たちが料理を作るとき，食べ手にいかにおいしく感じてもらえるか，また家庭料理においてもいかにおいしく，かつ健康的に生活できるよう食べてもらうかは非常に重要なポイントです．食べることはただ単に食欲を満たす行為だけでなく，大きなカテゴリーでは生命を維持するための重要な行為です．いっそう楽しく，いっそうおいしくは，食む営みには非常に大切なポイントです．

　人は五感を使って食べます．聴く，見る，嗅ぐ，触る（この場合は「テクスチャー」と表現します），味わう，です．私が料理を作るときは対価報酬が発生するときで，もちろんですが，すべての要素にこだわります．「聴く，見る，嗅ぐ」は口に入れる前に感じる感覚です．ジュージュー焼ける音を聞き，美しく盛りつけられた料理が目の前に運ばれたとき，人は口に入れる前から何かしらおいしさを感じます．口に入れる瞬間にその食材の香り（この場合は「アロマ」でなく「フレーバー」といいます）を感じ，さらにおいしさの期待感は最高潮に達します．その後は，食感を感じながらそのおいしさを味わいます．

　たとえば海外旅行から帰ったとき，天婦羅うどんや鰻を焼いた香りを嗅ぐと，どうしても食べたくなります．また吸い物のお椀の蓋を開けたときの出汁の香りや柚子の香りを思い出してください．香りは人が食べる行為をする前にその期待感を最高に高めるために，重要な働きをします．それだけでなく，香りはその食材であることを決定づけるためにも大切な働きをします．

　昔，利尻島にある雲丹の種苗生産センターに訪れたことがあり，そこにはバナナの皮を食べさせた雲丹がありました．私は口にしていませんが，その雲丹はバナナの香りがするそうです．ふだん昆布を食べて生きている雲丹にとって，バナナを食べることでその味自体もバナナの味に感じられるそうです．また，市販されているグミですが，実際に果汁を使われているものは少なく，また鼻をつまんで食べるとその味を感じることができません．これらのことは，香りによって人間の味覚がコントロールされているということになります．

　私は料理人ですので，食材の香りを利用して季節感を強調したり，意外性をつけたりして，お客様にいっそうおいしく召し上がっていただけるような工夫をしています．これは家庭料理でも同じことで，最初に述べたように同じ食事でもいっそうおいしく楽しく食べるための工夫は，少しの香りを添えるだけで随分と変わるものです．

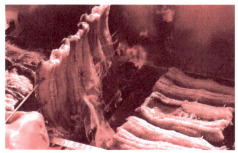

イメージ図

1章 調理の基本: おいしく作るために

　おいしい料理を作るために，調理の基本的な知識を身につけることが重要である．

　この章では，衛生的で安全に調理を行うために必要なこと，おいしさに大きく影響を与える調理の準備や下処理について学ぶ．「衛生的で安全で，おいしく作る」という意識を常にもち，なぜ，どうしてそのようにするのか科学的にとらえて調理しよう．

1　食の清潔と安全

(1) 身だしなみ

- 調理専用服，調理帽（髪の長い人は束ねて入れる），上履きを着用する．
- 爪は短く切り（マニキュアはしない），アクセサリー類（指輪，ブレスレット，ネックレス，ピアスなど）はすべてはずす．
- 調理室内へは，貴重品，筆記用具，プリント，その他指示するもの以外はもち込まない（カバンはロッカーに入れて来ること）．
- 実習服に着替え，手を洗う．

(2) 調理中

- 体調の悪い場合は，調理に携わらない．
- 手にケガをしている場合は，手袋を着用する．
- 手洗いをこまめに行う．調理開始前だけでなく，肉，卵，魚などの生ものを扱った後，盛りつけ作業にかかるとき，ゴミなどの食品以外に触れたときなど，その都度手洗いを行う．
- 包丁は取扱いに注意し，使用後はきれいに洗って所定の位置に片付ける．
- 包丁，まな板は，肉・魚用，加工食品（ハム，かまぼこなど）用，野菜用を区別して使用する．使用後は所定の位置に片付ける．
- 肉・魚介類を扱ったら，手を洗う．

Point　手洗い，洗浄時の注意

手のひら，手の甲，指，爪まわり（指先）をていねいに洗う．
包丁は柄の部分に汚れが残りやすいので，ていねいに洗う．

- 火を使うので充分に注意する．
- 布巾類は使用用途に応じて区別して使う（食器用，器具用，魚用，だし用，野菜用，蒸し器用など）．
- 調理実習中は手順を常に考え，調理台の上は整理整頓しながら実習する．
- 使用した調理器具および食器は必ず元の位置に戻す．
- 調理台は常にきれいに片付けて使用する．
- 料理ができたらトレーなどでテーブルに運び配膳し，できた旨を教員に報告後，試食する．
- 実習過程を振り返り，考察する．
- 食器および器具を破損した場合はすぐに届ける．
- ゴミは，生ゴミ，プラスチック類，可燃ゴミ，不燃ゴミにきちんと分類する．

2　調理の準備と下処理

① 野菜・果物類は，流水で洗い，ゴミなどの夾雑物を除く．
② 切り身・むき身以外の魚介類は，流水で手早く洗う．
③ 食材の温度管理を正しくする．
　　生食する魚介類は，使用直前まで冷蔵する．
　　調理時の加熱温度に留意する．
④ 盛りつけは菜箸で行う（手で直接料理に触れない）．

(1) 計量と計測

- 重量・容量・温度・時間の測定を適切にすることにより，作る料理の再現性が高まる．
- 重量の測定には，計量はかりを用いる．
- 最小単位に注意する．
- 容量ではかる方法として計量カップやスプーンが用いられる（**表①**）．見かけの体積は，調味料の比重や粒子の大きさ，空気の含み具合で異なる．また，はかり方により誤差が大きくなるので注意する．
- 粉類の場合は，山盛りに入れた後，ヘラで表面を平らにすり切る（**図①**）．
- 液体の場合は，表面張力で液体が盛り上がるくらいに入れて計量する．液体の1/2量をはかるときは，スプーンの1/2の高さよりも高くなる．
- わずかな量のとき，「少々」は親指と人差し指でつまんだ量．「ひとつまみ」は親指，人差し指，中指でつまんだ量である．容量と重量（**表①**）との関係を確かめ，覚えておくとよい．

表①　計量スプーン・カップによる調味料・食品の重量 (g)

	小さじ (5ml)	大さじ (15ml)	1カップ (200ml)
水, 酢, 酒	5	15	200
あら塩(並塩) 天然塩	5	15	180
塩(精製塩)	6	18	240
しょうゆ	6	18	230
みそ	6	18	230
みりん	6	18	230
砂糖(上白糖)	3	9	130
グラニュー糖	4	12	180
油, バター	4	12	180
小麦粉	3	9	110
片栗粉	3	9	130

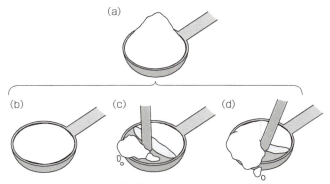

図① 粉類を計量スプーンではかる場合
(a) 粉類を山盛りに入れて，へらなどですり切る．
(b) さじ1杯：すり切って，平らになった状態．
(c) さじ1/2杯：すり切った後に，1/2の部分にへらなどを入れて1/2をはかり取る．
(d) さじ1/3杯：すり切った後に，へらなどで3等分に分け，2/3をだしてはかり取る．

(2) 切断

切ることには以下の目的がある

① **不可食部分**の除去．

② 食べやすくする…………繊維の切断など．

③ 火の通りを良くする……加熱時間の短縮．

④ 調味料の浸透を良くする．

⑤ 外観を整える．

・包丁の構え方と正しいもち方を図②，図③に示す．

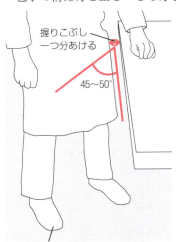

右足のつま先は絶対右に開かない

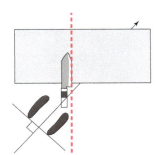

図② 包丁の構え方
右足（利き腕側の足）の爪先から，まな板への延長線上に包丁が置かれるように，包丁を構える．包丁はまな板と直角になる．

- まな板に対して正しく構え，包丁をしっかり握ると力がよく入り，安全である．まな板と身体との間は，握りこぶし一つ分くらいあけると良い．
- 用途に応じた包丁を正しくもって使う．
  包丁の部位の名称を図④に示す．包丁の種類と用途を図⑤に示す．

食材のおもな切り方については，図⑥に示す．

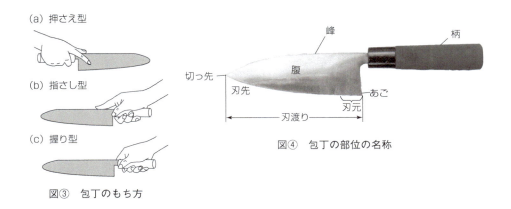

図③　包丁のもち方

図④　包丁の部位の名称

		刃先		適性と用途	刃渡り (cm)
		両刃	片刃		
和包丁	出刃	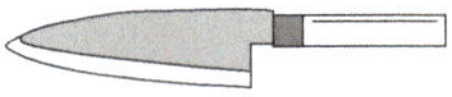	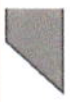 ▽	骨，頭付の大きい魚，鶏の首	11〜24
	柳刃	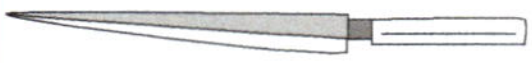	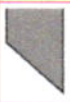 ▽	刺し身，魚の三枚おろし	21〜33
	たこ引き（刺し身）	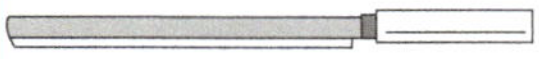	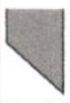 ▽	刺し身	21〜33
	菜切り	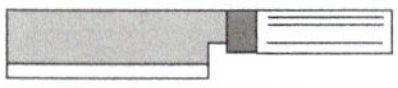 ▽	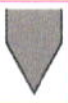	野菜を刻む	12〜16.5
	薄刃	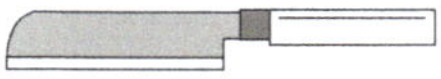	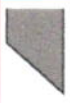 ▽	かぼちゃ，大根など硬いものを切る．かつらむき	15〜17
	三徳	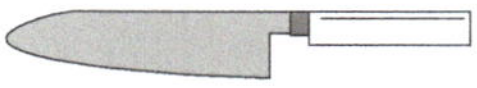 ▽	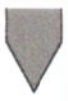	野菜，骨付き魚，魚の三枚おろし	17
洋包丁	牛刀	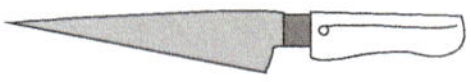 ▽	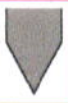	肉，野菜	18〜27
	ペティナイフ	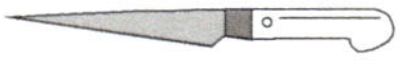 ▽	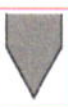	小さな細工切り	11〜12

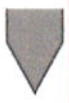

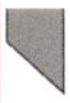

図⑤　包丁の種類と用途

小口切り	輪切り	半月切り	いちょう切り
段（トワン）・花（ホワ）	輪子片（ルウンツピエヌ）	半月片（パンユエピエヌ）	扇子（シアヌツウ）
emince rond（エマンセ ロン）	rondelle（ロンデル）	demi-lune（ドウミ リューヌ）	tranche-eventall（トランシュ エヴァンタイユ）
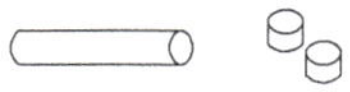	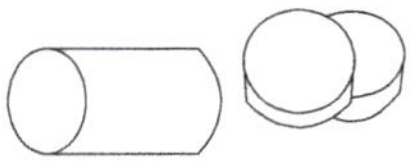	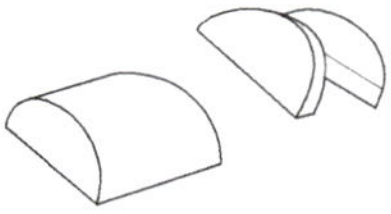	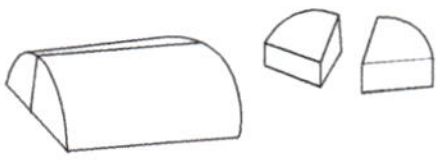
細長い材料を端から同じ厚さに切る	0.5 ～ 2 cm くらいの厚さに小口から切る	横に二つ割りして，小口から切る（輪切りの半分）	横に四つ割りして，小口から切る
拍子木切り	さいの目切り	あられ切り	短冊切り
条（ティヤオ）	丁（ディン）	小丁（シャオディン）	平片（ピンピエヌ）
pont-neuf（ポン ヌフ）	macedoine（マセドワーヌ）	brunoise（ブリュノワーズ）	collerette（コルレット）
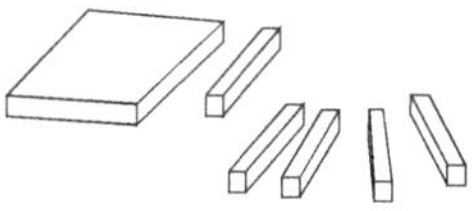	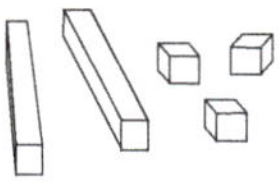	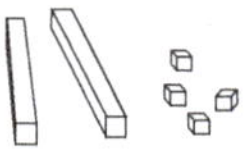	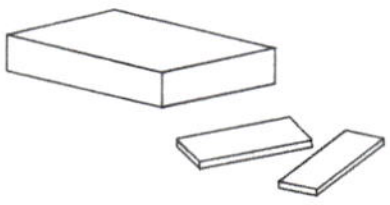
拍子木形に切る	拍子木切りした材料を 1 cm 角に切る	拍子木切りした材料を 5 mm 角に切る	3 ～ 4 cm 長さの短冊の形に切る
せん切り	みじん切り	色紙切り	乱切り
絲（ス）	末（ムオ），米（ミイ）	方（ファン）	兎耳（トアル），馬耳（マアル）
julienne（ジュリエンヌ）	haché（アッシェ）	paysanne（ペイザンヌ）	tourner（トゥーネール）
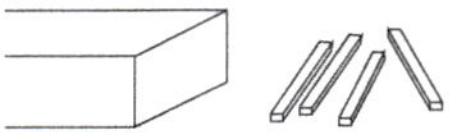		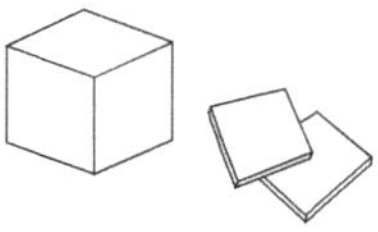	
薄切りした材料を重ね，さらに細く切る	せん切りした材料を，さらに細かく小口切りする（1 ～ 2 mm 角）	色紙の形（正方形）に切る	材料を回しながら斜めに切る

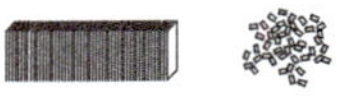

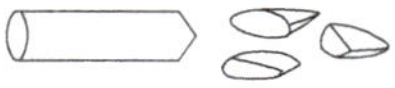

図⑥　食材の切り方

● 料理人が考える「おいしさの秘密」●

おいしく見えるかたちとは？

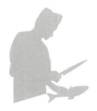

　よく皆さんに「綺麗！　どうしてそういう風に盛りつけができるのですか？」と質問されます．それは経験ですよ，と言ってしまえば一番簡単です（そうは言いませんが・・・）．2番目に簡単な説明は，雑誌に載っているあらゆる料理を見て自分なりの料理の綺麗さの価値基準を作って下さい，とお話しすることです．ここでは，もう少し詳しく解説したいと思います．

　料理の視覚に訴える要素は，色と形で決まります．その料理がどういった色を放ち，どういった形状をしているかを認識することで，人はある程度の味わいを確定しています．さらに，それ以上の可能性を期待している場合もあります．母親の作る夕食では「またこれか」と，見た目で味わいを確定させ，低い期待値をもつ子どもたちが少なからず存在するでしょう．

　そこで，たとえば，母親の作るいつものコロッケが小判型ではなく，一口サイズの球体をしていたらどうでしょう．子どもたちは必ず興味をもって，一口は食べるでしょう．一口コロッケを食べた後，小判型のときと同じ味の場合はもう二度とコロッケの見た目では騙されないようになります．もし，その中身がいつもの牛ひき肉とじゃがいものコロッケではなく，えびの入ったクリームコロッケであればそれに感動し，子どもたちは次に一口コロッケが夕食に出てきたときは，すぐにクリームコロッケだと思うわけです．これは一種の「刷り込み」であり，学習効果です．とくに，○，△，□，そしてその変形した立体はイメージが固定化されやすく，非常に記憶に残りやすい特性をもっています．概念や動きをつけやすく，動と静，硬と柔，重と軽，温と冷を表現しやすいのです．ただし，その分自然美から離れ，人工的な合理的な美に移行していくので（作為が入るため），ややもすると味気ない風情のない料理になってしまいます．

　綺麗に盛りつけるためには，二つの方法があります．一つは人工美に自然美を合わせる方法で，もう一つは自然美に人工美を合わせる方法です．たとえば，前者は「柿なます」です．柿なますは，柿，きゅうり，大根，水前寺のり，金時にんじんを同じ大きさの拍子切りにし，塩でもんだあと，甘酢に漬け，それらを混ぜ合わせ，杉盛*にします．細い直方体の木の枝が積み上げられたような，自然な風情に制御します．すると人工的な直方体の連続がおいしく自然に見えます．後者の例は，松葉がにの一盛りです．松葉がにをゆでて切っただけの料理です．かにを殻ごと使い，よく切れる包丁で部分ごとに切り分けて大皿に整列させ，かにの自然なかたちから盛りつけの美しさを表現します．ぜひ，このようなかたちで料理を作り，おいしく見えるかたちを表現してみて下さい．

＊杉盛：小鉢などに和え物や酢の物を盛りつける方法の一つ．中央部を高く盛りつける．

2章 日本料理

1 日本料理のおいしさとは

日本料理の寸法と体積

　日本料理の寸法と体積．ふだんはなかなか気にしていないかもしれないが，実は食べ物を食べる際のおいしさの一番よくわかる分量というものがある．誰でも口の中の体積はだいたい同じで，口を開いたとき，縦と横にそれぞれ一寸ずつの広がりがあり，これが一口となる．料理のレシピで「一口大に切る」とはこの寸法を目安としている．

  寸法
一寸＝約3 cm
一尺＝約30 cm

　日本料理の世界では，人間工学の考え方により，あるいは経験的に，この一口の大きさを基本として，食べ物から器までのあらゆる寸法が決まっている．

　たとえば，おいしいといわれる「目の下一尺の鯛」（おおよそ1.8〜2 kgの重さ）を造りにする際，だいたい一切れが3×2センチ，12〜15グラムの寸法となる．切り身が5枚で一人分とすると60グラムになる．すると，その造りを盛って美しいと思う皿の寸法がおのずと決まる．それに添えるしょうゆ皿は一寸よりほんの少し大きめの寸法となる．

　この感覚は日本文化の中で生まれ育っていない人にはなかなか理解が難しいものかもしれない．海外の日本料理屋に立ち寄ったときに感じる違和感は，このような寸法についての違和感によるところも大きいように思われる．

うま味成分を中心とした日本料理

　次に調理法について注目していく．私たちは生まれて3カ月間，母乳しか飲まない．母乳に飽きたら子どもは死ぬため，母乳の主成分は「糖質」，「脂質」そして「うま味成分」で，これら三つが脳の中の快楽中枢を刺激し，ドーパミンというホルモンが出される．するともっと食べたくなるし，何度も食べたくなる．

糖質はどこの国の民族も食べる．西洋人はパンを食べ，アジア人は米を食べる．また世界の料理のすべては脂質を中心に料理を構成している．ただ世界で1カ国，1民族だけがうま味成分を中心に料理を構成した．それが日本料理である．

日本は明治維新まで四つ足動物の肉は食べなかった．そうすると動物性の脂肪も脂質も摂れない．油は菜種の油くらいしかない．油を使って料理をするのは特権階級だけで，灯心に火をともせば大さじ2杯の油でも一晩中明るい．しかし，それを食べてしまえば1回でなくなってしまう．こうして私たちは，うま味成分を中心に料理を構成することを考えたのである．

その昔，御所には公家の食事のために地方からさまざまな食材が届いた．御所に仕えていた料理人は，毎日毎日，昼には2時間，夜には3時間かけて食事をとる公家のために苦労を重ねた．その頃，北海道から運ばれて来る昆布と，九州や土佐から運ばれる鰹節でだしを引くようになった．このだしというのはグルタミン酸とイノシン酸になる．

植物性の食品から出るうま味はすべて**グルタミン酸**である．昆布の次に多いのがトマト（ドライトマト）で，そのほかには大豆や白菜などがある．鰹節や鶏肉，豚肉，動物性の食品から出てくるうま味成分は**イノシン酸**である．干ししいたけやドライモリーユなど，乾燥したきのこから出てくるうま味成分が**グアニル酸**で，貝類から出てくるうま味は**コハク酸**という．

グルタミン酸とイノシン酸，これは全然違うタイプのうま味で，リボ核酸系のうま味とアミノ酸系のうま味であり，これを一緒に口の中に入れることによって8倍のうま味を得ることができる．したがって日本のだしは，鰹節と昆布で相乗効果を起こして7〜8倍のうま味になるといわれている．うま味のカロリーは，水と同様，ゼロカロリーである．無理なダイエット

Keyword
ドライモリーユ
乾燥あみがさ茸．

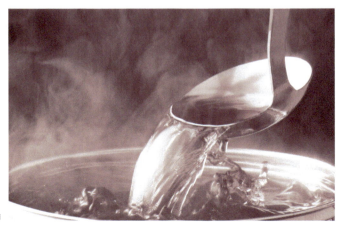

イメージ図

をするよりは，丼に2杯ほど最初に吸い物を飲んでから，ご飯を食べた方が効果は出るだろう．

昆布と干ししいたけのうま味成分は，グルタミン酸とグアニル酸で，これは精進料理のだしである．精進料理のだしは約12倍のうま味になるといわれている．「精進料理，結構おいしいじゃない，動物性のものを使ってなくても結構いけるじゃない」というのは，これだけ高いうま味成分があるからである．

このだしという考え方は，中華料理の湯（タン）とかフランス料理のfond（フォン）とはまったく違うものである．フォンもタンも脂肪分やゼラチン質が大量に含まれている．だしには，ゼラチン質も何にも入っていない，単なる水である．したがって，だしを食品に添加し調理するのが日本料理のあり方なのである．

懐石料理は，品目数が65で1,000キロカロリーである．一方，フランス料理，25品目，2,500キロカロリー，チーズを食べて，デザートを食べたら3,000キロカロリー．イタリア料理は21品目で2,500キロカロリー．このように和食は，他の国の料理と比べて極端にカロリー数が少ない．世界はノンクリーム，ノンバター，ノーモアオイル，モアヘルシー志向にどんどん向かっている．うま味は，第五の味である．ロンドンではTaste No5 Umami Pasteという調味料が発売された．「だしとは何か，うま味とは何か」 世界中の料理人が日本料理に関心をもち，来日している．

だしやうま味をうまく調理に活用すると，料理に必要以上に油脂を使わなくて済み，カロリーも少なくなる．素材の味をそのまま活かすことができ，新しい味や料理の可能性をぐっと広げることができるのである．

| 日本料理　料理人のレシピ |

鶏肉の照り煮

1. 鶏もも肉は厚みに包丁を入れて開き，焼いたとき縮まないようにところどころ切り目を入れる．ししとうがらしは縦に1本切り目を入れておく．
2. フライパンにサラダ油大さじ1を熱し，鶏肉の皮目を下にして入れ，中火で焼く．
3. 皮に焼き色がついたら裏返し，さらに5分間焼いてししとうがらしを加える．合わせ地を回しかけ，汁けをよくからめながら焼く．
4. 汁けがなくなったら火を止め，鶏肉を食べやすく切って器に盛る．ししとうがらしを添え，粉ざんしょうを振る．

<u>材料</u>（4人分）
鶏もも肉……………………400 g
合わせ地
　しょうゆ………………30 ml
　みりん…………………30 ml
　酒………………………30 ml
ししとうがらし……………8本
粉ざんしょう………………適宜
サラダ油

材料（4人分）
昆布 ················· 30 cm
干ししいたけ（小）········· 8 枚
にんじん ················ 1 本
ごぼう ················· 1 本
れんこん ·············· 1/2 節
里いも（小）············ 12 個
絹さや ··············· 12 枚
合わせ地
　うす口しょうゆ ········ 30 ml
　　＋こい口しょうゆ ····· 30 ml
　みりん ··············· 60 ml
　だし ················ 480 ml
塩

煮しめ

1. 昆布はしんなりするまで水につけておき，15 cm 長さ，1.5 cm 幅に切ってひと結びする．干ししいたけは耐熱性の容器に入れてぬるま湯をヒタヒタに加え，ラップフィルムをかけて電子レンジに 2 分間かける．粗熱が取れたら，石づきを切り落とす．
2. にんじん，ごぼうは皮をむいて乱切りにする．
3. れんこんは皮をむいて 1 cm 厚さの輪切りにし，耐熱性の容器に入れてラップフィルムをかけ，電子レンジに約 5 分間かける．里いもは電子レンジに約 20 秒間かけ，布巾で皮をこそげ取ってから再び電子レンジに 4 分間かける．
4. 絹さやは筋を取り除き，サッと塩ゆでして冷水に取り，水けを切る．
5. 鍋に合わせ地と 1, 2, 3 の材料を入れて強火にかけ，煮立ったらアクを取り，中火にする．水でぬらした落とし蓋をし，約 10 分間煮て野菜が軟らかくなったら火から下ろし，そのまま冷ます．
6. 器に盛って 4 の絹さやを添え，あれば木の芽をあしらう．

2　日本料理の特徴

日本はその地形の特徴と気候条件から，四季折々の農産物や海産物に恵まれている．また，全国各地に分布する水源から得られる良質で豊富な自然水は，日本料理が水の料理であるといわれる所以でもある．日本料理は 1000 年の歴史の中でさまざまに変化しながらも脈々と受け継がれ，他国の料理とは異なる独特の形式や考え方を包含している．以下に，日本料理の特徴について簡潔に解説していく．

（1）食材
●米

主食として用いられる穀類では，米が中心である．白飯は，**うるち米**で炊飯するが，炊き込みご飯やおこわなどにはもち米を混ぜて用いることがある．うるち米は**アミロース**含量 8〜15%（品種により異なる）であり，**アミロペクチン**含量 100% のもち米とは，食感や吸水率が異なる（表①）．

●だし（出汁）

だしは，日本料理の味わいの根幹となるものであり，強いうま味と香り高いだしを用いることで，料理のおいしさは格段に向上する．だしの材料としておもに昆布，かつお節，煮干し，乾しいたけといった乾物を用いることも日本料理の特徴である．だしのうま味のおもな成分である，**グルタミン酸**は昆布や植物性食品に多く含まれ，**イノシン酸**は動物性食品に含まれる．**グアニル酸**は乾しいたけに多く含まれる．アミノ酸であるグルタミ

表①　うるち米ともち米の比較

種類	アミロース	アミロペクチン	用途
うるち米	8〜15%	92〜85%	飯
もち米	0%	100%	もちこわ飯

Keyword
干ししいたけ，乾しいたけ
どちらも生しいたけを干したもので，食品成分表では「乾しいたけ」と表示されている．料理のレシピでは，「干ししいたけ」と書かれることが多い．

ン酸と核酸であるイノシン酸やグアニル酸は，単独よりも合わせだしにした方が，相乗的にうま味が強まることが知られている．

○昆布：日本の昆布の約90％は北海道産で，残りの10％は東北地方の三陸海岸沿いで採られている．産地により採れる昆布の種類が異なっており，料理での使い分けがなされている．だし用に適した昆布は，利尻昆布や真昆布である．**利尻昆布**は，透明で風味の強いだしをとることができ，京都を中心に使われている．**真昆布**は，利尻昆布に比べて厚みがあり，幅の広い昆布である．利尻に比べて甘味がやや強く，力強い味わいをもつだしになる．本書の献立に使用するだしは，利尻昆布を基本としているが，真昆布でも良い．その他，だしに利用される昆布には，**羅臼昆布**がある．茶褐色で香りが強く濃厚なだしがとれる．色合いは黄色味を帯びている．また，**日高昆布**（三石昆布）は，早く煮えて軟らかくなりやすいため，おでんなどに用いられる．

○かつお節：かつお節は，だしに使われる素材の中でも，製造工程が複雑である．生のかつおを煮熟したのち，焙乾とよばれる燻煙しながらの乾燥工程を繰り返し経てでき上がるのが，**荒節**である．さらに，荒節にカビ付け，乾燥の工程を数カ月間繰り返してでき上がったものは，**本枯節**とよばれる．荒節には脂肪分が多く含まれ，だしに濁りや雑味があるが，魚の風味が強く感じられる味わいのだしになる．本枯れ節は，カビの生育により脂肪やたんぱく質が分解され，透明な黄金色でうま味の強いだしとなる．また，かつお節は部位ごとに名称が分けられており，**雄節**（背側），**雌節**（腹側），**亀節**（小型の魚体の場合，1本のかつおから節を2本取る）がある．かつお節以外で，雑節に分類される鯖節，宗田節，鯵節は，脂肪分が多く，カビ付けを行うことがある（カビ付けをしたものは，枯鯖節，枯宗田節，枯鯵節と称される）．鮪節は荒節の段階のもので，色，風味ともに淡白である．さまざまな節類は用途によって使い分けされており，荒節は煮炊き物に，吸い物などには本枯れ節を使うことが多い．

○煮干し：煮干しは，いわし，飛魚（あご），鯵などの稚魚を水または塩水で煮熟してから乾燥させた干物である．煮干しからだしをとるときは，頭とはらわたをとっておくと雑味や苦味が軽減される．骨も皮も含めて魚全体からだしをとるので，身だけを乾燥・焙乾させたかつお節などに比べて，魚本来の風味とうま味が強く，みそ汁やうどん，そばのつゆ，青菜などの煮物に適している．

○乾しいたけ：**冬茹**，**香信**，**香茹**などがある．冬茹は小ぶりだが肉厚で色が濃く，表面に白い亀裂が入っている．乾しいたけの中でも最高級品であり，味，香りともに良い．香信はかさが大きく開いており，肉質は薄いが香りが良い．香茹は冬茹と香信の中間的な特色をもっている．

---

keyword

日高昆布と三石昆布

三石昆布は日高地方の「三石」に由来していて，一般名の「日高昆布」の日高は「日高地方」に由来する．

keyword

雑味

本来の味ではなく，おいしくない味．

keyword

飛魚

地方によっては「あご」とよばれている．

表② 塩分の調味率（%）

塩分	料理
0.6～0.7	味つけご飯
0.8	吸い物，茶碗蒸し
0.8～1.0	すまし汁，みそ汁
1.2	めん類
1.3	煮浸し，おでん
1.5	あえ物，酢の物
1.5～2.0	煮物，焼き魚
2.0～3.0	即席漬け
3.5	甘辛煮
4.0～5.0	佃煮

表③ しょうゆの種類

種類	塩分（%）	特徴
こい口しょうゆ	14.5	最も汎用されている一般的なしょうゆであり，色が濃く，香ばしいしょうゆの香りが強い
うす口しょうゆ	16	おもに関西でよく使われているしょうゆで，色は淡く，香りや味も弱いが，塩分濃度が高い
たまりしょうゆ	13	コクのある味わいで，刺身などに使われる．色は濃厚で，少し粘度がある
減塩しょうゆ	8.3	こい口しょうゆの1/2程度の食塩含量に調整されたしょうゆ

○その他のだし材料：野菜や魚など，ほとんどの食材はアミノ酸や核酸を含んでいるため，煮込んだりすることでそのスープをだしとして利用することができる．基本的に畜産物や魚介類を使わない精進料理では，昆布や乾しいたけのだしを中心として大豆やかんぴょう，切り干し大根などからとっただしを効果的に活用し，料理のおいしさを高めている．

●調味料

味つけに使われる調味料として，砂糖や塩のほかに，しょうゆ（こい口，うす口），みそ，みりん，酒，といった発酵食品が用いられる．

しょうゆやみその塩分濃度は異なるため，同一塩分になるように使用するには，調味料の塩分への換算が必要である．

おもな料理における塩分の調味率を**表②**に示す．おもなしょうゆとみその種類は**表③**，**表④**に示す．

甘味料としては，砂糖，みりんがおもに使用される．甘味料として最もよく使われる**砂糖**は，水に溶けやすい性質をもち，味つけが容易であるが，多量の砂糖を用いる煮物（五目豆など）の場合，一度に砂糖を添加すると浸透圧が高くなり食材が硬くなってしまうため，数回に分けて加える方が良い．

みりんは，約42%の糖分と13～14%のアルコールを含む調味料である．みりんに含まれる糖類の2/3はグルコースであるため，砂糖に比べると穏やかな甘味を付与することができる．また，みりんを火にかけて煮詰めてアルコールを飛ばす（煮切る）ことで，甘さのある芳香を生じさせる．みりんには，焼き色や光沢を出す効果もある．

●香辛料

わさび，しょうが，ゆず，大葉，木の芽など，生のまま使う香辛料が多い．

●副食の材料

日本料理の副食には，魚介類や大豆・大豆製品をたんぱく源として，野菜，根菜類と組み合わせた献立が多い．

（2）調理法

・新鮮な魚介類が豊富であることから，刺身や酢の物といった生もの料理，焼き物，煮物，蒸し物，揚げ物など，さまざまな調理法が用いられる．

・低脂肪であることが日本料理の特徴の一つであり，油の使用量は非常に少ない．副食には魚介類の献立が多いが，鶏肉，豚肉，牛肉を使った料理でも，油抜きを行うことがある．

・風味だけでなく，食感や色合いなど，食材のもち味を尊重して活かすような調理が多い．

Keyword
油抜き
不要な油や油の酸化臭を取り除く調理操作．

（3）食器，盛りつけ

- でき上がった料理は，一人前ずつ陶磁器や漆器に盛りつけて提供し，喫食者は箸で食事をする．
- 食器選びや盛りつけにも，彩りや季節感を演出する工夫がなされる．
- 小鉢にあえ物や酢の物を入れる場合は，中高に盛りつけ，料理の中心を高くする．天ぷらなどでいくつかの食材を一皿に盛りつける際には，立体感を出すような盛りつけをする．器に十分な余白を残して盛りつけるように心がけると，美しくおいしそうに見える．

表④　みその種類

種類	こうじ	色	塩分（%）	味	名称や産地
米みそ	米こうじ	白	6〜7	甘	白みそ，西京みそ，讃岐みそ
		赤			江戸みそ
		淡	7〜11	中甘	相白みそ（静岡）
		赤	10〜12		中甘みそ（瀬戸内），御膳みそ（徳島）
		淡	11〜13		信州みそ
		赤	12〜13	辛	仙台みそ，加賀みそ，越後みそ，津軽みそ，秋田みそ
麦みそ	麦こうじ	淡	9〜11	中甘	九州，四国，中国
		赤	11〜12	辛	九州，埼玉，栃木
豆みそ	豆こうじ	赤	10〜11	中甘	八丁みそ（名古屋）

（4）料理儀式と食事作法

●本膳料理

平安時代に原型ができ，室町時代に武家の供応料理として確立され，江戸時代には庶民の儀礼的な食事（冠婚葬祭時などの儀式料理）へと発展した．現代においては，家庭で本膳料理を作ることはほとんどないが，日常の食事作法では，本膳料理の食事作法が基準になっている．

●懐石料理

禅宗から発展したもので，茶会に先立って出される食事の形式である．食材の旬や素材そのものの味わいを大切にする．献立は，動物性食品と植物性食品の組み合わせといった食材の取り合わせに加え，全体の料理を通して味わいの調和が考えられている．懐石料理を弁当にしたものは，**点心**とよばれる．

●会席料理

料亭などで供される酒宴向きの料理形式であり，現在の日本料理において代表的な客膳料理である．懐石料理と献立内容は似ているが，懐石料理が茶をいただくためのものであるのに対し，会席料理は基本的に酒を嗜みながらいただくものとして構成されているため，飯と香の物は最後に出される．

●食事作法

前述のように，日常の作法は本膳料理が基準となっている．和室では，床の間の前が最上席であり，違い棚のある方が次席の配置となる．床の間がない和室の場合は，入り口から遠いところが上席となる．主人は末席につく．

お膳は，左手前に飯，右手前に汁椀，右向こうに主菜，左向こうに副菜，香の物は中央に置き，箸は手前に横向きに置く．

Keyword

点心

日本料理の点心とは，空腹時にとる軽食という意味で，元々は禅僧が間食にとる少量の食事を意味していた．その後，一つの器に盛り込まれた食事をさすようになった．

箸は右手で上からとって，左手を下から添えてから右手のもち方を変える．食事の途中で箸を置く場合，箸置きの上か，箸置きがない場合はお膳の左外側に箸先を出すようにし，お膳を汚さないようにする．箸を使う範囲は，箸先から一寸（約3 cm）程度を目安にすると良い．

茶碗は，親指以外の4本の指をそろえて茶碗の底にあて，親指を軽く茶碗の縁にかけてもつ．茶碗，汁椀以外にも，汁のしたたるものは器をもって食べるようにする．魚は表身から食べ，骨を外して向こう側に置いてから裏身を食べる．魚の身をひっくり返さない．

3　日本料理のレシピ

（1）ご飯

炊飯は，生米（なまごめ）のβ（ベータ）でんぷんを加水と加熱により糊化（こか）させ，消化の良いα（アルファ）でんぷんにする操作である．日本料理に用いられる米は，適度な粘りのあるジャポニカ種（短粒種）である．水分含量15%程度の生米は，炊飯操作により水分約60%の飯になる．

●**炊飯操作**

炊飯のプロセスは，洗米（せんまい），加水（かすい），浸漬（しんせき）（吸水），加熱，蒸らしに分けられる．

○**洗米**：米粒表面の糠（ぬか）やゴミを洗い流すことで，飯の食味を良くする．洗米は，米粒をこすり合わせ研ぐようにすることから，「米を研ぐ」ともいわれるが，現在は搗精（とうせい）技術の向上により，あまり強い力をかけて米を研ぐ必要はない．強く研ぎすぎると，米粒が砕けることにより，でんぷんが流出してしまうこともある．米が水に触れるとすぐに吸水が始まり，洗米操作では米重量の約10%が吸水される．糠の匂いが米に吸着してしまうことを防ぐため，最初の水は手早く捨てる方が良い．

○**加水**：米の品種や搗精の程度，米の鮮度，炊飯の量により，加水量は異なる．炊き上がりの飯重量が炊飯前の米重量の2.2～2.4倍になるよう加水する．炊飯時の蒸発量は10～15%であるので，加水量は米重量の1.5倍，米の容量の1.2倍が基準とされている．

○**浸漬（吸水）**：でんぷんを糊化するためには，米の中心部まで十分な吸水が必要である．吸水の速度は，浸漬する水の温度により異なり，水温が高いほど吸水速度は速く，吸水量も多い．米重量の20～25%で吸水は飽和状態となる．

○**加熱**：米のでんぷんの糊化には，98℃で20分間の保持が必要である．点火後，水温の上昇に伴って，米は吸水・膨潤し，でんぷんの糊化が始まる．最初の段階（温度上昇期）で，100℃近くに達するまでの時間は10

Keyword
食味
食品の味．食べたときの味わいのこと．

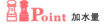
Point 加水量
新米は水をよく吸うため，水を少なめにした方がよい．

分程度が望ましく，この時間が短すぎると米の中心部まで吸水が十分に行われないため，芯のある飯になってしまう．このため，温度上昇期間の火力は強火にする．沸騰後は，沸騰保持を5分間続け，対流により熱をまんべんなく全体にゆき渡らせる．さらに，次の蒸し煮期で，米粒の周囲に残った水分を吸水させ，水蒸気により蒸すことででんぷんを完全に糊化させる．たんぱく質や脂質も変化し，ご飯らしい風味を生成するプロセスでもある．蒸し煮は弱火で10〜15分とし，消火する10秒くらい前に強火にして，鍋底の残りの水分を蒸発させる．

○蒸らし：消火後10分間は，蓋を開けずにそのまま高温を保持する．表面の水分をすべて飯粒の中に吸収させ，水分を均一にゆき渡らせる．蒸らし後は，蓋を開けて軽く全体を混ぜ，余分な蒸気を逃す．

● 炊飯方法

○炊き干し法：日本でおもに用いられている炊飯の方法．日本では，ねばツヤ感やモチモチ感をもつご飯が好まれることもあり，米から出る粘りやうま味をできるだけ閉じ込める炊き干し法を用いる．

○湯取り法：米を水によく浸し，多量の水で煮てから，ザルにとり（水を捨てて），蒸す方法．東南アジアやインドなどで用いられる炊き方．香りの強い米，長粒種に用いられ，パサパサした食感となり，カレーなどエスニックな料理に適している．

○湯炊き法：沸騰した湯で米を炊く方法．大量調理やすし飯などはこの方法を用いることがある．

白飯

エ 286 kcal　タ 4.9 g　脂 0.7 g　炭 62.1 g　塩 0 g

1. 1回目の洗米は，糠の匂いが米に移らないよう，多めの水でさっと洗って手早く流す．2回目の洗米も同様にする．3回目以降は，少なめの水で丁寧に研ぐ．上澄みの濁りがある程度なくなったら，ザルに上げて水分を切る．研ぎすぎると割れることがあるので注意する．
2. 洗った米に分量の水を加える．夏場は30分程度，冬場は室温にもよるが1時間程度，水に浸漬し十分に吸水させる．
3. 2の鍋（あるいは釜）を火にかけ，強火で沸騰まで加熱し，沸騰後は中火で5分加熱，さらに弱火にして15分加熱する．火を止める直前に，一度強火にしてから（数秒で良い）火を止める．
4. 蓋は開けずに，10〜15分蒸らす．
5. 蒸らした後，蓋を開けて濡らしたしゃもじで鍋底からほぐすように混ぜ，空気を入れる．乾いた布巾をかける，飯びつに入れるなどして，蓋の水滴がご飯の上に落ちないようにする．

材料（1人分）
うるち米 …………………… 80 g
水 …… 米の重量の1.4〜1.5倍量

材料 (1人分)
うるち米 ·················· 60 g
水 ······ 五分粥(米重量の10倍量)
　　　　七分粥(米重量の7倍量)
　　　　全粥(米重量の5倍量)

粥
エ 215 kcal　タ 3.7 g　脂 0.5 g　炭 46.6 g　塩 0 g

1. 上記の「白飯」と同様に洗米する．
2. 水気を切った米を鍋に入れ，分量の水を注ぎ入れた後，中火にかける．
3. 沸騰し，煮立ってきたらしゃもじで鍋底を混ぜ，鍋から米をはがしながら混ぜ合わせる．
4. 鍋全体に火がゆき渡り，完全に沸騰したら，弱火にする．
5. 鍋との間に少し隙間をあけて蓋をする．
6. 炊き上がるまで弱火のまま，混ぜずに30～40分加熱する．
7. 蓋を取って硬さを確認した後，好みで塩をひとつまみ加え，しゃもじで軽く全体を混ぜ合わせる．

材料 (1人分)
うるち米 ·················· 70 g
水 ······················· 90 g
鶏もも肉 ·················· 60 g
A { うす口しょうゆ ········ 8 g
　　 酒 ···················· 7 g
油揚げ ····················· 5 g
にんじん ··················· 10 g
ごぼう ····················· 10 g
しめじ ····················· 10 g
みつば ····················· 3.5 g

Keyword
ささがき

ごぼうやにんじんなどの野菜を回しながら，薄く削るように切ること．

炊き込みご飯
エ 377 kcal　タ 19.1 g　脂 5.4 g　炭 58.4 g　塩 1.4 g

1. うるち米は「白飯」と同様の操作で洗米し，分量の水を加えて浸漬(30～60分)しておく．
2. 鶏もも肉は1.5 cm角に切り，Aに漬けて20分程度おく(冷蔵庫内で漬け込むこと)．
3. 油揚げはザルの上で熱湯をかけて油抜きしたのち，3 cmの短冊切り(幅は5 mm程度)にする．にんじんも油揚げと同じ大きさの薄い短冊切りにする(3 cmの長さで幅5 mm)．
4. ごぼうは皮をこそげ取り，ささがきにして水にさらす．
5. しめじは石づき部分を取っておく．
6. みつば以外の具材(もも肉を漬け込んだ調味料も入れる)をすべて炊飯鍋に加え，「白飯」と同様に炊く．
7. 炊き上がったら，15分程度蒸らしたのち，全体を混ぜ合わせる．茶わんに盛りつけ，1 cm程度に刻んだみつばを散らす．

Point 炊き込みご飯の作り方の注意点
炊き込みご飯など，味つけ飯に入れる具の分量は，米重量の30～50%を目安とする．酒は飯重量の5%程度入れると，風味良くふっくらと炊き上がる．加水量は，加える調味料(しょうゆなどの液体分)の体積分を差し引く．調味料は吸水を妨げるため，調味料を加えるタイミングは，加熱直前が良い．

材料 (1人分)
うるち米 ·················· 80 g
水 ······················· 112 g
えんどう ··················· 25 g
塩 ······················· 1.5 g
酒 ······················· 8 g

Point 塩味飯の塩分量
飯重量(米重量×2.3＋具の重量)の0.6～0.7%

えんどうご飯(豆ご飯)
エ 318 kcal　タ 6.6 g　脂 0.8 g　炭 66.3 g　塩 1.5 g

1. うるち米は「白飯」と同様の操作で洗米し，分量の水を加えて浸漬(30～60分)しておく．
2. さやから豆をはずし，軽く水で洗っておく．
3. 1の米にえんどう豆，塩，酒を加え，軽く混ぜ合わせる．
4. 「白飯」と同様の操作で炊飯し，炊き上がったら豆を潰さないよう，やさしく全体を混ぜ合わせる．

たけのこご飯

🔥 310 kcal　タ 7.3 g　脂 2.5 g　炭 61.3 g　塩 1.1 g

1. うるち米は「白飯」と同様の操作で洗米し，ザルに上げる．
2. たけのこは 2〜3 mm の薄切りにし，食べやすい大きさに切る．
3. 油揚げは 3 cm の長さで幅 3 mm に刻む．
4. 炊飯鍋に 1〜3，だし，昆布，すべての調味料を入れて 20 分程度漬ける．
5. 「白飯」と同様の操作で炊飯する．炊き上がったら，15 分程度蒸らした後，全体を混ぜ合わせる．
6. 茶わんに盛りつけ，手のひらで叩いて香りをだした木の芽を添える．

材料（1人分）
- うるち米 ……………………… 75 g
- かつおと昆布の合わせだし - 100 g
- たけのこ（水煮）…………… 25 g
- 油揚げ ………………………… 5 g
- 昆布 …………………………… 1 g
- 酒 ……………………………… 2.5 g
- みりん ………………………… 1.5 g
- うす口しょうゆ ……………… 3 g
- こい口しょうゆ ……………… 3 g
- 木の芽

Point　たけのこ水煮（たけのこの下ゆで）

材料
- 皮つきのたけのこ …… 1 本（800 g 前後）
- 水 ………………………… 450〜500 g
- 米糠 ……………………… 450 g
- 赤とうがらし ………… 4 本程度

1. 皮つきのたけのこの穂先を斜めに切り落とす．
2. 先端からたけのこの長さの真ん中あたりまで，縦に切り目を入れておく（竹皮の分厚い部分だけを切るようにする．こうしておくとゆでた後にむきやすい）．
3. たけのこの皮の泥汚れをよく洗う．
4. 大きめの鍋に水とたけのこ，米糠と赤とうがらしを入れ，強火にかけて沸騰させる．
5. 沸騰後，弱火〜中火で落とし蓋をし，吹きこぼれに注意しながらゆでる．
6. たけのこの根元（硬い部分）に竹串を刺して軟らかさを確認し，ゆで上がったら鍋に入れたまま冷ます．
7. 完全に冷めたら，米糠を水で洗い流し，皮をむいて水に浸けておく．
8. 水につけたたけのこは，冷蔵庫で保存する．

赤飯（炊きおこわ）

🔥 322 kcal　タ 7.1 g　脂 1.3 g　炭 67.7 g　塩 0.1 g

1. あずきに重量の約 3〜4 倍量の水を加え，強火で加熱する．
2. 沸騰したら中火にし，差し水（100 ml 程度）をする．再沸騰後，1 分間沸騰を続けて消火する．
3. ゆで汁を捨てる（**渋切り**）．新たにあずき重量（乾物のときの重量）の 5 倍量の水を加えて，強火にかける．
4. 沸騰したら弱火にし，玉じゃくしで煮汁をすくい上げて混ぜながら（泡立て器でかき混ぜても良い）適度な硬さになるまで煮る（指で潰せるくらいの硬さ）．
5. 煮汁とあずきを分ける．このとき，煮汁を捨てないように注意する．
6. もち米を洗って水気を切り，5 の煮汁に一晩浸漬させる．
7. 蒸気の上がった蒸し器に硬く絞った布巾（網布巾）を敷き，豆の汁（振り水に使用するので捨てない）を切ったもち米をのせる．真ん中にくぼみをつけると蒸しムラが起こりにくい．もち米の上にあずきをまんべんなく散らし，30〜40 分蒸す．

材料（1人分）
- あずき（ささげでも良い）… 10 g
- もち米 …………………………… 80 g
- 黒ごま，塩 …………………… 適量

8 蒸している間，7でとっておいた豆の煮汁を用い，振り水を2度に分けて行う．
9 蒸し上がったら，布巾ごと蒸し器から取りだし，平らな台の上であずきを潰さないように全体を軽く混ぜ合わせながら冷ます．
10 器に盛りつけ，黒ごまと塩を適量振りかける．

くりご飯

エ 384 kcal　タ 6.7 g　脂 1.1 g　炭 84 g　塩 1.2 g

材料（1人分）
うるち米 ………………… 60 g
もち米 …………………… 15 g
水 ………………… 米重量の1.4倍
くり（皮付き） ………… 100 g
塩 ………………………… 1.2 g
酒 …………………………… 2 g

1 うるち米，もち米は白飯と同様の操作で洗米し，分量の水に浸ける．
2 くりをボウルに入れ，熱湯を注いでからしばらくおき，手で触れるような温度になったら，鬼皮と渋皮をむく．くりが大きい場合は，2等分に切る．
3 1に塩，酒を加えてよく混ぜる．2のくりを入れ，「白飯」と同様の操作で炊飯する．
4 炊き上がったら，しばらく蒸らし，全体を混ぜ合わせ器に盛りつける．

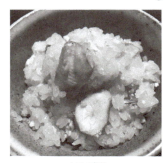
くりご飯

Point　炊きおこわの水分量
炊きおこわの場合は，うるち米を全米重量の20%程度にし，炊飯に用いる水は，米重量の1.1倍量に調整する．
水の重量＝もち米重量×1.0＋うるち米重量×1.5

いなりずし

エ 261 kcal　タ 5.8 g　脂 3.9 g　炭 49.2 g　塩 1.2 g
＊油揚げを煮含める調味料吸収率を70%として計算

材料（1人分，3個）
うるち米 ………………… 50 g
水 ………………………… 65 g
昆布 ……………………… 0.5 g
すし酢 …………………… 8.8 g
油揚げ（正方形のもの） … 1.5枚
A ｛ 砂糖 ……………… 7.5 g
　　 しょうゆ …………… 6 g
　　 だし ……………… 60 g
れんこん ………………… 5 g
炒り白ごま ……………… 2 g

Keyword
すし酢
p.29，表⑥参照．

1 うるち米は「白飯」と同様の操作で洗米し，分量の水と昆布を加えて浸漬（30～60分）したのち，炊飯する．「白飯」と同じ炊飯手順で良い．
2 油揚げは半分に切り，中を袋状に開いてからザルの上に置いて熱湯をかけ，湯通しする（油抜き）．
3 Aをすべて鍋に入れ，2の油揚げを入れて落とし蓋をして弱火で煮含める．油揚げに味がよく染み込むように，火からおろした後も煮汁に入れたまま冷ます．
4 れんこんは5 mm角程度に切り，2%の酢水（分量外）に漬けておく．
5 炊き上がった1のご飯から昆布を取りだし，水にさっとくぐらせたすし桶に移す．すし酢を振りかけ，しゃもじで切るように混ぜ，うちわなどであおぎながら急冷する．
6 すし飯に，4と炒った白ごまを加えて混ぜ合わせる．
7 6を3等分（油揚げの数）に分けてから，酢水（分量外）で濡らした手で軽く握り，3の油揚げに詰める．

ちらしずし

🔥 536 kcal　🅣 16.4 g　🅟 5.8 g　🅒 97.8 g　🅢 3.0 g
＊Aの吸収率65％として計算

1. うるち米は「白飯」と同様の操作で洗米し，分量の水と昆布を加えて浸漬（30〜60分）したのち，炊飯する．「白飯」と同じ炊飯手順で良い．
2. れんこんは薄切りにして2％の酢水につけたのち，すし酢（分量外）に入れてさっと火を通す．そのまま冷ましておく．
3. 水で戻した乾しいたけ，凍り豆腐とにんじんは，それぞれ2 cm長さのせん切りにする．しいたけ，凍り豆腐とAを火にかけ，煮立ってきたところでにんじんを入れ，煮含めていく．
4. さやえんどうは，筋を取って塩をまぶし，沸騰した湯でさっとゆでたのち，Bで炒り煮にする．3 mm幅の斜め切りにしておく．
5. えびは殻をむかずに背わたを取り，小鍋に入れて酒大さじ1と水（いずれも分量外）でヒタヒタにして中火にかける．煮立ったら，火を止めてそのまま冷ます．冷めたら殻をむいて塩を少々ふりかけ，一口大に切る．
6. 錦糸卵を作る．卵を溶きほぐし，塩ひとつまみを加えて，油をひいたフライパンで薄く焼く．あら熱が取れたら，5 cm程度の長さのせん切りにし，甘酢で絡めておく．
7. 炊き上がったご飯から昆布を取りだし，水にさっとくぐらせたすし桶に移す．すし酢を振りかけ，しゃもじで切るように混ぜ，うちわなどであおぎながら急冷する．
8. すし飯に，水気を切った 2，煮汁を軽く切った 3 を入れ，しゃもじで切るように混ぜ合わせる．うちわなどで冷ましながら混ぜていく．
9. 器に盛りつけ，6 の錦糸卵，5 のえび，4 のさやえんどう，刻みのりを散らす．

材料（1人分）

うるち米	80 g
水	104 g
昆布	1 g
すし酢	25.2 g
れんこん	16 g
乾しいたけ	1 枚
	（乾重量1.5〜1.6 g，小さめ．前日から水に浸して冷蔵庫内で戻しておく）
にんじん	5 g
凍り豆腐	3.5 g
	（ぬるま湯で戻したのち，両手で押すように洗う．しっかりと水気を切ってから使う）
A　だし	10 g
しいたけの戻し汁	25 g
酒	7.5 g
砂糖	5 g
うす口しょうゆ	4 g
さやえんどう	10 g
B　だし	3 g
塩	少々
えび	2 尾
錦糸卵	1/2 個分
刻みのり	適量

🍷 **Keyword**

甘酢
p.29，表⑥参照．

巻きずし

🔥 445 kcal　🅣 11.0 g　🅟 2.0 g　🅒 96 g　🅢 4.6 g
＊Aの吸収率60％，Bの吸収率65％として計算

1. うるち米は「白飯」と同様の操作で洗米し，分量の水と昆布を加えて浸漬（30〜60分）したのち，炊飯する．「白飯」と同じ炊飯手順で良い．
2. 炊き上がったご飯をすし桶に入れ，うちわであおぎながらすし酢を加えて混ぜる．
3. かんぴょうは水洗いし塩もみをする．塩を洗い流し水に10分浸す．たっぷりの水で軟らかくなるまでゆで，ザルにあげておく．
4. 乾しいたけは水で戻し，5 mm程度の幅に切る．
5. かんぴょうとしいたけを鍋に入れ，Aを加えて煮る．
6. 赤こんにゃくは下ゆでした後，1 cm角程度の棒状に切る．凍り豆腐は水で戻し，よく水気を切り1 cm角程度の棒状に切る．
7. 赤こんにゃくと凍り豆腐を鍋に入れ，Bを加えて煮る．
8. きゅうりは板ずりし，六つ割に切る．大葉はさっと洗い，水気を切ったのち半分に切る．巻きすを広げのりを置く．のりの手前と奥側を少し空ける

材料（1人分）

うるち米	75 g
水	97.5 g
昆布	1 g
すし酢	13 g
かんぴょう	5 g
乾しいたけ	5 g
A　しょうゆ	18 g
砂糖	13.5 g
みりん	9 g
しいたけの戻し汁	75 g
赤こんにゃく	25 g
凍り豆腐	3 g
B　しょうゆ	18 g
砂糖	13.5 g
みりん	9 g
だし	150 g

(「巻きずし」材料続き)
きゅうり ……………………… 30 g
大葉 ………………………… 1.5 枚
すしのり …………………………… 1 枚

Keyword
赤こんにゃく
滋賀県近江八幡市の名産．食品添加物にも含まれる三二酸化鉄による着色で赤色をしている．

Keyword
板ずり
きゅうりやふきなど，塩をまぶしてまな板の上で転がす．下ごしらえの方法．緑色が鮮やかになる，味が染み込みやすくなる，などの効果がある．

ようにして，すし飯を均等に広げる．すし飯の中央から手前に大葉をのせ，その上に具を並べ，両手で巻きすの端をもち巻く．

9 巻きすの上から形を整え，1.5〜2 cm 幅に切る．
注：赤こんにゃくの代わりに，かにかまぼこや厚焼き卵など，好みの具材を使用しても良い．

Point すし飯の作り方
炊き上がった白飯が熱いうちに，合わせ酢で調味する．合わせ酢の酢は，飯重量の 6〜7%，塩は飯重量の 0.7%，砂糖は飯重量の 1.2〜2.5% とする．合わせ酢を白飯にかけ，うちわなどであおいで急冷することで，米表面に残っている水分を飛ばしながらツヤを出す．

材料（1人分）
うるち米 ……………………… 100 g
水 ……… 米の重量の 1.4〜1.5 倍量
鶏もも肉 ……………………… 65 g
玉ねぎ ………………………… 50 g
A ┃ 合わせだし ……… 125 g
　 ┃ 酒 ………………… 7.5 g
　 ┃ 砂糖 ……………… 5 g
　 ┃ みりん …………… 5 g
　 ┃ うす口しょうゆ … 4.5 g
　 ┃ こい口しょうゆ … 10 g
卵 …………………………… 1 個
みつば ………………… 3 本程度
………………（あるいは，青ねぎ 5 g）
粉ざんしょう ………………… 適量

親子丼
🔥 588 kcal　タ 26.7 g　脂 9.5 g　炭 91.7 g　塩 2.6 g

1 白飯を炊く．
2 鶏もも肉を一口大に切り，玉ねぎは 1 cm 幅に切る．みつばは 5 cm 程度に切る．
3 鍋に A を入れ火にかける．沸騰したら鶏もも肉，玉ねぎを入れ，中火で 3 分程度煮る．
4 3 の煮汁を少し減らしてから，強火にして沸騰してきたら溶き卵を回し入れる．やさしく一混ぜしてから，みつばを散らし，卵が半熟の状態で火から下ろす．
5 丼に白飯をよそい，4 をのせる．仕上げに粉ざんしょうを振りかける．

材料（1人分）
うるち米 ……………………… 100 g
水 ……… 米の重量の 1.4〜1.5 倍量
いわし（75 g 程度）………… 3 尾
油 ………………………… 小さじ 1
A ┃ しょうゆ ………… 9 g
　 ┃ 酒 ………………… 5 g
　 ┃ 砂糖 ……………… 4 g
　 ┃ みりん …………… 9 g
青ねぎ ………… 適量（小口切り）
粉ざんしょう ………………… 適量

いわしのかばやき丼
🔥 681 kcal　タ 33.7 g　脂 17.8 g　炭 87.1 g　塩 1.6 g

1 白飯を炊く．
2 いわしの頭を落とし，内臓を取り除いた後，水洗いする．手開きで腹骨をすき取り，軽く水洗いしてキッチンペーパーで水気を拭き取る．
3 いわしの両面に小麦粉（分量外）を薄くつけ，熱したフライパンに油を引いていわしの身側を下にして並べる．
4 フライパンを揺すりながら焼き色をつけ，身を返して皮側はきつね色にこんがりと焼く．

5 Aをいわしに回しかけ，蓋をして1分程度，たれを煮からめる．
6 丼に白飯を盛り，5のいわしをのせ，小口切りにした青ねぎを散らす．仕上げに粉ざんしょうを振りかける．

（2）汁物

汁物は，だし，椀種，吸い口で構成される．うま味の効いた風味豊かな温かい汁物には，食欲を増進する効果がある．だしに用いられる素材は，料理の種類や，また各地方により異なる（p.14，「2 日本料理の特徴」参照）．

椀種は汁物の具材であり，魚介類，豚肉，鶏肉，卵，大豆製品，めんなどの主材料に，葉菜類，根菜類，きのこ，海藻類などの副材料を合わせる．

吸い口は，汁物に香りや季節感を添え，汁物の味わいをいっそう引き立てる役割がある．ゆず，木の芽，しょうが，さんしょう，七味とうがらしなどのほか，青ねぎや白ねぎ，あさつき，みつばなどは，副材料としてだけではなく，吸い口も兼ねることができる．

●日本料理に使用するだし

昆布だし

材料
水 ･･････････････ 2 l
昆布 ･･････････ 30〜40 g

1 硬く絞った布巾で昆布の表面を拭き，汚れを落とす．
2 大鍋に水と昆布を入れ，1時間以上おく．
3 2を中火にかけ，65〜70℃くらいの温度になったら弱火にし，その温度を保ったままアクをすくいながら1時間煮だす．
4 昆布を取りだす．

かつおと昆布の合わせだし

材料
水 ･･････････････ 2 l
昆布 ･･････････ 30〜40 g
かつお節（血合い抜きの枯節）
･･････････････････ 40 g

1 左記の昆布だし（昆布を取り除いたもの）を火にかけ，沸騰直前まで温度を上げてからかつお節を入れ，消火する．
2 3分程度，かつお節が沈むまでそのままおく．
3 大きめのザルに，さらしあるいはキッチンペーパーを敷き，2のかつお節が入っただしをこす．

煮干しだし

材料
水 ･･････････････ 200 ml
煮干し ････････････ 4 g

1 煮干しの頭と内臓を取り除き，身を縦に裂く．分量の水に30分以上漬けて，身を軟らかくする．
2 1を弱火にかけてゆっくりと沸騰させる．3分ほど沸騰の状態を続ける．途中，アクを取り除き，火からおろしたら目の細かいザルでこす．

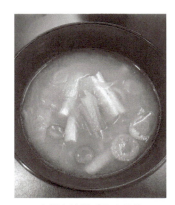

大根と油揚げのみそ汁

大根と油揚げのみそ汁

🔥 59 kcal　タ 3.5 g　脂 3.1 g　炭 4.0 g　塩 1.4 g

1 大根は3 cmの厚さに切り，皮をむく．5 mm幅に切り，数枚重ね，3 mm幅に切る．
2 白ねぎは小口切りにする．
3 油揚げは熱湯をかけるか，ゆでて油抜きをした後，長さ3 cm，幅5 mm

材料（1人分）
大根 ････････････････ 25 g
白ねぎ ･･･････････････ 10 g
油揚げ（京揚げ）･････････ 10 g
煮干しだし ･････････････ 180 g
みそ ････････････････ 10 g

Keyword

手開き
①包丁で軽く削るようにして，いわしのウロコを取る．
②包丁で頭を切り落とし，腹側に切り目を入れる．
③腹わたを除き，中をきれいに洗う．
④いわしの腹側を手前に，腹の切り目から背骨の上に親指を差し入れる．
⑤親指を背骨にそって尾の方へずらしていく．もう一方の親指は頭の方へ向かってずらしていく．
⑥背骨を身からはずす．

Keyword
京揚げと厚揚げ
京揚げは一般的に油揚げ（関西ではうす揚げともいう）に比べて厚みがあり，大きい．油揚げよりも厚めに切った豆腐を使用するため，中に豆腐の層が残っている．

材料（1人分）
かつおと昆布の合わせだし
　　　　　　　　　　 150 g
A { 塩 ……………………… 1 g
　　うす口しょうゆ …… 1.2 g
　　酒 ………………… 1.2 g
片栗粉 ……………………… 1.5 g
みつば …………………… 0.5 本
卵 …………………………… 20 g
のり ………………………… 適量

材料（1人分）
たけのこ（水煮，穂先部分）‥ 10 g
生わかめ ………………… 10 g
合わせだし ……………… 150 g
A { 塩 ……………………… 0.9 g
　　うす口しょうゆ …… 2.1 g
木の芽 …………………… 2 枚

材料（1人分）
しじみ（殻つき） ………… 50 g
昆布だし ………………… 150 g
赤色辛口みそ …………… 7.6 g
あさつき ………………… 3 g

Point　赤だし
赤だしのみそには，あさりやほたての稚貝など，貝のうま味がよく合う．

材料（1人分）
ぶり ………………………… 40 g
ごぼう …………………… 10 g
油揚げ（京揚げ） ………… 10 g
こんにゃく ……………… 20 g
大根 ……………………… 30 g
にんじん ………………… 15 g

　　　　に切る．
4　煮干しだしをとり，大根，油揚げを入れ，火にかける．煮立ったら弱火で6分くらい加熱する．
5　玉じゃくしにみそを入れ，だしで溶かしながら加える．白ねぎを入れ，ひと煮立ちさせる．

かきたま汁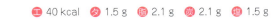
エ 40 kcal　タ 1.5 g　脂 2.1 g　炭 2.1 g　塩 1.5 g

1　合わせだしを火にかけ，Aを入れる．沸騰したら，水で溶いた片栗粉を少しずつ入れ，とろみをつける．
2　みつばは小口切りにする．
3　割りほぐした卵を沸騰させた1に少しずつ糸状に流し入れる．卵が固まってきたら2のみつばを入れ，火を止める．
4　汁わんに3を注ぎ，軽くあぶったもみのりを散らす．

若竹汁
エ 12 kcal　タ 1.5 g　脂 0 g　炭 2.2 g　塩 2.6 g

1　たけのこ（水煮）は短冊切りにする．生わかめは3 cmの長さに切る．
2　合わせだしにたけのこを入れて，2〜3分煮たのち，わかめを入れ沸騰させる．沸騰したら，Aで調味し，ひと煮立ちしたら火を止める．
3　汁わんに盛りつける際には，たけのことわかめを形良く盛りつけてから汁を注ぐと良い．最後に木の芽を手のひらで叩いて香りをだし，吸い口とする．

しじみの赤だし
エ 53 kcal　タ 5.1 g　脂 1.1 g　炭 5.5 g　塩 1.5 g

1　しじみは，真水の中でよく洗い，新しい水に替えて暗所で静置し，砂を吐かせる．
2　あさつきは小口に切って水にさらしたのち，キッチンペーパーなどで水気を切っておく．
3　昆布だしにしじみを入れて火にかけ，しじみの口が開いたらみそを溶き入れる．
4　2のあさつきを汁わんに入れ，しじみのみそ汁を注ぐ．

粕汁（かす）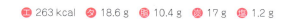
エ 263 kcal　タ 18.6 g　脂 10.4 g　炭 17 g　塩 1.2 g

1　ぶりは一口大に切ってザルに並べ，塩少々（分量外）を振って10分間おく．
2　ごぼうはささがきにして，酢水（2%）にさらしたのち，ザルに上げて水気を切っておく．白ねぎは斜め切りにする．
3　こんにゃく，大根，にんじん，油揚げは，それぞれ3 cm長さの短冊切り

にする．こんにゃくは下ゆでしてアクを抜く．油揚げは湯通しして表面の油を落とす．
4 あさつきは小口に切って水にさらしたのち，キッチンペーパーなどで水気を切っておく．
5 1に熱湯を回しかけて氷水にとり，霜降りにする．手早く水の中で洗い，水気を切る．
6 鍋に合わせだしとぶり以外の具材を入れて，軟らかくなるまで煮る．
7 酒粕とみそをすり鉢に入れ，6のだしを少しすくい取って加え，滑らかになるまですり混ぜる．
8 7を鍋に戻し，ぶりを入れて火にかける．
9 汁わんに入れ，4のあさつきを散らす．

（「粕汁」材料続き）
白ねぎ……………………10 g
合わせだし………………200 g
酒粕………………………40 g
みそ………………………8 g
あさつき…………………3 g

Point 粕汁の具
ぶりのほか，鮭など，脂ののった魚や豚肉なども粕汁に合う．

けんちん汁　 エ 153 kcal　タ 6.3 g　脂 9.8 g　炭 0.8 g　塩 1.5 g

1 ごぼうはささがきにして，酢水（2%）にさらしたのち，ザルに上げて水気を切っておく．
2 しいたけは軸を取り，薄切りにする．にんじんは，長さ3 cm程度の薄切り（短冊切りでも良い）にする．
3 里いもは皮をむき，米のとぎ汁か濃いめの塩水で洗ってぬめりを取ってから，水で洗って半分に切り，薄切りにする．
4 豆腐は2 cm角に切り，油揚げは細切りにする．
5 あさつきは小口に切って水にさらしたのち，キッチンペーパーなどで水気を切っておく．
6 フライパンで油を熱し，ごぼう，しいたけ，にんじんを炒める．里いも，豆腐，油揚げを加え，さらに炒めて鍋に移す．
7 鍋に合わせだし，うす口しょうゆ，塩を入れ，沸騰したら中火にして具材が軟らかくなるまで煮る．
8 汁を器に注ぎ，5のあさつきを散らす．

材料（1人分）
ごぼう……………………25 g
しいたけ…………………10 g
にんじん…………………15 g
里いも……………………25 g
豆腐………………………35 g
油揚げ（京揚げ）………10 g
油…………………………6 g
合わせだし………………180 g
うす口しょうゆ…………4.5 g
塩…………………………0.6 g
あさつき…………………3 g

Keyword
けんちん汁
崩した豆腐と油で炒めた野菜が入った汁物．

Keyword
里いものぬめり
ぬめりの成分は，水溶性食物繊維に分類されるガラクタンやムチンである．

さつま汁　 エ 157 kcal　タ 5.9 g　脂 8.2 g　炭 14.4 g　塩 2.2 g

1 さつまいもは皮つきのまま5 mm厚さのいちょう切りにし，水にさらしておく．
2 ごぼうはささがきにして，酢水（2%）にさらしたのち，ザルに上げて水気を切っておく．
3 こんにゃく，にんじんは，それぞれ3 cm長さの短冊切りにする．こんにゃくは下ゆでしてアクを抜く．
4 豚肉は約2 cm幅に切っておく．

材料（1人分）
さつまいも………………24 g
ごぼう……………………8 g
こんにゃく………………16 g
にんじん…………………8 g
豚ばら肉…………………20 g
合わせだし………………160 g
みそ………………………16 g
あさつき…………………3 g
一味とうがらし…………適量

さつま汁
鹿児島県の郷土料理．豚肉や鶏肉，野菜を入れるみそ汁．

5 あさつきは小口に切って水にさらしたのち，キッチンペーパーなどで水気を切っておく．
6 フライパンに油（分量外）を熱し，1〜4の材料をすべて加えて炒め，具材に油がなじんだら鍋に移す．
7 鍋に合わせだしを入れ，沸騰したら中火から弱火にして具材が軟らかくなるまで10分ほど煮る．アクをすくう．みそを溶き入れて火からおろす．
8 汁を器に注ぎ，あさつきと一味とうがらしを散らす．

（3）あえ物，酢の物

あえ物や酢の物は，副菜として用いられる．おもに野菜を使った料理であることから，栄養や味わいだけでなく，食卓に彩りを添える視覚的効果を併せもつ．**あえ物**は，具とあえ衣（**表⑤**）から成り立っており，その調和が重要である．あえ衣には，ごまあえ，白あえのほか，みその風味を生かした酢みそあえやからし酢みそあえなどがある．香りや彩りを添えるために，木の芽やしそ，防風，みょうが，ゆず，しょうが，わさびなどを**天盛り**にすると良い．

防風
食用にするのはハマボウフウで，海岸に自生するセリ科の多年草．

天盛り
あえ物や酢の物，煮物などを盛りつけた上に，ごまやのり，旬の薬味などをのせる盛りつけ方法．天盛りの例として，木の芽，ゆずの皮などがある．

表⑤　あえ物の種類とあえ衣

あえ衣の種類	衣の材料例	砂糖	塩	しょうゆ	みそ 合わせ	みそ 赤	みそ 白	みりん	酢	あえる材料の例
ごまあえ	白（黒）ごま10	5〜7		8〜10						ほうれんそう，さやいんげん，春菊，みつば
白あえ	豆腐50，白ごま10，だし5	8〜10	1				10			しいたけ，こんにゃく，にんじん，ごぼう，さやいんげん，ほうれんそう
からしあえ	からし2	0〜3		8〜10						貝類，菜の花
おろしあえ	大根50	5	1.5						8	いか，貝類，たこ，きゅうり，うど
落花生あえ	落花生15，だし5	5〜10	1	2.5						にんじん，ごぼう，こんにゃく，うど
ずんだあえ	枝豆30	5	1.5							里いも，ずいき，なす
酢みそあえ		5〜10			15	20〜30			8〜10	貝類，ほたるいか，うど，わかめ
からし酢みそあえ	からし3	3			15	20〜30		5	8〜10	いか，貝類，ほたるいか，わけぎ，油揚げ
ごまみそあえ	ごま10	5〜8			15〜20				5	こんにゃく，ずいき，うど，かぶ，大根
ゆずみそあえ	ゆず果汁10，ゆず皮1〜2	8			15〜20			10		こんにゃく，かぶ，大根，豆腐
木の芽みそあえ	木の芽5	5〜8			15	20〜30	0〜5			たけのこ，赤貝，あわび，いか，こんにゃく，うど

単位は%．
早坂千枝子 監修，和泉眞喜子，宮下ひろみ 編著，『調理学実習：おいしさと健康　改訂新版』，アイ・ケイコーポレーション（2014）を参考に作成．

酢の物は，魚介類や海藻類と野菜を調味酢（表⑥）であえたものである．酢には魚介の臭みを取り除く効果があり，また酢によるさっぱりとした味わいは，脂っこい料理などに合わせることで献立全体の味わいの調和をもたせる効果もある．

表⑥　調味酢の種類とその割合

調味酢	酢	砂糖	塩	うす口しょうゆ	だし	その他
二杯酢	100			100	適量	
三杯酢	100	25		50	適量	
甘酢	100	112.5	6.3			水を適量加える
すし酢	100	25	10			
黄身酢	100	60	5			卵黄1/2個分
土佐酢	100	25		50	適量	かつお節を利かせる

単位はg．

●**材料の下ごしらえ**

あえ衣と合わせる前に，材料は下ごしらえを済ましてあら熱をとっておくようにする．

○葉菜類：酢やしょうゆなどが調合されており，酸性あるいは弱酸性になっているため，あらかじめ下ゆでしておくことで変色を防ぐ．
○アクの強い野菜やこんにゃく：うどやれんこんなどは水や酢水にさらして，アクを抜く．こんにゃくは下ゆでする．
○根菜類：ごぼうやれんこん，にんじんなど硬い野菜は，下煮をして軟らかくする．
○水分の多い材料：きゅうりや大根，かぶなどは，振り塩をして脱水し，水気を絞る．
○魚介類，貝類：酒炒りや湯通し，酒蒸し，素焼き，酢じめを施し，水分とともに臭みを取り除く．
○乾物：乾しいたけや凍り豆腐，干しずいきなどは，水戻しをして，下味をつける．

🍷 Keyword
干しずいき
ずいきとは，里いもやはすいもなどの葉柄．干しずいきは皮をむいて乾燥させたもの．

ほうれんそうのごまあえ

🄀 53 kcal　🅃 2.8 g　🄿 2.8 g　🄲 5.6 g　🅂 0.8 g

1. ほうれんそうは沸騰した湯でゆで，水で急冷してから軽く絞る．3cmの長さに切る．
2. すり鉢で炒りごまをすり，砂糖，しょうゆを加えてあえ衣を作る．
3. 2にほうれんそうを加えてあえ，器に中高に盛りつける．
4. ひねりごまを天盛りにする．

材料（1人分）
ほうれんそう …………… 70 g
＜あえ衣＞
｛炒りごま ………………… 4 g
　砂糖 ……………………… 2 g
　しょうゆ ……………… 5.8 g
炒りごま ………………… 適量

ひねりごま
炒りごまを指先につまんで，ひねりつぶしたもの．

白あえ

🔥 139 kcal　タ 6.4 g　脂 7.1 g　炭 14.4 g　塩 1.9 g

材料（1人分）
- 木綿豆腐 ……………………… 40 g
- 干しいたけ …………………… 0.5 枚
- こんにゃく …………………… 20 g
- にんじん ……………………… 12.5 g
- A
  - しいたけの戻し汁 … 37.5 g
  - 酒 …………………… 7.5 g
  - 合わせだし ………… 37.5 g
  - 砂糖 ………………… 3.8 g
  - 塩 …………………… 少々
  - うす口しょうゆ …… 3.8 g
- ほうれんそう ………………… 25 g
- <あえ衣>
  - いりごま ……………… 3 g
  - 砂糖 …………………… 2 g
  - 塩 ……………………… 0.25 g
  - うす口しょうゆ ……… 1.25 g
- いりごま ……………………… 少量

1. 豆腐をキッチンペーパーに包み，電子レンジ600 W（強）で1分半〜2分加熱し，水気を十分に切る．
2. 戻した干しいたけを3 mmの厚さに切る．
3. こんにゃくは下ゆでし，長さ3 cm，厚さ3 mmに切る．にんじんは，皮をむいてこんにゃくと同じ大きさに切る．
4. Aのうす口しょうゆ以外を鍋に入れ，2と3を5分間煮る．うす口しょうゆを入れてさらに煮含め，汁気を切って冷ましておく．
5. ほうれんそうはさっとゆでて冷水にとり，水気を切ってから長さ3 cmに切る．
6. 豆腐を裏ごし器でこす．
7. すり鉢にいりごまを入れて，よくする．6を加えてさらにすり合わせ，あえ衣の調味料をすべて入れて混ぜ合わせる．
8. すべての具をすり鉢に入れ，混ぜ合わせる．
9. 器に中高に盛りつけ，いりごまをふる．

きゅうりとわかめの酢の物

🔥 28 kcal　タ 2.8 g　脂 0.2 g　炭 3.6 g　塩 0.9 g

材料（1人分）
- きゅうり ……………………… 30 g
- 生わかめ ……………………… 10 g
- しらす干し …………………… 5 g
- 合わせ酢 ……………………… 26.5 g
- A
  - 米酢 ………………… 20 g
  - みりん ……………… 5.8 g
  - うす口しょうゆ …… 5.8 g
  - 合わせだし ………… 10 g
- しょうが ……………………… 1 g

🍷 **Keyword**
針しょうが
土しょうがの皮をむき，細く切ったもの．

1. きゅうりはトゲを包丁やピーラーなどで削り，1〜1.5 mm厚さの輪切りにし，1%の塩を振ってしばらくおく．
2. 生わかめをさっと熱湯にくぐらせたのち，1.5 cm幅に切る．
3. ザルに入れたしらす干しに熱湯を回しかけ，水気を切って酢（分量外）を振りかけておく．
4. 針しょうがを作り，水にさらしておく．
5. 1のきゅうりを軽く絞り，わかめと混ぜて合わせ酢Aを7.5 g振りかけてなじませたのち，軽く絞っておく．
6. 5としらす干しを残りの合わせ酢であえる．
7. 小鉢に中高に盛りつけ，針しょうがを天盛りにする．

うざく

🔥 79 kcal　タ 5.5 g　脂 4.3 g　炭 4.8 g　塩 1.4 g

材料（1人分）
- うなぎの蒲焼 ………………… 12 g
- きゅうり ……………………… 30 g
- 塩 ……………………………… 少々
- 合わせ酢
- A
  - 合わせだし ………… 22.5 g
  - 砂糖 ………………… 1.5 g
  - 酢 …………………… 9 g
  - うす口しょうゆ …… 5.4 g

1. うなぎは縦半分に切ってから，1.5 cm幅程度の短冊切りにする．
2. きゅうりは蛇腹切りにする．切り終わったら軽く塩を振る．
3. きゅうりを水で洗い，さらしかキッチンペーパーで水気を拭き取ったのち，両端を切り落として2〜3 cmの長さに切る．
4. うなぎときゅうりを，Aを混ぜ合わせた合わせ酢であえる．

🧂 **Point 蛇腹切り**
きゅうりに対し包丁を斜めにして，1 mm程度の間隔で切り目を入れていく．3 mm程度の厚さを残してきゅうりがつながったままにしておく．端まで切り込みを入れたら，きゅうりをひっくり返して裏も同様に切り込みを入れる．

わけぎと油揚げのぬた

🅔 119 kcal　🅣 6.1 g　🅟 6.3 g　🅒 9.4 g　🅢 0.7 g

材料（1人分）
わけぎ……………………25 g
油揚げ……………………25 g
＜からし酢みそ＞
　白みそ…………………10 g
　砂糖………………………3 g
　酢…………………………4 g
　練りがらし……………適量

1. わけぎはゆでて水にとり，軽く絞って水気を切る．3 cm の長さに切る．
2. 油揚げは両面をこんがりとグリルで焼き（オーブントースターでも良い），焼き色をつける．幅 1 cm，長さ 3 cm の短冊に切る．
3. からし酢みその調味料（練りがらし以外）を鍋に入れ，弱火で練る．冷ましてから練りがらしを入れる．
4. 1 と 2 の具材をからし酢みそであえ，器に盛りつける．

（4）煮物

煮物は，調味料と水で食材を加熱し，食材に火を通すと同時に，風味を浸透させていく操作である．水を媒体とするため，加熱時の温度は，通常の鍋で 100 ℃が最高温度となる．圧力鍋を用いると，加圧と 100 ℃より高い加熱温度により（2 気圧で 120 ℃），根菜類や豆類，畜肉類の調理時間は大幅に短縮することができる．通常の鍋に比べて少ない水分量で煮ることができるため，鍋の中で食材が踊って煮崩れすることが少なく，またビタミン C などの水溶性の栄養素の流出も防ぐことができる．

●食材の切り方

盛りつけ時の美しさや食べやすさに加えて，調味料の浸透効率や調理時間の短縮（煮崩れを防ぐ目的も含まれる）を考慮に入れる．

●調味と煮汁の量

煮汁に調味料を入れてから煮込むものと，下ゆでしたり，だしで煮てから調味する場合がある．根菜類などは下ゆでして，さらにだしで煮てから調味する．

●落とし蓋

食材に対し少ない量（ヒタヒタ程度）の煮汁で煮る場合や，煮崩れしやすいじゃがいも，里いもなどを煮る場合には，落とし蓋を用いる．落とし蓋がない場合は，アルミはくに穴を開けて代用したり，紙蓋でも良い．落とし蓋があると，食材が鍋の中で動きにくくなり，煮汁を全体に行き渡らせることができ，均一な加熱と調味ができる．

Point 紙蓋
和紙の代わりに，アルミホイルやクッキングシート，キッチンペーパーで代用しても良い．鍋の直径よりも少し大きめに切り，穴をあけて浮かばないようにすると良い．

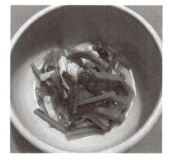

青菜と油揚げの煮物

青菜と油揚げの煮物

🅔 51 kcal　🅣 2.3 g　🅟 1.3 g　🅒 4.6 g　🅢 0.9 g

材料（1人分）
青菜（こまつななど）………60 g
油揚げ………………………5 g
合わせだし…………………50 g
酒………………………12.5 g
みりん………………………4.5 g
うす口しょうゆ………………5 g

1. 青菜は 4 cm 長さに切り，油（分量外，ごま油を使うと香りが良い）をひいたフライパンでさっと炒める．
2. 油揚げはザルにおいて油抜きしてから（しなくても良い），青菜と同じ長さの短冊切りにする．

3 だし，酒，みりん，うす口しょうゆを鍋に入れて煮立たせ，1 と 2 を入れて中火で煮含める．

たけのこの土佐煮　🅔 74 kcal　🅣 8.5 g　🅕 0.3 g　🅒 10 g　🅢 2.9 g

材料（1人分）
たけのこ（水煮）（p.21 参照）
　　　　　　　　…………… 100 g
かつお節 ………………………… 5 g
A ┌ 合わせだし ………… 90 g
　├ うす口しょうゆ …… 4.5 g
　├ みりん …………… 1.5 g
　└ 塩 ………………… 1.2 g
B ┌ しょうゆ …………… 6 g
　└ みりん …………… 6 g

🍷 **Keyword**
土佐煮
かつお節を煮物に入れた料理を「土佐煮」という．

1 たけのこを鍋に入れ，A を加えて弱火で 10 分ほど煮る．
2 半量のかつお節をガーゼに包むか，お茶パック用の袋などに入れ，1 に入れて弱火でさっと煮立てる．
3 2 からかつお節を取りだし，B を加えてさらに煮立たせる．汁気がなくなってきたら，残りのかつお節を入れて混ぜる．

筑前煮　🅔 245 kcal　🅣 17.1 g　🅕 8.1 g　🅒 31.3 g　🅢 2.3 g

材料（1人分）
鶏もも肉 ……………………… 60 g
れんこん ……………………… 25 g
ごぼう ………………………… 25 g
にんじん ……………………… 25 g
さやいんげん ………………… 10 g
乾しいたけ …………………… 15 g
こんにゃく …………………… 20 g
油 ……………………………… 4.5 g
合わせだし …………………… 100 g
A ┌ しょうゆ ………… 14.4 g
　├ 砂糖 ……………… 7.2 g
　├ 酒 ………………… 6 g
　└ みりん …………… 3.6 g

1 鶏肉は一口大に切る．れんこんは皮をむき乱切りにし，ごぼうは皮をこそげて乱切りにし，それぞれ 2% の酢水に浸す．にんじんは乱切りにする．さやいんげんはさっと塩ゆでして，斜め切りにする．
2 乾しいたけを水で戻し，軸を取って半分か，大きければ 1/4 に切る．
3 こんにゃくはさっと熱湯に通し，1.5 cm の角切りにする．
4 鍋に水とにんじん，れんこん，ごぼうを入れ，強火にかけて下ゆでしておく．にんじんとれんこんは 3 分，ごぼうは 8 分程度ゆでる（量により加減する）．
5 厚手の鍋に油を熱して鶏肉を炒め，肉の表面の色が変わったら，他の材料を加えて炒め合わせ，だしと A を加えて煮る．
6 落とし蓋をして煮汁が少なくなるまで中火で煮含める．
7 鍋のままあら熱をとり，煮汁が冷めたらさやいんげんを入れてざっとかき混ぜ，器に盛りつける．

肉じゃが　🅔 416 kcal　🅣 18 g　🅕 20.1 g　🅒 38.5 g　🅢 1.8 g

材料（1人分）
じゃがいも …………………… 125 g
牛肉（薄切り） ……………… 75 g
玉ねぎ ………………………… 50 g
にんじん ……………………… 35 g
絹さや ………………………… 12 g
合わせだし …………………… 90 g
酒 ……………………………… 5 g
砂糖 …………………………… 6.4 g
しょうゆ ……………………… 11 g
油 ……………………………… 5 g

1 じゃがいもは皮をむいて二〜四つ切りにし，面取りをして 30 分程度水にさらしたのち，水気を切っておく．
2 牛肉を 3〜4 cm に切る．玉ねぎはくし形に切り，にんじんは厚さ 1〜1.5 cm のいちょう切りにする．
3 絹さやは筋を取り除き，さっと塩ゆで（1% 食塩水）し，冷水にとって急冷する．斜め切りで半分にしておく．
4 鍋に油を熱し牛肉を炒め，肉の色が変わったら，玉ねぎ，じゃがいも，に

んじんを加えて炒め合わせる．
5　4にだしと酒を加えて煮立たせる．煮立ってきたら弱火にしてアクをとり，落とし蓋をして5分煮る．
6　砂糖，しょうゆを加えて煮汁が少なくなるまで煮含めていく．
7　器に肉じゃがと3の絹さやを彩り良く盛りつける．

Keyword
面取り
じゃがいもや大根など野菜の角を浅く削って，角を丸くすること．煮崩れ防止などのために行う．

かぼちゃの煮物　エ 132 kcal　タ 2.8 g　脂 0.3 g　炭 28 g　塩 0.9 g

1　かぼちゃは種とわたを取り除き，3～4 cm角に切る．わたは少し残すくらいにすると，煮汁を含みやすく口あたりが良い．
2　皮むき器か包丁で面取りをする．皮は分厚いところをむいておく（全部はむかない）．
3　鍋に合わせだしを入れ，かぼちゃの皮側を下にして重ねないように並べる．落とし蓋をして，強火にかける．煮立ったら，弱めの中火で3分間煮る．
4　砂糖と酒を加え，さらに5分煮たのち，みりんとうす口，こい口しょうゆを加えて，煮汁が少なくなるまで煮含める．
5　鍋に入れたままあら熱をとり，器に盛りつける．

材料 (1人分)
かぼちゃ	105 g
合わせだし	75 g
砂糖	5 g
酒	5 g
みりん	5 g
うす口しょうゆ	3 g
こい口しょうゆ	3 g

里いもの煮物　エ 80 kcal　タ 1.6 g　脂 0.1 g　炭 17.1 g　塩 0.8 g

1　里いもの皮をむき，大きい場合は半分に切る．
2　鍋に里いもを入れ，里いもがかぶるくらいの米のとぎ汁で下ゆでする．竹串で硬さを確認し，7割程度の硬さにゆがく（沸騰してから10分程度）．
3　別の鍋にAを入れ，沸騰したら2を入れる．再沸騰したら落とし蓋をして，中火で15分煮含める．煮汁を玉じゃくしでかけながら煮ると良い．
4　煮汁が少なくなったら（最初の煮汁の1/3程度），消火し，鍋のままあら熱をとる．

材料 (1人分)
里いも		75 g
米のとぎ汁		適量
A	合わせだし	62.5 g
	酒	3.8 g
	砂糖	4.5 g
	みりん	4.5 g
	しょうゆ	4.5 g

Keyword
「ゆがく」（湯がく）と「ゆでる」（茹でる）
「ゆがく」は，サッと短時間ゆでること．

ひじきの五目煮　(2人分)　エ 233 kcal　タ 8.8 g　脂 12.2 g　炭 23.3 g　塩 3.2 g

1　ひじきはさっと洗って汚れを落とし，たっぷりの水に漬けて戻す（10～15分）．
2　水戻しした1をザルに上げ，水気をよく切る．
3　油揚げは油抜きをして，水気を絞り，長さ4～5 cm，幅7～8 mmの細切りにする．
4　にんじんは長さ4～5 cmの細切りにする．
5　枝豆はさやのまま，軟らかくなるまでゆで，水にとってさやからだす．
6　鍋を熱して油をなじませ，ひじきを中火で炒める．合わせだしとにんじん

材料 (2人分)
ひじき（乾物）	10 g
油揚げ（京揚げ）	20 g
にんじん	25 g
枝豆	20 g（さやなしで）
油	6 g
合わせだし	120 g
砂糖	9 g
酒	7.5 g
しょうゆ	18 g
みりん	4.5 g

> **Keyword**
> **五目とは**
> いろいろな材料が入っている，という意味．

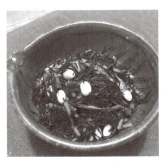

ひじきの五目煮

を加えて落とし蓋をし，3分煮る．
7 砂糖と酒を加えて5分間煮たのち，油揚げとみりん，しょうゆを混ぜながら加え，再び落とし蓋をして7分程度煮る．
8 煮汁が少なくなってきたら，枝豆を加えて全体を混ぜ合わせ，煮汁がほとんどなくなるまで煮含める．

<u>材料</u>（1人分）
豚ばら肉 ……………… 150 g
米のとぎ汁 …………… 適量
しょうが ……………… 10 g
昆布 …………………… 25 g
水 ……………………… 150 g
A ｛ 酒 …………………… 37.5 g
　　 砂糖 ………………… 6 g
　　 しょうゆ …………… 12 g
赤みそ ………………… 6.5 g
みりん ………………… 3.4 g
練りがらし …………… 適宜

豚の角煮
ｴ 691 kcal　ﾀ 24.9 g　脂 53.6 g　炭 24 g　塩 3.6 g
＊調味料 63 %

1 豚肉を適当な大きさに切り分け，熱したフライパンで脂身の部分を焼く．
2 鍋に豚肉が浸かるくらいの米のとぎ汁としょうがの薄切を入れ，沸騰したら豚肉を入れる．再沸騰したら，火を弱め，落とし蓋をして20分程度下ゆでする．
3 下ゆでに使った汁を捨て，肉を水洗いして再び鍋に戻す．
4 鍋に昆布，水，Aを加え，煮立ったら，落とし蓋をして弱火で竹串がすっと通るくらいまで30分程度煮る．
5 4に赤みそ，みりんを加えて，さらに10〜15分程度煮汁が少なくなるまで煮含める．消火し，鍋でそのままあら熱をとって器に盛りつけ練りがらしを添える．

<u>材料</u>（1人分）
切り干し大根 ………… 10 g
厚揚げ ………………… 40 g
にんじん ……………… 15 g
油 ……………………… 4 g
合わせだし …………… 90 g
砂糖 …………………… 6.5 g
酒 ……………………… 6.5 g
うす口しょうゆ ……… 4 g
こい口しょうゆ ……… 4 g
すりごま（白）……… 1 g

厚揚げと切り干し大根の煮物
ｴ 177 kcal　ﾀ 6.4 g　脂 9.1 g　炭 16.6 g　塩 1.4 g

1 切り干し大根は，さっと水で洗ってから，たっぷりの水に漬けて戻す．
2 水戻しした1の水気を軽く切ってから，長い場合は適当な長さに切る．
3 厚揚げはさっと油抜きをして，水気を拭き取り，幅8〜10 mmに切る．にんじんは長さ3〜4 cmの細切りにする．
4 鍋に油を入れて熱し，大根とにんじんを軽く炒める．鍋に合わせだしを入れ，煮立ったら厚揚げを入れる．
5 砂糖，酒を加えて中火で4分煮てから，うす口，こい口しょうゆを混ぜながら加え，さらに煮含める．煮汁がほぼなくなったら，消火して鍋に入れたままあら熱をとりながら，さらに味を含ませる．
6 器に盛りつけ，すりごまを振る．

五目豆

エ 165 kcal　**タ** 10.7 g　**脂** 5.2 g　**炭** 21.4 g　**塩** 1.9 g

1. 大豆は水洗いし，大鍋に入れてたっぷりの水で一晩（8時間以上）戻す．
2. 戻した水ごと火にかけ，落し蓋をして強火にかける．
3. 沸騰して泡が出てきたら，一度湯を捨ててからザルに移して水洗いし，再度たっぷりの水で煮る．弱めの中火にかけ，指先で潰れるくらい軟らかくなるまで煮る．
4. にんじんは皮をむいて，1 cm 厚さのいちょう切りにする．ごぼうは5 mm 厚さの半月切りにして酢水にさらす．
5. こんにゃくは熱湯でさっと湯がいてアク抜きをし，1 cm 角に切る．昆布は1 cm 角に切る．
6. 別の鍋に合わせだしと3の大豆，昆布と砂糖半量を入れ10分煮る．この時点で，だしが少なくなっているようであれば，少し湯を足すとよい．残りの砂糖を加えてさらに10分煮たのち，にんじん，ごぼう，こんにゃく，しいたけとAを加える．煮汁が半分程度になるまで煮含め，ごぼうが軟らかくなっていることを確認したら，消火して鍋に入れたままあら熱をとる．

材料（4人分）

大豆（乾）	100 g
にんじん	50 g
ごぼう	50 g
こんにゃく	65 g
乾しいたけ	15 g
昆布	6 g
合わせだし	450 g
砂糖	20 g
A ｛ 酒	15 g
みりん	9 g
しょうゆ	35 g
塩	1.25 g

Point 豆の吸水と加熱

正月のおせちに煮る黒豆も含め，豆は水に浸して十分に吸水させる．

- いんげん豆の種類には，うずら豆，金時豆，大福豆，花豆などがあり，いずれもでんぷん含有量が多い．水に長時間浸漬するよりも，湯（70 ℃くらい）に数時間浸漬したのち，30〜60分程度（豆の量や種類により異なる）加熱すると良い．圧力鍋の場合は，普通鍋の加熱のおおよそ1/3〜1/4の加熱時間で良い．
- 甘い煮豆を調理する場合，加熱開始時より豆と同量の砂糖を加えて加熱すると煮崩れを防ぐことができる．
- 大豆は1％食塩水に浸漬してそのまま加熱すると，より軟らかい煮豆に仕上がる．

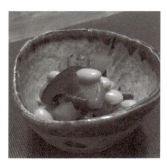

五目豆

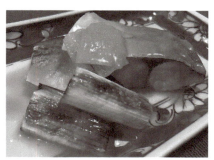

さばのみそ煮（p.36）

いわしの香梅煮 (こうばいに)

エ 238 kcal　**タ** 23.2 g　**脂** 10.9 g　**炭** 8.2 g　**塩** 2.0 g
＊調味量吸収率を65％として計算

1. いわしの頭を落とし，内臓を取り除いたのち，水洗いする．
2. 梅干しの種を取り除き，手でちぎり分ける．
3. しょうがは皮つきのまま薄切りにする．
4. 鍋に水とA，梅干しとしょうがを入れて火にかける．
5. 煮立ったら，いわしを入れて中火で20分ほど加熱する．皮ははがれやすいので，何度もひっくり返さず，できるだけ汁気を玉じゃくしでかけながら煮る．途中で落とし蓋をすると良い．

材料（1人分）

いわし	2 尾
梅干し	1 個
しょうが	5 g
水	50 g
A ｛ しょうゆ	9 g
酒	4 g
みりん	4.5 g
砂糖	5 g

6 いわしを器に盛りつけ，煮汁をかけて梅干しとしょうがを添える．

さばのみそ煮

🅴 251 kcal 🆃 18.4 g 🅵 14.0 g 🅲 8.7 g 🅂 2.0 g
＊調味料吸収率を77％として計算

材料（1人分）
さば（三枚おろしの切り身）‥ 80 g
しょうが ………………… 5 g
白ねぎ ……… 1/4本（約20 g）
水 …………………… 50 g
A ｛ 酒 ………………… 12.5 g
　　砂糖 ……………… 4.5 g
　　しょうゆ ………… 6 g
みそ ………………… 12 g

1 さばは皮目に格子状の切り目を入れる．
2 しょうがは皮付きのまま薄切りにする．白ねぎは4 cm長さに切り，フライパンかグリルで焼き目をつけておく．
3 平鍋に水とAを煮立て，1のさばを皮目を上にして入れ，しょうがを散らす．
4 煮立ったら，さばの表面に煮汁を玉じゃくしですくいかける．落とし蓋をして中火で約10分間煮る．
5 4の煮汁を少し取り分け，みそを溶く．溶いてゆるめたみそを鍋に加えて，白ねぎを入れ，煮汁が少なくなるまで煮込む．

ぶり大根

🅴 221 kcal 🆃 14.5 g 🅵 10.7 g 🅲 13.2 g 🅂 2.1 g
＊調味料吸収率を60％として計算

材料（1人分）
ぶり（切り身） …………… 60 g
大根 …………………… 120 g
A ｛ 合わせだし ………… 200 g
　　酒 ………………… 12 g
　　砂糖 ……………… 7.2 g
　　みりん …………… 7.2 g
　　うす口しょうゆ …… 14 g
　　こい口しょうゆ …… 7.2 g
ゆずの皮

Keyword
面取り
p.33参照．

Point ぶり大根の仕上げ
煮上がったら，ぶりと大根を鍋から取りだし，煮汁のみ再度加熱して水溶き片栗粉（片栗粉小さじ1＋水小さじ2）でとろみをつけると，見た目の仕上がりと味の絡みが良くなる．

1 ぶりは水で洗ったのち，熱湯にさっとくぐらせて冷水にとり霜降りにする．
2 大根は2 cmの輪切りにして皮をむく．半月状に切って面取りをする．
3 鍋に大根を入れ，大根がかぶるくらいの水を入れて強火にかける．沸騰してから中火にして15〜20分間，軟らかくなりすぎない程度にゆでる．竹串で軟らかさを確認する．
4 Aを鍋に入れて煮立て，1を入れたのち，再び煮立ってきたら3を入れる．アクをすくいながら，煮汁が半分程度になるまで煮る（20〜25分）．
5 器に盛りつけ，千切りにしたゆずの皮を天盛りにする．

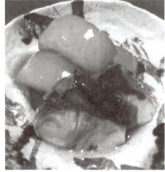
ぶり大根

（5）生もの

　日本では，新鮮な魚介類を刺身などの料理法で生食する文化があり，生ものを使った料理の種類が豊富である．生ものは，食材の味わいやテクスチャーが直接的に料理に反映されるため，新鮮な食材を選ぶ目利きが必要である．また，生ものを扱うにあたって，まな板や包丁などの調理器具の

安全な衛生管理，食べるまでの時間や保存に際しての温度管理などに十分配慮しなければならない．

○刺身：生の魚介類を味わう日本料理特有の調理．まぐろやかつおなどの赤身魚は，結合組織が少なく軟らかいため，厚めの平造り，引き造り，さいのめ切りにする．ひらめやたいなどの白身魚は，赤身よりも結合組織が多くコラーゲンも多いため，身は硬い．そのため，うす造り，へぎ造り，糸造りなどにする．

○あらい：鮮度の高い死後硬直前の魚をうす造りにし，冷水（湯の場合もある）の中で振り洗いすることで，魚の身が収縮し弾力をもつようになる．人為的に死後硬直を起こし，コリコリとした食感を賞味する調理法である．

○塩じめ：魚に塩を振りかけ，塩味をつけると同時に魚肉表面のたんぱく質を変性させ，魚肉から水分が出て身がしまり，弾力性が増す．身に直接塩を振りかける方法を**振り塩**，食塩水に魚をつける方法を**立て塩**，濡らした紙で魚肉を包んでその上から塩を振る方法を**紙塩**という．

○霜降り：魚肉の表面，あるいは皮だけに火を通す方法である．火で炙り表面だけを焼いてからすぐに冷水にとって冷ます方法を**焼き霜**，熱湯にくぐらせて肉も含めた魚肉表面全体にさっと火を通して冷水にとる方法を**湯霜**（鱧など）という．皮の部分だけに熱を通す方法は，**皮霜**とよばれる．

○昆布じめ：薄塩をした魚を昆布ではさみ，しばらくおいておくことで昆布の味が染み込み，魚肉がしまる．たいやひらめなどの白身魚に用いることが多い．

○酢じめ：魚を食塩でしめてから，食酢に浸して魚の身を酸により変性させる方法である．酸変性により，肉質がしまって硬くなり，食感が良くなるとともに，保存性が増す．また，魚臭のトリメチルアミン（水溶性，塩基性）を除去する効果がある．

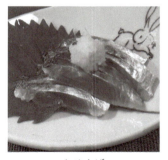

しめさば

しめさば

エ 373 kcal　タ 29.4 g　脂 20.3 g　赤 12.4 g　塩 1.9 g
＊最初の振り塩は吸塩率37％で計算

1. さばは両面に塩（魚の3〜5％）を振り，1時間程度おいて塩じめする．
2. Aを鍋に入れ，砂糖が溶けるまでひと煮立ちさせる．
3. 1の塩を水で洗い落として，しっかりと水気を拭き，しめ酢に30〜40分漬けて身をしめる．
4. 3のさばの薄皮をむいて（頭側からむく），小骨を取り除く．
5. 縦に3〜4 mm幅に，一度目は包丁目を入れ，二度目に切り離す（切かけ造り）．
6. 器に盛りつけ，おろししょうがを添える．
   <つけ合わせのかぶ>
7. かつお節以外のBを鍋に入れ，沸騰したらかつお節を入れて火からおろす．

材料（1人分）
さば（三枚におろした刺身用）
　　　　　　　　　　120 g
塩　　　　　　　　3.6〜6 g
<しめ酢>
A ┌ 酢　　　　　　　　36 g
　├ うす口しょうゆ　　3.6 g
　└ 砂糖　　　　　　　4.8 g
しょうがすりおろし　　適量
<つけ合わせのかぶ>
かぶ　　　　　　　　　30 g
土佐酢
　┌ だし　　　　　　　45 g
　├ 酢　　　　　　　　15 g
B ├ うす口しょうゆ　　3.4 g
　├ 砂糖　　　　　　　1 g
　└ かつお節　　　　　5 g
赤とうがらし　　　　1/4 本

Keyword
三枚おろし
魚の身を上身，中骨，下身の三枚におろす方法．

材料（1人分）
- かつお ………………… 80 g
- 塩 ……………………… 0.6 g
- 大根 …………………… 40 g
- にんにく ……………… 1 g
- しょうが ……………… 4 g
- 青ねぎ ………………… 10 g
- 酢 ……………………… 8 g
- 大葉 …………………… 1 枚
- ぽん酢 ………………… 20 g
- すだちかレモン ……… 適量

Keyword
さく取り
魚の身をおろして刺身に切り分けられる状態にしたブロック状のもの．

焼き霜造り
p.37 参照．

材料（1人分）
- あじ … 1 尾（このうち 150 g を使用）
- みそ …………………… 4.5 g
- あさつき ……………… 5 g
- みょうが ……………… 20 g
- しょうが ……………… 3 g
- 大葉 …………………… 1 g（1 枚）

Keyword
皮をこそげる
皮の部分にスプーンをあて，こするようにして皮をむくこと．包丁の背でもできる．皮をむきすぎないので，包丁でむくよりも良い．

Point 日本料理に使う薬味
表⑦参照．

かつお節が沈んだら，キッチンペーパーでこす．
8 かぶは皮を分厚めにむき，一口大に切り，2.5％ 程度の塩水（分量外）に10分浸す．水気を切ったかぶと小口切りにした赤とうがらしを上記の7の土佐酢に浸す．
9 器に盛りつける．かぶを奥に，手前に6のしめさばを盛りつける．

かつおのたたき　エ 163 kcal　タ 21.5 g　脂 5.0 g　炭 6.5 g　塩 1.9 g
＊ぽん酢可食量を66％として計算

1 かつおは血合いを切り落とし，さく取りする．末広に金串を打ち，皮側を強火で直火焼きする．身側は表面だけをサッと焼く．熱いうちに金串を抜き，氷水にとって焼き霜造りにする．キッチンペーパーで水気を十分にとる．
2 焼き霜にした1のかつおは，7〜8 mm 厚さの平造りにする．
3 大根，にんにく，しょうがをすりおろし，水気を軽く切ってから，混ぜ合わせておく．
4 青ねぎは小口切りに，大葉は細切りにし，それぞれ水にさらしてからよく水気を切る．
5 2の上に3をのせ，酢をかけて包丁の腹で軽く叩く．
6 5を皿に盛りつけ，最後に4を上からのせて，すだちかレモンを脇に添える．別の小皿にぽん酢をつけ汁として添える．

あじのたたき　エ 203 kcal　タ 30.6 g　脂 7.1 g　炭 2.3 g　塩 1.1 g

1 あじは頭を落として腹わたを取り除き，腹の中も丁寧に水洗いしてから水気をよく拭き取る．三枚下ろしにして腹骨を取り，骨抜きで血合い部分の小骨も丁寧に取り除く．
2 皮目を上にして頭側を押さえながら，皮を尾の方に引っ張ってはがす．これを斜め切りにして，さらに小さい角切りにする．
3 あさつきとみょうがは小口切りにして，別々に水にはなしてからそれぞれキッチンペーパーで水気をとる．しょうがは皮をこそげてみじん切りにする．
4 清潔なまな板の上で2のあじにみそ，あさつき，しょうがをのせ，包丁で軽く叩いて刻みながら混ぜる．
5 大葉を器に敷いて，4を盛りつけ，みょうがを脇に添える．

Point 刺身に添えるけん，つま，香辛料，調味料

通常，刺身や生ものには，けん，つま，香辛料を同じ皿に盛りつけ，小皿にしょうゆなどを添える．盛りつけの美しさだけでなく，生もの特有の生臭みをマスキングする効果も見込まれる．

けん：かつらむきした大根を千切りにしたり，きゅうりやうど，にんじんなども千切りにして混ぜ合わせることで彩りが華やかになる．刺身の下や横に盛りつけ，立体感をだす．

つま：穂じそ，芽じそ，青じその葉（大葉），防風，紅たでなどを，刺身の風味をより引き立たせるものとして，添える．

香辛料：刺身には，おもにわさびが用いられるが，かつおなどにはしょうがなども使われる．

調味料：生ものを食べるときの調味料には，しょうゆやたまりじょうゆ，土佐じょうゆ，ぽん酢などが用いられる．また，魚の種類によっては，塩だけで食べるときもある．

表⑦ 日本料理に使う薬味の使用量と重量

青ねぎ	1本	5 g
白ねぎ	10 cm	10 g
	1本	165 g
しょうが	1かけ	20 g
大葉（青じそ）	1枚	0.8 g
みょうが	1個	20 g
にんにく	1かけ	6 g
	すりおろし小さじ1	6 g

（6）焼き物

焼く調理操作は乾式加熱であり，水を加熱媒体とする煮物などの湿式加熱と大きく異なる点は，その加熱温度にある．150～300 ℃の高温で加熱する焼き物は，食材の種類や調理手法によりさまざまあるが，大別すると直火焼きと間接焼きに分けることができる．**直火焼き**は，魚に金串を打って遠赤外線を利用して焼くといった放射熱をおもに利用した加熱方法であるのに対し，**間接焼き**はフライパンや鍋などからの伝導伝熱が主となることが多い．加えて，対流式のオーブンなどでは，伝導，放射に加え，対流伝熱もある．

いずれの場合も，100 ℃を超える高温で加熱することにより，食材からの水分減少が多く，味わいが濃くなり，食材表面が焦げることで生成する好ましい香気により，おいしさを向上させることができる．保存性の面からも，高温調理は優れている．

●魚の焼き方と振り塩

魚介類を焼くときには，グリルオーブンか，魚焼き網を利用して，直火焼きで加熱する．直火焼きの場合には，図①のように金串を打つと，表面からの加熱だけでなく，金串からの伝導伝熱によって内側からも加熱することができる．

あじの塩焼き

エ 92 kcal　タ 13.8 g　脂 3.2 g　炭 1.1 g　塩 1.4 g

1. あじはうろことエラを取り，ゼイゴをそぎ取る．頭を左に，腹側を手前にしたとき裏になる側の腹に小さく切り目を入れ，包丁の先で腹わたをかきだす．流水で腹の中まできれいに水洗いし，キッチンペーパーで水気を拭き取る．
2. 網付きバットにあじを並べ，あじの20～25 cm上から両面に塩を振る．
3. 魚焼き網（魚焼きグリルの場合も同様）を熱し，盛りつけ時に表になる側

材料
あじ（150 g程度）………… 1尾
塩 ……………………… 適宜（1 g）
しょうが甘酢漬 ……… 適宜（8 g）

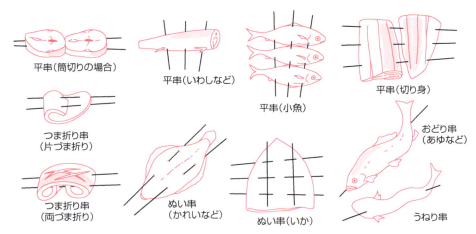

図① 魚の串の打ち方（直火焼きの場合）

早坂千枝子 監修, 和泉眞喜子, 宮下ひろみ 編著,『調理学実習：おいしさと健康 改訂新版』, アイ・ケイコーポレーション (2014), p.49 を参考に作成.

を上にして焼く．3割程度の焼き加減で裏返し，さらにじっくりと火を通す．
4 皿に盛りつけ（頭を左，腹側を手前），しょうがの甘酢漬を添える．

ぶりの照り焼き エ 372 kcal タ 22.4 g 脂 21.6 g 炭 6.3 g 塩 1.9 g
＊調味料可食量56％として計算

材料（1人分）
- ぶり ……………… 100 g
- 油 ………………… 4 g
- A
  - しょうゆ ……… 22.5 g
  - みりん ………… 45 g
  - 酒 ……………… 37.5 g
- 粉ざんしょう …… 適宜

1 Aをボウルで混ぜ合わせ，ぶりを入れて10〜15分漬ける．
2 油を引いたフライパンを熱し，ぶりを中火で焼く．
3 片面に焼き色がついたら裏返し，1の漬け液（大さじ2）を加えて，たれに絡めながら焦げないように焼く．
4 両面とも焼けたら皿に盛り，粉ざんしょうを振る．

鮭（さけ）の柚庵（ゆうあん）焼き エ 159 kcal タ 23.3 g 脂 4.3 g 炭 3.2 g 塩 1.2 g
＊鮭の調味料吸収率30％として計算

材料（1人分）
- 生鮭 ……………… 100 g
- A
  - しょうゆ ……… 12 g
  - みりん ………… 4 g
  - 酒 ……………… 20 g
- ゆずの皮 ………… 適宜
- ほうれんそう …… 50 g
- B
  - 合わせだし …… 3 g
  - うす口しょうゆ … 3 g

🍷 **Keyword**
柚庵焼き
しょうゆ，みりん，酒を合わせた調味料に，ゆずやかぼすなどかんきつ類の風味を足した柚庵地（つけだれ）に，さわらや鮭などの切り身を漬けてから焼く料理法．

1 Aとすりおろしたゆずの皮をボウルに混ぜ合わせ，生鮭を入れて30分漬ける．途中で裏返す．
2 ほうれんそうはたっぷりの湯でさっとゆでて水にとり，硬く絞って4 cmの長さに切る．
3 別のボウルにBを混ぜ合わせ，2を加えてなじませる．
4 熱した焼き網（あるいは魚焼きグリル）に1の鮭を皮目を下にしてのせ，強火で表面を焼いてから，中火で中まで火を通す．裏返して同様に焼く．
5 両面とも焼けたら皿に盛り，3を添える．

だし巻き卵

🔥 434 kcal タ 25.6 g 脂 30.7 g 炭 8.7 g 塩 3.1 g

1. 卵をボウルに割り入れ，卵黄と卵白の区別がなくなる程度まで箸で溶きほぐす．
2. 別のボウルで A を合わせておく．だしは必ず冷ましてから混ぜ合わせる．
3. 1 に 2 を加え，箸で静かに混ぜ，均一になるようにこす．
4. 卵焼き器を強めの中火でしっかりと熱してから，油を薄くひく．
5. 3 の卵液の 1/3 ～ 1/4 を卵焼き器全体にまんべんなく広げる．卵の表面が膨らんできたら，手前から奥に，あるいは奥から手前に手早く巻き，巻き終わりを下にする．
6. 卵焼き器に再び油をひき（巻いた卵を移動させながらまんべんなく，できるだけ薄くひく），卵液を流す．巻いた卵の下にも卵液を流し込んで全体に広げ，5 と同様に巻いていく．
7. 焼き上がった卵を巻きすに取り，形を整える．適当な幅に切り，大葉を敷いてだし巻きを皿に盛りつける．
8. 大根おろしをすりおろし，前盛りで添える．はじかみは卵に立てかけるように添える．

材料（巻きす 1 本分，3 ～ 4 人分）

卵	4 個
A { 合わせだし	90 g
うす口しょうゆ	6 g
みりん	6 g
塩 }	1 g
油	10 g
大根	100 g
はじかみ（筆しょうがの甘酢漬）	1 本
大葉	1 枚

Point 厚焼き卵（甘辛味）の場合

卵 5 個，合わせだし 65 g，砂糖 25 g，しょうゆ 12 g，塩少々の配合でだし巻き卵と同様に焼く．

Keyword 前盛り

主たる食材（焼き魚，卵焼きなど）の前に添える方法．

なすの田楽

🔥 164 kcal タ 3.4 g 脂 8.3 g 炭 18.6 g 塩 2.4 g
＊調味料可食量 50％として計算

1. なすはへたと先の部分を落とす．千両なす（一般的な形のなす）の場合は縦半分に切り，皮の部分に浅く隠し包丁を入れる．丸なす（賀茂なす）の場合は，厚みを横半分に切る．
2. なすの上下の面に，菜箸をところどころ刺して火の通りを良くする．
3. 低温（160 ℃）に熱した揚げ油になすを入れ，じっくりと揚げる．なすに火が通ったら，網の上に上げて油を切る．または，油を多めにひいたフライパンで焼く．
4. A を鍋に入れ，フツフツとしてきたら，弱火にして 3 分程度木べらで混ぜる．
5. しっかりと油を切ったなすを皿に盛りつけ，4 の田楽みそを塗る．木の芽は手のひらで叩いて香りをだしてからのせる．

材料（1 人分）

なす	1/2 個（50 g）
油	適量（なすの大きさによる）
A { 白みそ	25 g
合わせみそ	25 g
みりん	4.5 g
酒	7.5 g
砂糖	15 g
合わせだし }	20 g
木の芽	適量

Keyword 隠し包丁

食べやすさ，火の通りやすさのために浅く包丁で切れ目を入れること．

Point 田楽みそ

分量が少ないと練りにくいため，上記の分量はおおよそ 2 人前の分量を記載している．

材料（1人分）

豚ロース肉（厚み5mm程度）
　……………………… 100 g
A ┃ しょうゆ ………… 20 g
　┃ 酒 ………………… 15 g
　┃ みりん …………… 4.5 g
　┃ 砂糖 ……………… 14 g
　┃ しょうが（すりおろし）
　┗ ………………………… 10 g
さやいんげん ………… 20 g
キャベツ ……………… 75 g
油 ………………………… 4 g

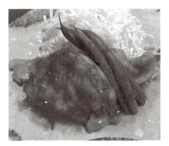

豚のしょうが焼き

豚しょうが焼き
エ 382 kcal　タ 19.6 g　脂 23.4 g　炭 18.7 g　塩 2.2 g
＊調味料吸収率，可食量70%として計算

1. ボウルにAを入れて混ぜ合わせ，豚肉を10分漬ける.
2. さやいんげんはへたを落としてから，塩ゆでする．キャベツはせん切りにし，水に放してパリッとさせてからザルに上げて水気を切る.
3. フライパンに油を熱し，1の漬け汁ごと豚肉を入れて焼く．肉の周囲の色が変わったら裏返し，中まで火を通す.
4. 肉をいったん取りだし，漬け汁のみを煮詰めて，再び肉をフライパンに戻し漬け汁を肉に絡ませる.
5. 皿にキャベツとさやいんげん，豚肉を盛りつける.

（7）揚げ物

　揚げ物は，140～180℃くらいの高温の油で食品を加熱する乾式加熱を利用した調理法である．調理時間が短く，水を媒介しないため，調理による水溶性ビタミン類などの損失が少ない特徴がある．高温により，食材中の水分が蒸発し，その代わりに油分が吸収されていく．いわば水分と油分との交換が揚げ物の原理である．油を吸収させる調理であるため，エネルギー含有量は高いが，嗜好性も高い．食材の種類や揚げる際に使う衣により，油の温度や揚げ時間，また食材への油の吸収率が異なる.

　揚げ油には，通常大豆油やキャノーラ油，ごま油，混合油（サラダ油として売られている）といった植物性油脂が用いられる．揚げ物をする際には，水分が多いと油ハネなどで火傷の危険性もあるため，下ごしらえのときに食材の水分を充分に拭き取っておく．また，材料に適した温度と時間に配慮して揚げる．動物性食品はたんぱく質を多く含み，火が通るのが比較的早いため，高温で短時間で揚げる．いもや根菜類など，でんぷんを多く含む植物性食品は，でんぷんを充分に糊化させるため低温でじっくりと時間をかけて揚げる方が良い．食材ごとの揚げ物の適温と調理時間，揚げ油の温度確認の目安を表⑧に示す.

材料（1人分）

えび …………………… 2 尾
かぼちゃ ……………… 15 g
ししとうがらし …… 2本（8 g）
れんこん ……………… 20 g
生しいたけ …………… 1 個
＜天ぷら衣＞
┃ 卵 …………… 1 個（50 g）
┃ 水 ………………… 120 g
┃ 氷 ………………… 適量
┃ 薄力粉 …………… 50 g
┃ 片栗粉 …………… 50 g
┗ ベーキングパウダー … 0.5 g

天ぷら
エ 674 kcal　タ 22.3 g　脂 21.9 g　炭 91.5 g　塩 1.6 g
＊天ぷら＋天つゆの栄養価．天つゆ可食量を80%として計算

1. えびは塩水で洗ったのち，キッチンペーパーで水気を拭き，殻と背わたを取る．背わたは，竹串で背側の節の間から引き上げるようにすると取り除きやすい．尾は先を切り落としてそろえる．揚げるときに，えびが丸まらないように，腹側に5カ所ほど切り目を入れておく.
2. かぼちゃは種を除き，5 mm厚さに切る.
3. ししとうがらしは，切り込みを入れて種をだす.
4. れんこんは皮をむいて8 mm厚さに切り，2%酢水に浸けておく.

表⑧ 揚げ物の適温と時間

種類	温度（℃）	時間（分）	種類	温度（℃）	時間（分）
てんぷら（魚介類など）	180～185	1～2	フライ（魚）	180	6～7
素揚げ（さつまいも）	170～180	6～8	カツレツ	170	6～7
フライドポテト	170～180	8～10	から揚げ（鶏）	150～160	4～5
素揚げ（野菜）	150～180	1	竜田揚げ（豚）	170～180	4～5
かき揚げ（野菜）	160～180	2～3	コロッケ	180～190	1～2
青じそ	140～160	0.5～1	フリッター	160～170	1～2
ししとう（てんぷら）	140～160	0.5～1	ドーナッツ	160	3

永嶋久美子，福永淑子，『一食献立による調理実習25 第2版』，医歯薬出版（2016），p.37，38を参考に作成．

5 生しいたけは石づきを取り，かさの表の部分に十文字の飾り切りを施す．
6 卵をボウルに溶きほぐし，冷水を加える．まとめてふるいにかけた薄力粉，片栗粉，ベーキングパウダーを加え，さっくりと菜箸で混ぜる．生地を常に冷やしておくために，氷を入れる．
7 揚げ油を160～180℃に熱し，それぞれの具を天ぷらの衣につけて揚げる．
8 天つゆはだし，みりん，しょうゆを鍋でひと煮立ちさせる．大根，しょうがはそれぞれおろす．
9 皿に懐紙を敷き，揚げた食材を立てかけるように盛りつける．おろした大根としょうがを山形に前盛りする．天つゆを別の容器に入れて添える．

（「天ぷら」材料続き）
揚げ油 ………………… 適量
＜天つゆ＞
 合わせだし …………… 40 g
 みりん ………………… 10 g
 しょうゆ ……………… 10 g
大根 ……………………… 30 g
しょうが ………………… 2 g

Point 天ぷらの衣をサクサクとした食感に仕上げるために

衣を調整する際にできるだけグルテンを形成させないことが重要である．グルテン含量の少ない薄力粉を用い，氷水か冷水で衣をサックリと混ぜると良い．
揚げ上がったものは，バットなどで油を充分に切る．揚げた食材を重ねておくと湿って衣が軟らかくなり，揚げ物特有のサクッとした食感が失われてしまう．
また，天ぷらの衣がつきにくい場合は，あらかじめ薄力粉を薄づき程度にはたいておくと，衣がはがれにくい．

・衣のつけ方
揚げる材料によって，粘度（衣の濃さ）を調整すると良い．魚介類などの動物性食品は短時間で調理するため，衣は薄くつけ，時間をかけて揚げるいもなどの衣は濃くつけると良い．

・揚げる順番
植物性食品，動物性食品の順にする．いずれの食材も，一度に油中に投入すると急激な油温低下を引き起こし，仕上がりの食感低下を招くため，注意が必要である．

さばの竜田揚げ

エ 230 kcal　タ 15.1 g　脂 15.3 g　炭 5.7 g　塩 1.2 g
＊調味料吸収率60%として計算

材料（1人分）
さば ……………………… 70 g
A ┌ しょうゆ ………… 12 g
　├ 酒 ………………… 2.5 g
　└ しょうが汁 ……… 2.5 g
片栗粉 …………………… 適量
揚げ油 …………………… 適量
サニーレタス …………… 適量
すだち …………………… 適量

1. さばは丁寧に小骨を取り除いておく．おおよそ1.5 cmの幅にそぎ切りにし，Aに絡めて20分間おく．
2. さばの汁気をキッチンペーパーで拭き取り，片栗粉を全体にまぶす．
3. 揚げ油を170 ℃に熱し，さばの余分な粉をはたき落としてからじっくり揚げる．
4. サニーレタスとすだちを添えて盛りつける．

Point　揚げ物の味つけ

揚げ物は，煮物などとは異なり，加熱調理中の味つけができない．したがって下味をつけたり，揚げたものに味を染み込ませる，などの調理法がある．
竜田揚げ：しょうゆとみりんに漬けて揚げる．他の材料例：さんま．
うに揚げ：天ぷらの衣に，うにを溶き混ぜて揚げる．
南蛮漬け：揚げてから，土佐酢，南蛮酢などに漬け込む．他の材料例：小あじ．

鮭の南蛮漬け

エ 225 kcal　タ 18.9 g　脂 7.3 g　炭 16.5 g　塩 2.7 g
＊南蛮酢可食量を60%として計算

材料（1人分）
生鮭 ……………………… 80 g
＜南蛮酢＞
┌ うす口しょうゆ …… 25 g
├ 酢 ………………… 38 g
├ みりん …………… 22.5 g
├ 合わせだし ……… 75 g
└ 砂糖 ……………… 5 g
玉ねぎ …………………… 40 g
黄色パプリカ …………… 15 g
赤とうがらし ………… 1/4 本
片栗粉 …………………… 適量
揚げ油 …………………… 適量

1. 生鮭は水で洗ってキッチンペーパーで水気をよく拭いてから，一口大に切る．
2. 玉ねぎとパプリカは薄切りにし，水にさらしたのち，ザルに上げて水を切る．赤とうがらしはぬるま湯で戻し，種を取り除いて輪切りにする．
3. 鍋に南蛮酢の材料を入れてひと煮立ちさせる．
4. 生鮭に片栗粉を全体に薄くまぶし，余分な粉をはたいて落とす．170 ℃の揚げ油でじっくりと揚げ，中心まで火を通す．
5. 4の油をよく切り，野菜とともに3に漬ける．30分以上漬け込み，味をなじませる．

揚げだし豆腐

エ 233 kcal　タ 8.7 g　脂 13.7 g　炭 15.7 g　塩 0.7 g

材料（1人分）
絹ごし豆腐 …………… 150 g
小麦粉 …………………… 適量
揚げ油 …………………… 適量
かけつゆ
A ┌ 合わせだし ……… 40 g
　├ しょうゆ ………… 5 g
　└ みりん …………… 10 g
大根 ……………………… 50 g
しょうが ………………… 3 g
糸がつお ………………… 適量

1. 豆腐をふきんに包んで重石をし，軽く水気を切る（10分程度）．
2. 水気を拭いて小麦粉をまぶす．できるだけ薄づきになるように，余分な粉ははたいて落としておく．
3. 粉をまぶしたら，すぐに180 ℃の油で薄く色づくくらいに揚げる．
4. かけつゆの材料を鍋に入れ，ひと煮立ちさせる．大根としょうがは，おろしておく．
5. 揚げ立ての豆腐を器に盛りつけ，煮立てたかけつゆをかけ，大根おろしとしょうがをのせ，最後に糸がつおをのせる．

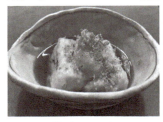

揚げだし豆腐

（8）蒸し物，寄せ物

　水蒸気のもつ潜熱を利用した間接的な食品加熱の方法であり，湿式加熱に分類される．おもに蒸し器を使って，野菜や酒を振った魚介類を直接蒸したり（酒蒸し），器や流し缶に入れた食材，小麦粉の皮であんを包んだ蒸しまんじゅうなどを蒸し調理する．食品の形が崩れにくく，また水溶性ビタミンなど栄養素の流出が少ないのが特徴である．

　蒸し器内の温度は，調理する食材により適温が異なる．卵豆腐や茶わん蒸しなど，主として卵を固める目的で用いる場合には，85℃程度が適温であり，高温 100 ℃で長時間蒸しすぎるとすが立って仕上がりの食感が著しく悪くなる．でんぷんを多く含む穀類，いも類などは，強火でしっかり加熱すると良い．蒸し時間として記載されているものは，蒸気の上がった蒸し器に食材を入れて再び蓋をし，その蓋の隙間や蒸し器の小穴から蒸気が出てきてから蒸し上がりまでの時間である．

　寄せ物には，寒天や葛などのゲル化剤を使う．寒天は，紅藻類のテングサやオゴノリを原料に作られたゲル化剤であり，ゲル化力は強いが，離水しやすく，もろい食感のゲルとなる．ゼラチンに比べてゲル化の温度が高く（35℃），室温で固まる．

潜熱
温度の変化が"ない状態で物質の相が"変化するときに必要な熱エネルギーの量．

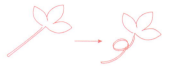

結びみつば

みつば 1 本または 2 本の軸を図のように結ぶ．

松葉ゆず

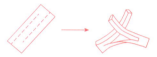

黄色のゆずの皮をうすく切って，図のように切り込みを入れて，交差させる．

茶わん蒸し

エ 119 kcal　タ 13.5 g　脂 3.5 g　炭 7.7 g　塩 2.0 g

1. 蒸し器を準備し，湯気が出ている状態にしておく．蒸し器の蓋を硬く絞った布巾で包んでおくと，蓋についた蒸気が冷却されて蒸し物の上に落ちない（露止め）．
2. 溶きほぐした卵に，A を少しずつ注ぎ，裏ごしする．
3. 鶏ささみ肉は，筋を取って一口大のそぎ切りにし，酒とうす口しょうゆを振りかけておく．
4. えびは背わたを取り，尾を残して殻をむき，花えびにする．塩と酒を振りかけて下味をつける．
5. 水戻しした乾しいたけは，戻し汁，砂糖，うす口しょうゆで煮含める．
6. かまぼこは 3 mm 厚さに切る．
7. ゆり根は塩ゆでしておく．
8. みつばは結びみつばにし，ゆずは松葉ゆずにする．
9. 8 以外のすべての具を容器に盛りつけ，最後にみつばをのせ，卵液を静かに注ぐ．すべての具が浮いてこないように，盛りつけの際には工夫する．
10. 蒸し器から蒸気が立ち始めたら，容器を並べて 12～15 分蒸す．卵液の中心に竹串を刺して，濁った卵液が上がってこなければ蒸し器からだし，松葉ゆずを飾る．

材料（1 人分）

卵	30 g
合わせだし	90 g
A ┌ 塩	0.25 g
├ うす口しょうゆ	2.25 g
└ みりん	2.25 g
鶏ささみ	15 g
┌ 酒	1 g
└ うす口しょうゆ	1.25 g
えび	1 尾（20 g）
┌ 酒	1 g
└ 塩	0.25 g
乾しいたけ	1.5 g
┌ 戻し汁	25 g
├ 砂糖	1.25 g
└ うす口しょうゆ	2.25 g
かまぼこ	10 g
ゆり根	5 g
ぎんなん（水煮）	1 個（1.6 g）
みつば	1 本（1.8 g）
ゆず皮	適量

卵豆腐

エ 104 kcal　タ 7.7 g　脂 5.7 g　炭 3.6 g　塩 2.0 g
＊かけだし可食量を33％として計算

材料（12×7.5×4cmの流し缶1個分）
卵 ……………… 110 g（2個）
A ┤合わせだし ……… 150 g
　│みりん ……………… 9 g
　└うす口しょうゆ …… 18 g
＜かけだし＞
┤合わせだし ……… 100 g
│みりん ……………… 6 g
└うす口しょうゆ …… 12 g
青ゆず ……………… 適量

1. 卵をボウルに溶きほぐし，Aを加えてよく混ぜる．卵液はこしてから，泡立たないように流し缶に静かに流し入れる．表面の泡は，竹串などで消すか，霧吹きでアルコールをかけると消える．表面に水滴が落ちないように，流し缶にラップをかぶせる．
2. かけだしの材料を鍋に入れ，ひと煮立ちさせたのち，冷ましておく．
3. 蒸気の上がった蒸し器に，流し缶を入れ，中火で10～12分蒸す．茶碗蒸しと同じ要領で作業すると良い．蒸し上がったら，あら熱をとり，冷蔵庫で冷やしてから，器に盛りつけてかけだしをかける．
4. 好みにより，青ゆずをすりおろして振っても良い．

滝川豆腐

エ 112 kcal　タ 10.6 g　脂 4.6 g　炭 6.8 g　塩 0.7 g
＊かけつゆ可食量を80％として計算

材料（1人分）
絹ごし豆腐 …………… 150 g
水 ……………………… 250 g
寒天（粉）……………… 2 g
えび …………………… 1尾
万能ねぎ ……………… 適量
＜かけつゆ＞
A ┤合わせだし ……… 25 g
　│うす口しょうゆ …… 4.5 g
　└みりん …………… 4.5 g

1. 豆腐を裏ごし器でこす．
2. 鍋に水と寒天を入れて中火にかけ，寒天を完全に溶かす．
3. 火を止めてから1を入れてよく混ぜ合わせる．
4. 水で濡らした流し缶に流し込み，冷やし固める．
5. かけつゆの材料をひと煮立ちさせ，粗熱がとれたら冷蔵庫でさらに冷やす．
6. えびは塩ゆでし，万能ねぎは小口切りにする．
7. 4が固まったら，包丁で細切りにし，器にえびと盛りつけたのち，かけつゆをかける．最後にねぎを散らす．

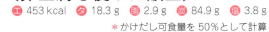**Keyword**

滝川豆腐
裏ごしした豆腐を寒天で固めたり，豆乳を寒天で固めて，ところてん突きで細長く突きだしたものを川の流れに見立てて料理名としている．

冷やしそうめん（卵豆腐を使った献立）

エ 453 kcal　タ 18.3 g　脂 2.9 g　炭 84.9 g　塩 3.8 g
＊かけだし可食量を50％として計算

材料（1人分）
卵豆腐（上記参照）…… 30 g
えび …………………… 2尾
きゅうり ……………… 10 g
乾しいたけ …………… 1枚
A ┤しいたけの戻し汁 … 20 g
　│砂糖 ……………… 2.7 g
　└しょうゆ ………… 1.8 g
そうめん ……………… 100 g
＜かけだし＞
┤合わせだし ……… 120 g
│うす口しょうゆ …… 18 g
│みりん …………… 18 g
└かつお節 ………… 1.2 g
青ゆず ………………… 適量

1. 卵豆腐は適当な大きさに切る．えびは殻と背わたを取り，酒と塩（分量外）でゆでておく．
2. きゅうりは板ずりしてから，末広切りにする．斜め薄切りを重ねてもよい．さっと湯通ししてすぐに氷水にとる．
3. 乾しいたけは水で戻しておく．水戻ししたしいたけの石づきを取り，Aを鍋に入れて汁気がなくなるまで煮含めておく．盛りつけ用として，しいたけが大きければ，半分に切る．
4. かけだしの材料をすべて鍋に入れ，沸騰直前にかつお節を入れて2分おき，かつお節が沈んだらこす．
5. そうめんは，たっぷりの沸騰した湯にほぐしながら入れる．途中で吹きこ

ぼれそうになったら，差し水をして好みの硬さにゆがく．火からおろしたら，冷水中で急冷し，水中でもみながらぬめりを取る．
6 器にそうめんと 1〜3 の具材を彩り良く盛りつけて，かけだしを注ぐ．仕上げにおろした青ゆずを散らす．

ごま豆腐

エ 491 kcal　タ 10.7 g　脂 27.5 g　炭 55.4 g　塩 1.7 g

1 昆布だしに本くず粉を入れ，ダマがなくなるまでしっかりと溶かす．塩，ねりごまを加え，さらに泡立て器で混ぜてまんべんなく溶かす．
2 混ぜ合わせたものを目の細かいザルなどでこしてから，鍋に移し火にかける．
3 弱火〜中火で加熱し，絶えず木べらでかき混ぜる．粘りが出てきたら，練るように混ぜ続ける．
4 まとまった量が木べらでもち上げられる程度の硬さに練り上げたら，水で濡らした流し缶に流し込む．流し缶を台の上に何度か落とし，生地の中の空気を抜いてから，大きめのバットに張った冷水に流し缶を漬けて冷ます．ごま豆腐の表面に，乾かないようにラップフィルムをぴったりと貼りつけておく．
5 冷やし固まったものを包丁で適当な大きさに切り，器に盛りつける．かけつゆ（p.46，「滝川豆腐」参照）やうす口しょうゆとわさびなどを添える．

（9）その他（家族で囲む鍋物など）

鶏のすき焼き

1 A の材料をすべて鍋に入れ，ひと煮立ちさせておく．
2 鶏もも肉は大きめの一口大に切る．麩を水戻しする．
3 白菜はざく切りにする．ごぼうはささがきにして酢水に漬けておく．木綿豆腐は 3〜4 cm 角に切る．しらたきは適当な長さに切る．麩は水に漬けて戻しておく．九条ねぎは斜め切りにし，春菊は 5 cm 程度の長さに切る．生しいたけは，石づきと軸を取り除き，笠に十字の飾り切りを入れる．
4 すき焼き用の鍋（浅い鉄鍋）を熱し，薄く油（分量外）をひいてから，鶏もも肉の皮目を下にして焼き色をつける．
5 白菜を加えて炒め，ごぼう，しらたきを入れてさらに炒めてから，1 の調味料を半分量入れて 3 分ほど煮る．
6 春菊以外のその他の材料をすべて鍋に入れ，残りの調味料を適宜足しながら煮る．
7 しらたきと麩に味がしみたところで，最後に春菊を入れてひと煮立ちさせる．
8 溶き卵をつけていただく．

Keyword

末広切り
扇のような形になるように切る方法．

差し水
拭きこぼれを防ぐために加える水．

材料（1人分）

昆布だし	350 g
本くず粉	50 g
ねりごま（白）	50 g
塩	1 g

Keyword

本くず粉
混じりけのないくず粉 100 % のもの．一般的にはくず粉としてじゃがいも，さつまいもなどのでんぷんを混ぜたものが多い．

Point　ごま豆腐の作り方の注意

くずのでんぷんを完全に糊化させて，型に入れて冷やし固めたものがごま豆腐である．くずでんぷんは，糊化後，弱火で 30 分ほど撹拌しながらしっかりと練り上げることで，弾力性のあるゲルになる．固まるまでに時間がかかるが，老化しにくい．

材料（1人分）

鶏もも肉（皮つき）	120 g
白菜	100 g
ごぼう	30 g
木綿豆腐	50 g
しらたき	40 g
釜焼き麩（水戻し前）	3.5 g
九条ねぎ（または青ねぎ）	50 g
春菊	40 g
生しいたけ	15 g
A　合わせだし	80 g
しょうゆ	80 g
みりん	120 g
砂糖	2 g
実ざんしょう	2 g
溶き卵	1 個分

おでん

材料（1人分）
- 大根 ………………… 3〜4 cm
- 里いも（海老いもでも良い）
  ………………… 大1個
- こんにゃく ………………… 1/4枚
- 練り製品（例）
  - さつま揚げ ………………… 1枚
  - ごぼう巻き ………………… 1本
  - 焼きちくわ ………………… 1本
  - はんぺん ………………… 1/2枚
- 厚揚げ ………………… 100 g
- がんもどき ………………… 100 g
- 固ゆで卵 ………………… 1個
- 合わせだし ………………… 400 g
- A
  - 塩 ………………… 2 g
  - しょうゆ ………………… 9 g
  - 酒 ………………… 12 g
  - 砂糖 ………………… 2 g
- 練りがらし ………………… 適量

Keyword
面取り
p.33 参照

* すべての調味料を可食量として計算（具材により吸収率が異なるため）

1. 大根は 3〜4 cm の厚さの輪切りにして，皮を向いて面取りをする．片面に十文字の切り目（厚みの半分くらいまで）を入れておくと火の通りが良く，食べやすくなる（隠し包丁）．
2. 里いもは皮をむき，塩少々をまぶして軽くもみ，ぬめりをとって水で洗う．
3. 米のとぎ汁（分量外）を鍋に入れ，大根と里いもをそれぞれゆでる．いずれも竹串で硬さを確認する．先に大根をゆでた汁で里いもを続けてゆでても良い．
4. こんにゃくは三角に切り，熱湯でゆでてアク抜きをする．
5. さつま揚げ，ごぼう巻きなどの揚げた練り物は熱湯で油抜きをする．焼きちくわ（斜めに半分）やはんぺん（こんにゃくと同じような三角形）は適当な大きさに切る．
6. すべての具材が入る大きな鍋を用意し，合わせだしにAを合わせて煮立てたものに，具材を入れ煮込む．煮立ってから，弱火にして約1時間煮込む．
7. 器に盛りつけ，練りがらしを添える．

（10）漬け物

はりはり漬け
エ 58 kcal　タ 1.3 g　脂 0.1 g　赤 13.1 g　塩 0.9 g

材料（1人分）
- 切り干し大根 ………………… 8 g
- にんじん ………………… 8 g
- 昆布 ………………… 1 g
- 赤とうがらし ………………… 1/5本
- ＜漬け酢＞
  - 酢 ………………… 20 g
  - 砂糖 ………………… 4 g
  - しょうゆ ………………… 3.6 g
  - 塩 ………………… 0.3 g
  - 酒 ………………… 3 g
  - 水 ………………… 3 g

1. 切り干し大根は水でもみながら洗う．食感が残る程度に水戻しし（ヒタヒタの水に漬けて 10 分ほど置く），使用前に硬く絞る．
2. にんじんはせん切りにする．昆布はさっと水で濡らしてから，はさみで細切りにする．
3. 漬け酢の調味料を鍋に合わせ，ひと煮立ちさせる．
4. 容器（ビニール袋などでも良い）に大根，にんじん，昆布，赤とうがらしを入れて 3 を注ぎ，上から重石をする．

即席漬け
エ 134 kcal　タ 4.9 g　脂 10.9 g　赤 7.1 g　塩 0.7 g
* 吸塩率 50% として計算

材料（1人分）
- キャベツ ………………… 30 g
- にんじん ………………… 5 g
- きゅうり ………………… 20 g
- みょうが ………………… 3 g
- 昆布 ………………… 1 g
- すりごま ………………… 20 g
- 塩 ………………… 1 g
- しょうゆ ………………… 1.2 g

1. キャベツ，にんじん，きゅうり，みょうがをそれぞれせん切りにする．昆布はさっと水で濡らしてから，はさみで細切りにする．
2. 1 の材料をすべてボウル（あるいはビニール袋でも良い）に入れ，すりごま，塩，しょうゆを加え，全体をよく混ぜてもみ込み，軽く重しをして 1 時間ほどおく．

糠漬け

1. 生糠に塩水を加えてよく混ぜる．炒り糠にする場合は，フライパンで糠をあらかじめ炒ってから，塩水を加える．
2. みそぐらいの軟らかさになるように調節できたら，昆布やとうがらしを入れ，捨て漬けの野菜を入れて蓋（できれば密封）をする．
3. 常温に置く場合は，朝晩混ぜる．5日くらいで糠床ができ上がる．糠床を冷蔵庫に入れると発酵が遅くなるため，1～2日に1回程度混ぜると良い．

材料（1人分）
生糠 …………………… 1.0 kg
水 ……………………… 糠と同量
塩 ……… 糠に対して約13％程度
昆布,赤とうがらし,捨て漬け野菜
………………………… 適量

Keyword
捨て漬け野菜
キャベツの外葉や芯などを漬けて，糠床の発酵を進めるために使う．

(11) 和菓子

日本料理では，主食としてご飯を食べるので，食事の後のデザートには水物とよばれる果物を提供することが多い．和菓子はお茶とともにいただく．

利休まんじゅう
（1個分）エ 88 kcal　タ 3.3 g　脂 0.3 g　炭 17.8 g　塩 0 g

1. 鍋に黒砂糖，三温糖，水（A）を入れて，火にかける．沸騰させずに砂糖を溶かす（水分蒸発を防ぐため）．
2. 茶こしでこしながら，ボウルに移す．黒砂糖のダマを取り除く．
3. ボウルごと冷水にあてて，冷ます．小豆こしあん（A）を加え，よく混ぜたのち，水（B）で溶いた重曹を加える．
4. 薄力粉を加え，木べらでさっくりと混ぜる（混ぜすぎない）．
5. 小豆こしあん（B）を25 gずつに分割し，丸めておく．
6. 打ち粉を使いながら，生地を分割する（14 g程度ずつ）．生地を丸めて平らに薄く伸ばし，5で分割したこしあんを包む．生地のとじ口を下にして丸め，小さく切ったクッキングシートの上に一つずつ置く．
7. 蒸気の立った蒸し器に間隔をあけて並べ，霧吹きで水をかけ（表面の粉を落とす），10分蒸す．

材料（6個分）
<生地>
黒砂糖 ………………………… 20 g
三温糖 ………………………… 10 g
水（A）……………………… 12.5 g
小豆こしあん（A）………… 7.5 g
重曹 …………………………… 1.5 g
水（B）………………………… 2.5 g
薄力粉 ……………………… 47.5 g
<こしあん>
小豆こしあん（B）………… 120 g

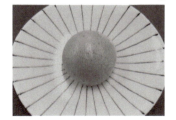

利休まんじゅう

わらびもち
エ 178 kcal　タ 2.8 g　脂 1.8 g　炭 38.9 g　塩 0 g

1. わらびもち粉，砂糖を鍋に入れ，水を加えて混ぜる．
2. 鍋を火にかけ，中火で焦げないようによく練る．5分ほど練り続けると透明になるので，火から下ろす．
3. できたわらびもちをスプーンで一口大ずつ取り，冷水に入れていく．
4. 器に盛りつけ，好みできな粉，黒蜜をかける．

材料（1人分）
わらびもち粉 ………………… 20 g
砂糖 …………………………… 10 g
水 …………………………… 100 g
きな粉 ………………………… 適量
黒蜜 …………………………… 適量

白玉団子

エ 166 kcal　タ 4.7 g　脂 0.5 g　炭 34.8 g　塩 0.4 g

材料（1人分）
<団子>
白玉粉 …………………… 25 g
水 ………………………… 22 g
<みたらし>
　砂糖 …………………… 6 g
　しょうゆ ……………… 3 g
　水 ……………………… 10 g
　片栗粉 ………………… 0.5 g
こしあん（盛りつけ用）…… 30 g

1. 白玉粉に少しずつ水を入れて，耳たぶくらいの軟らかさになるまでよくこねる．
2. 適当な大きさに分けて成形する（1人5〜6個が目安）．
3. 沸騰した湯に入れてゆでる．団子が浮いてきたら引き上げる．
4. 鍋にみたらしの調味料を入れ，絶えずかき混ぜながら中火にかける．
5. とろみが出て透明になったら火を止める．
6. ゆでた団子にみたらし，およびこしあんを添える．

水ようかん

エ 149 kcal　タ 2.9 g　脂 0.2 g　炭 34.6 g　塩 0 g

材料（6人分）
角寒天 …………………… 4 g
水 ………………………… 300 g
砂糖 ……………………… 24 g
A　生こしあん ………… 120 g
　　砂糖 ………………… 56 g
　　水 …………………… 100 g
　　塩 …………………… 少量

1. 寒天を十分量の水で膨潤させる（30〜60分）．
2. 寒天の水を絞り，分量の水を加え，寒天が完全に溶けるまで煮る．寒天が溶けたら砂糖を加え，この時点での重量が250 gになるまで煮詰める．
3. Aを鍋に入れて混ぜ合わせる．火にかけて，240 gになるまで練り上げる．
4. 3に2を少しずつ加えながらしっかり混ぜ，40 ℃程度まで冷ましてあら熱をとり，バットに入れて冷やし固める．
5. パレットナイフなどで切れ込みを入れ，バットから取り出し，器に盛り付ける．

3章 西洋料理

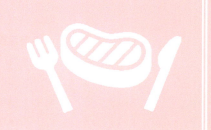

1 西洋料理のおいしさとは

 いうまでもないことだが,「おいしい」とは個々の今までの味の経験によって異なる.同じ素材,同じ料理を食しても,ある人はおいしいと感じたり,ある人はおいしくないと感じたりする.生まれてからの食生活も大きく影響する.また食べる人の住む風土や文化によっても異なるため,人それぞれのおいしさの基準は違うということをまず理解しておいてほしい.

 ここでは,西洋料理のおいしさを構成する重要な要因である「加熱と調味」についてまず述べ,次に西洋料理には欠かすことのできない「ブイヨン,フォン,ソース」について説明する.

加熱と調味

 西洋料理の大まかな構成としては二つあり,それは「加熱」と「調味」である.素材を加熱することで,その素材の性質が引きだされる.つまり,素材それぞれに与える適正な温度帯で熱を加えることで,素材がもっている味や風味が前面に出てくる.その素材のもち味が見えてくるわけである.

●**加熱の役割と効果**

 まず,**加熱**とは,素材に調味(塩,こしょう)などを施し鍋またはフライパンなどに油脂分を加え,強火で両面に焼き色をつけながら加熱していくことと一般的にいわれている.焼き色により香ばしい香りがつき,素材の周りを焼き固めコーティングすることで素材のうま味成分の流出を防ぎながら仕上げる効果がある.

 ポイントとなるのは,素材に対するバランスのとれた調味,そして素材の周りにきれいな焼き色をつけることである.よく「焦げ色」という言葉を料理番組などで耳にするが,決して焦がすのではなく,きれいな焼き色をつけるということである.焦げてしまえば,苦くなり,見た目も良くな

く，香りにも味にもマイナスの効果が出てしまう．そして素材に調味（塩，こしょう）を施して加熱をすると，素材に焼き色がつく前に調味料が焦げる恐れがあるとも考えられる．

●低温調理の効果

また，プロの料理人が行っている**低温加熱（低温調理）**という方法があり，これは素材を室温に戻すところから始まる．低い温度帯で加熱するため，室温に戻して素材との温度差をできる限り狭めることが必要になる．

冷蔵庫内では素材の中心部まで冷やされ，硬直した状態になっている．これを室温に戻し素材をリラックスした状態にすることで，熱がスムーズに入っていく．加熱温度帯は約90℃前後くらいが望ましいと思われる．素材の向きを変えながら，熱が当たってない面以外は休ませながら加熱をしていくので，加熱による素材の収縮が最小限に抑えられ，加熱によるストレスが限りなく少ない状態で仕上がる．周りには香ばしさがありながら全面の加熱によるダメージは低く，しっとりとした仕上がりになるという効果が得られる．

そして仕上げに，加熱された素材にバランスのとれた調味（塩，こしょう）を施すと，素材のもつ余熱で塩のミネラル，こしょうの香りが際立ち，おいしさがより感じられるということも低温加熱の魅力ではないかと思う．

低温加熱の短所は加熱時間が長いことで，提供時間から逆算して加熱する必要がある．また，薄い素材やポーション（1人分）に切り分けられた素材，小さなものには不向きで，あくまでもブロック（塊素材）や骨つきでの素材に適していると考えられる．

●調味の役割

調味の役割とは，塩や香辛料を適正に加えることで素材本来の味を引きしめ，より鮮明に素材のもち味が，また風味が前面に浮き上がってくることである．もちろん西洋料理にも加熱をしない料理があるが，その場合，香辛料や香味野菜，そして調味料，油脂分などを使って素材を漬け込んだり，絡めたりすることで深みを与えて，その上で仕上げるという相乗効果をだす狙いがあることが多い．

加熱・塩・漬け込むという過程を行うことで，素材本来の特性を凝縮させてうま味を前面に引きだしていくプロセスが大きなポイントと考えられる．

ブイヨン，フォン，ソース

次に，西洋料理のだし汁である「ブイヨン」ないし「フォン」について述べる．これらの言葉を耳にしたことがあると思うが，両者とも基本的に

は動物性素材と香味野菜，香辛料，水を合わせて煮だして仕上げていく．また，香味野菜，香辛料，ハーブ，水を煮だして仕上げるだし汁もある．詳しいことは省略するが，**ブイヨン**とは主になる素材と香味野菜を生の状態で，水から煮だして仕上げた液体といえる．**フォン**とはおもな素材と香味野菜を一度加熱してから取りだし，それらを再度水から煮だして仕上げていく液体である．

ブイヨンとフォンの使い方の違いは，例外もあるが，ブイヨンは煮込み料理やスープ系の料理に使用することが多いことである．一方，フォンはソースを作る工程で使用する要素が大きいといえる．野菜のスープや素材を煮込んだりする料理のベースとして使用頻度が多いのは，ブイヨンである．

最後に，**ソース**とは，ワインや素材から抽出したエキスなどを煮詰めてフォンを加え，さらに煮詰めて仕上げたものといえる．また野菜のピューレなどをフォンと合わせて仕上げるソースなどもある．西洋料理では，ソースの存在が大きい．料理のさらなる完成度を高めていくアイテムとして必要不可欠である．

西洋料理には数え切れないほどのたくさんのソースがあり，このようなソースにも，加熱をして仕上げるソースと加熱をせずに仕上げるソースとがある．

加熱をするソースとしては，一般的に，カレーソースやテリヤキソース，ベシャメルソース（ホワイトソース）などがある．ビーフシチューの液体も立派なソースといえる．

加熱をしないソースとしてはドレッシングやマヨネーズ，タルタルソースなどをあげることができる．

素材を的確に加熱することで，そのもち味を凝縮させ，さらに素材から引きだしたエキスを加えて煮詰めることでその液体により深みが加わり，ソースとして成立する．さらに調味料の作用で全体を引きしめ仕上げていく．たとえば，次に述べる「ビーフシチュー」では，野菜，ブーケガルニ，牛バラ肉のエキスを引きだし煮詰め，作っていく．このようにトータルにみると，きっちりとバランスのとれた料理に仕上げられた西洋料理のおいしさの根底には，さまざまな加熱の方法や加熱時間がかかわっており，西洋料理は加熱の料理ともいえるのではないだろうか．

西洋料理　料理人のレシピ

ビーフシチュー

材料（4人分）
牛バラ肉（または肩肉）
　　……… 600 g（8 cm 幅切り）
玉ねぎ…… 150 g（2 cm 角切り）
にんじん‥ 150 g（2 cm 角切り）
セロリ …… 80 g（2 cm 角切り）
にんにく ………… 1 片（半分切り）
ブーケガルニ ………………… 1 本
赤ワイン ………………… 600cc
トマト ……………………… 1 個
トマトペースト ………… 30 g
サラダ油 ………………… 少々
フォンドヴォー …………… 1L
薄力粉 …………………… 適量
塩，こしょう，バター …… 少々
＜つけ合わせ＞
ベーコン
　…… 50 g（長さ 3 cm の棒切り）
小玉ねぎ ……… 8 個（皮をむく）
マッシュルーム
　………… 8 個（縦半分に切る）
バター ………………… 20 g
塩，こしょう …………… 少々

1. 野菜，ブーケガルニとバラ肉を赤ワインで一晩漬け込む．
2. バラ肉を取りだして水分をぬぐい，小麦粉をまんべんなくまぶしてサラダ油でしっかりと全面に焼き色をつける．*1* の赤ワインをこして鍋に入れて，一度沸騰させアクを取り除く．
3. *1* をこして残った野菜を鍋に入れ，少量のサラダ油で色づくまで炒める．*2* のバラ肉を加えトマトペースト，トマト，ブーケガルニ，赤ワインを加え，沸騰させてアクを取り除きながら，半分程度になるまで煮詰める．
4. フォンドヴォーを加え，沸騰させてアクを取り除き，蓋をして 180℃に予熱したオーブンで 1 時間半から 2 時間軟らかくなるまで煮込む．肉に串を刺して，抵抗なく入れば肉を取りだす．
5. *4* の煮汁を細かなザルなどでこし，濃度がつくまで，半分程度になるまで煮詰める．塩，こしょうをして味を調える．
6. 別鍋にバターを入れ小玉ねぎを炒め，小玉ねぎが半分浸るくらいの水を加え，水分がなくなるまで煮詰め，ベーコン，マッシュルームを加えて炒めて，塩，こしょうを加え，さらに炒める．
7. バラ肉を適当な大きさに切り，*5* に *6* とともに入れ温めて塩，こしょうで味を整え，バターを加える．皿に盛り込みソースを流す．

フォンドヴォー
子牛からとっただし汁．缶詰でもよい．

ブーケガルニ
ローリエ 1 枚，タイム 1 枚，セロリの軸を白ねぎの表皮に包み，たこ糸で縛る．白ねぎの皮で包むのは，香りを強くつけすぎないためである．

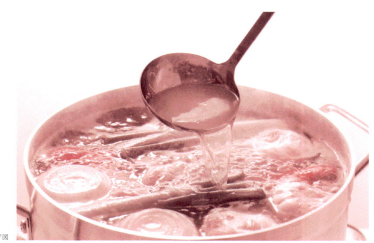
イメージ図

えびマカロニグラタン

1. 鍋にバターを薄く均一に塗り，玉ねぎ，マッシュルーム，えび，帆立貝柱を並べ白ワインを加え，沸騰させないように 2 分ほど弱火で加熱をする．火が通れば帆立貝，えびを取りだす．
2. 残った煮汁を煮詰め生クリームを加え，少し煮詰める．ベシャメルソースを加えなじませる．マカロニも加え，濃度を牛乳で調整して塩，こしょうで味を調え，バターを加えコクを出す．
3. ほうれんそうをバターで炒め，塩，こしょうを軽くまぶし，バターを薄く塗った耐熱皿に敷き詰めておく．えびと帆立貝柱をのせて 2 のソースを全面に流し，粉チーズを均一にまぶす．180 ℃に予熱しておいたオーブンで，5 分から 10 分間，きれいな焼き色がつくまで焼く．

材料（4人分）
- えび……8本（背わたを取り除く）
- 帆立貝柱……8個（半分に切る）
- マッシュルーム……6個（厚めのスライス）
- 白ワイン……300 cc
- マカロニ……160 g（表示の記載時間どおりにゆでておく）
- 玉ねぎ…40 g（ごく小さなみじん切り）
- ベシャメルソース……200 cc
- 生クリーム……100 cc
- 牛乳……適量
- バター……20 g
- 塩，こしょう……各少々

＜つけ合わせ＞
- ほうれんそう……1/2束（5 cm 幅に切る）
- バター……20 g
- 粉チーズ，塩，こしょう……少々

keyword
ベシャメルソース
小麦粉をバターで焦がさないように炒めたルーを牛乳でのばして作る．ホワイトソースともいう．缶詰でもよい．

keyword
グラタンソースの濃度の調整
市販のマヨネーズくらいの濃度になるように調整する．

2 西洋料理の特徴

（1）西洋料理とは

西洋料理とは，日本料理や中国料理などとともに料理の分類として用いられており，欧米諸国の料理の総称である．フランス料理，イタリア料理，スペイン料理，ドイツ料理，ロシア料理，イギリス料理，アメリカ料理などがあるが，それぞれの国の気候，風土，食文化によってそれぞれ特徴がある．

西洋料理の特徴の共通点としては，下記の点があげられる．
① 主材料として鳥獣肉類が使われることが多い．
② 牛乳，バター，クリームなどの乳製品が料理に用いられる．
③ 基本的な調味料は塩であり，スパイス，ハーブが使われる．
④ 加熱調理が中心である．
⑤ 食べ方は 1 皿ごとに供する時系列型である．

なお，日本において西洋料理が根づいたのは明治時代の終わり頃であるが，当時の日本にある食材を使用し，日本人の口に合うよう独自のアレンジがなされ「洋食」として浸透していった．大正時代に流行した三大洋食「カレーライス」「コロッケ」「とんかつ」などがそれにあたる．

（2）西洋料理の構成（フランス料理の構成と内容）

食前酒：シェリー，シャンパンなど．
前菜（entrée または hors-d'oeuvre）：前菜の料理は食欲をそそる役割があるため，軽めであるのが一般的である．
スープ（patage）：正餐ではコンソメなど，澄んだスープが一般的．一緒にパンが出される．
魚料理（poisson）：魚料理．最初のメインディッシュとなる．

肉料理（viande）：鳥獣肉類の料理．献立の中心となる．
冷菓（sorbet または granité）：口直し用として出される「シャーベット」のこと．省略することもある．
蒸し焼き料理（rôti）：上記の肉料理と重ならない鳥獣肉類が用いられる．省略されることもある．
野菜料理（légume）：野菜料理．魚料理や肉料理のつけ合わせとして，または生野菜サラダとしてだされる．
フロマージュ（fromage）：チーズ．
デザート（dessert, entremets）
果物（fruit）：季節の果物．
コーヒー（café）：デミタスコーヒー（1/2量の濃いコーヒー）．一緒に小菓子〔petit four（プチフール）〕を出す場合もある．

（3）西洋料理のテーブルセッティング

図①にディナー時のテーブルセッティングの例を示す．

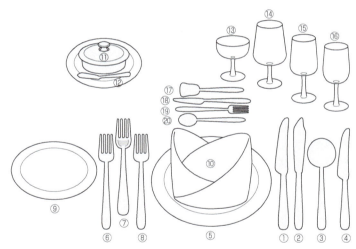

図①　テーブルセッティング（例）

①ミートナイフ（肉料理用）　　⑪バタークーラー
②フィッシュナイフ（魚料理用）　⑫バターナイフ
③スープスプーン　　　　　　　⑬シャンパングラス
④オードブルナイフ（前菜用）　　⑭ゴブレット（水用）
⑤プレースプレート（位置皿）　　⑮赤ワイン用グラス
⑥オードブルフォーク（前菜用）　⑯白ワイン用グラス
⑦フィッシュフォーク（魚料理用）⑰デザートスプーン（アイスクリーム）
⑧ミートフォーク（肉料理用）　　⑱フルーツナイフ
⑨パンプレート（パン皿）　　　　⑲フルーツフォーク
⑩ナプキン　　　　　　　　　　⑳コーヒースプーン（デミタス）

（4）西洋料理のマナーの基本（フランス料理：正餐の場合）

●ナプキンの使い方
　ナプキンは，料理が運ばれる前，ドリンクや水が供されたときに広げる．二つ折りにして，折り目を自分の方に向けて膝の上に置く．口や手を拭くときは，ナプキンの内側の端を使う．

　食事中に席を立つときは，椅子の背もたれにかける，または椅子の上に置く．食事の終わりには，軽くたたんでテーブルの上に置く．ナプキンを落としたときは，自分で拾わず店のスタッフに拾ってもらう．

●ドリンク
　最初に食前酒を注文するのが一般的であるが，迷った場合はシャンパンを頼むのが無難である．その後は，食事に合うものを注文する．一般的には前菜や魚料理には白ワイン，肉料理には赤ワインが合う．

　グラスのもち方は，親指，人差し指，中指の3本でもって，薬指で固定する．グラスの上の方をもつとドリンクが温まってぬるくなってしまうので，なるべく下の方をもつようにする．

●パンの食べ方とタイミング
　パンが初めから置かれていた場合は，前菜と一緒に最初から食べ始めても良い．後から供された場合は，そのときから食べ始める．メインのお皿と一緒に下げられるので，それまでに食べ終わる．直接かぶりついたりせず，一口サイズにちぎって食べる．バターを塗るときは，バターナイフを使う．

●オードブルの食べ方
　葉野菜などの食材はフォークで押さえつつナイフを使ってたたんで，一口の大きさにしていただく．

●スープの飲み方
　イギリス式では手前から奥にスプーンを動かしてすくう．フランス式では，奥から手前をすくう．量が少なくなってきたら，イギリス式は皿を左手でもち向こう側に傾けて，フランス式は手前に傾けてすくう．音を立てたり，パンをスープに浸すのはマナー違反である．

●魚料理の食べ方
　左端からナイフで一口大に切り，フォークでいただく．骨つきの場合は，上の身を食べた後，ナイフとフォークで骨をはずして皿の奥側へ置き，下の身をいただく．魚を裏返して下身を食べるのはマナー違反である．

●肉料理の食べ方
　肉料理も，魚料理と同様に左端から一口大に切っていただく．また，最初に全部切り分けるのはマナー違反である．肉が冷めやすくなることや，肉汁が流れ出てしまうなどにより，おいしさが損なわれるためである．肉

の焼き加減は，火の通し具合が軽い順に，レア，ミディアムレア，ミディアム，ミディアムウェルダン，ウェルダンである．迷った場合はミディアムまたはミディアムレアにするのが無難である．

● **デザートの食べ方**

数種類のデザートが一緒に出てきた場合，味の薄いものからいただく．ただし，アイスクリームなど溶けやすいものは先に食べることが望ましい．また，フルーツなどが上にのっているケーキは，フルーツをなるべく最後に食べるようにすると，お皿の上が最後まで美しく見える．ミルフィーユや，高さがあり倒れやすく崩れやすいケーキなどはいったん横に倒し，端から一口大に切り分けながらいただく．

● **コーヒー**

単なる嗜好飲料という意味だけでなく，食事全体を引きしめる役割もある．コーヒーカップをもつときは，ソーサー（受け皿）はもたない．

● **ナイフ・フォークの使い方**

ナイフやフォークなどのカトラリーは，セットされている「外側から順に」使う．フォークは左手，ナイフは右手（利き手が左手の場合は逆にもち変える）にもち，それぞれ人差し指を添えてもつ．食事中，ナイフやフォークを落としたときは，自分で拾わず店のスタッフに拾ってもらう．

食事中は図②，③のように，ナイフとフォークをお皿の上に「ハの字」になるように置く．ナイフの刃を内側（自分側）に，フォークは背を「上」にする．

食後は図③のようにそろえて置く．ナイフの刃を内側に，フォークは背を「下」にする．

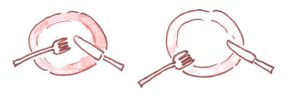
図② 食事中の置き方

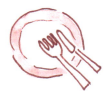
図③ 食べ終えた後の置き方

（5）ソース（sauce）

●基本ソースの構成

ソースの基本構成は，フォン，ルウ，リエゾンである．

①**フォン**（fond）

フォンは，さまざまなソースや煮込み料理のベースとなるだし汁のことである．子牛の肉や骨，鶏がら，魚のあらなどの主材料と香味野菜を煮だしてとる．材料の肉や骨，香味野菜を焼く，あるいは炒めて色づけてから煮ると茶色のフォン，生のまま水から煮ると白いフォンとなる

茶色いフォン（fond brun）

フォン・ド・ヴォー　子牛のだし汁　fond de veau

フォン・ド・ジビエ　ジビエのだし汁　fond de gibier

グラス　glace

白いフォン（fond blanc）

フォン・ド・ヴォライユ　鶏のだし汁　fond de volaille

フュメ・ド・ポワゾン　魚のだし汁　fumet de poisson

フォン・ブラン・ド・ヴォー　子牛の白いフォン（だし汁）　fond blanc de veau

フォン・ド・ヴォライユ　fond de volaille　鶏のだし汁

ひね鶏，鶏がらと香味野菜などでとる白いフォン．単にフォン・ブラン（白いフォン　fond blanc）という場合は，フォン・ド・ヴォライユを示すことが多い．

用途：一般的には鶏料理．

1. ひね鶏は背側から縦半分に切り，余分な脂などを取り除き洗う．鶏がらも水洗いして半分に切る．
2. にんじん，玉ねぎ，セロリは大きめに切っておく．玉ねぎにクローブを刺しておく．
3. ポロねぎとブーケガルニの材料をタコ糸でまとめる．
4. 鍋に1を入れ水を加えて強火にかける．沸騰したら弱火にしてアクを取る．
5. 2と3とにんにく，粒白こしょうを加えて，再び強火にする．沸騰したら弱火にして，3〜4時間煮だす．常に材料が液体に浸かるよう，液量が減ってきたら熱湯を足す．
6. シノワでこす．
7. 6を火にかけ，沸騰したらアクを取り火を消す．冷やす．

フォン・ド・ヴォー　fond de veau　子牛のだし汁

子牛の肉と骨，香味野菜を焼いたり炒めたりして焼き色をつけ，煮だした茶色のフォン．

材料（1000 ml分）

ひね鶏	1羽分
鶏がら	2羽分
にんじん	50 g
玉ねぎ	50 g
クローブ	1本
セロリ	30 g
ポロねぎ	30 g
にんにく	1片
粒白こしょう	2粒
ブーケガルニ	
┌ パセリの茎	1本
│ タイム	1枝
│ ローリエ	1枚
└ タコ糸	
水	2000 ml

🍷 **Keyword**

シノワ　chinois（仏）

網目が非常に細かい円錐形の金属製こし器．

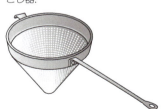

用途：茶色く仕上げる料理やソースに用いる．肉料理．

フュメ・ド・ポワソン　fumet de poisson　魚のだし汁

　魚のあらと香味野菜を煮だしてとるフォン．長時間煮ると魚の臭みが出るので，短時間で煮だす．さらに時間が経つと風味が落ちてしまうので基本的には作り置きはせず，早めに使う．
用途：魚介類の料理のソース，魚介類のポタージュのベース．

フォン・ド・ジビエ　fond de gibier　ジビエのだし汁

　ジビエとは，鹿，いのしし，野兎，野鳥など狩猟で捕えられて料理に用いる野生動物のことで，それらを使用して煮だしたもの．

グラス　glace

　フォンを煮詰めて凝縮したもの．少量使うことで料理のコクとうま味が増す．

②**ルウ**（roux）：小麦粉をバターで炒めて作る．炒め方の度合いにより3種類ある．

　　120～130℃　白色ルー（roux blanc, white roux）
　　140～150℃　淡黄色ルー（roux blond, blond roux）　現在では白色ルーで代用．
　　170～180℃　褐色ルー（roux brun, brown roux）

③**リエゾン**（liaison）：ソースの濃度を高めたり，コクを足すために使われる．

●温かいソース

　ソース・ベシャメル（sauce béchamel, white sauce）：白色ルーを牛乳でのばして作るソース．料理に合わせてルーの濃度を調整する（「ベシャメールソース」ともいう．p.55 参照）．

・濃い（牛乳に対する薄力粉の濃度10～15％）
　例）バター20 g　薄力粉30 g，液体（牛乳）200 ml，塩，1 g，こしょう
　　　用途　クリームコロッケなど．
・中間（牛乳に対する薄力粉の濃度5～7.5％）
　例）バター10 g　薄力粉10 g，液体（牛乳）200 ml，塩，1 g，こしょう
　　　用途　グラタンなど．
・薄め（牛乳に対する薄力粉の濃度2～4％）
　例）バター4 g　薄力粉4 g，液体（牛乳）200 ml，塩，1 g，こしょう
　　　用途　ポタージュ，シチューなど．

　ソース・ヴルーテ（sauce velouté, velouté sauce）：作り方はソース・

ベシャメルと同様であるが，牛乳ではなくフォンを使う．鶏のフォンを使うとヴルーテ・ド・ヴォライユ，子牛のフォンを使うとヴルーテ・ド・ヴォ，魚のフュメ（fumet　だし汁）を使うとヴルーテ・ド・ポワソンとなる．

　ソース・ブルン〔sauce brun, brown sauce, ソースエスパニョル（sauce espagnole）〕：褐色ルーと茶色いフォン・ド・ヴォーで作る茶色いソース．伝統的なフランス料理のソースや煮込み料理のベースとして使われている．

　ソース・ドゥミグラス（sauce demi-glace）：ソース・エスパニョルにさらにフォン・ド・ヴォーを加えて濃くしたソース．日本ではデミグラスソースとして定着しているが，現代のフランス料理ではあまり使用されていない．

　ソーストマト（sauce tomate）：トマトやトマトピューレと香味材料を白いフォンで煮込んで作るソース．パスタやニョッキのソースとして使うことが多いが，コロッケなどのソースにすることもある．

●冷たいソース

ソース・マヨネーズ　sauce mayonnaise

1　材料をすべて常温にしておく．
2　ボールにサラダ油以外の材料を入れ，泡立て器でよくかき混ぜる．
3　サラダ油を数滴ずつ加えながら混ぜ，とろみをつける．

材料（作りやすい分量）
サラダ油 ……… 90 g（100 ml）
卵黄 ……………… 18 g（1 個分）
酢 …………………………… 15 g
レモン汁 …………………… 5 g
塩 ……………………………… 4 g
砂糖 …………………………… 3 g
練りがらし ………………… 2 g

ソース・ヴィネグレット　sauce vinaigrette

1　ボールに材料を入れ，泡立て器で全体が白く濁るまで良く混ぜる．

材料（作りやすい分量）
サラダ油 ……… 90 g（100 ml）
酢 …………………………… 50 g
塩 ……………………………… 3 g
砂糖 …………………………… 1 g
こしょう ………………… 少々

ソース・ショーフロア　sauce chaud-froid

　ソースにゼラチンを混ぜて作る．料理にかけて冷やすとツヤが出る．

（6）ポタージュ（potage　汁物料理の総称）
●スープストックの種類と取り方

　スープストック（soup stock　英）はポタージュに使われる基本材料である．ソースの基本材料として使われるフォンに比べて，やや野菜の味を強くだす．

　牛肉をベースにした一般的なスープストックである**ブイヨン**（bouillon ordinaire ともいう）は，コンソメのベースとして用いる．ほかには，魚をベースとした**ポワソン**（poisson），鶏をベースとした**ボライユ**（volaille）などのスープストックがある．

材料（1000 ml分）

牛すね肉	400 g
鶏がら	1 羽分
にんじん	60 g
玉ねぎ	60 g
クローブ	1 本
セロリ	30 g
ポロねぎ	30 g
にんにく	1 片
粒白こしょう	2 粒
ブーケガルニ	
パセリの茎	1 本
タイム	1 枝
ローリエ	1 枚
水	2000 ml
タコ糸	

ブイヨン

1. 牛すね肉は，余分な脂を取り除き，タコ糸でしばる．鶏がらも水洗いして半分に切る．
2. にんじん，玉ねぎ，セロリは大きめに切っておく．玉ねぎにクローブを刺しておく．
3. ポロねぎとブーケガルニの材料をタコ糸でまとめる．
4. 鍋に1を入れ水を加えて強火にかける．沸騰したら弱火にしてアクを取る．
5. 2と3とにんにく，粒白こしょうを加えて，再び強火にする．沸騰したら弱火にして，1〜2時間煮だす．常に材料が液体に浸かるよう，液量が減ってきたら熱湯を足す．
6. シノワでこす．
7. 6を火にかけ，沸騰したらアクを取り火を消す．冷やす．

● **澄んだポタージュ**

　ポタージュ・クレール（potage clair, consommé simple）：ブイヨンを澄ませて作るコンソメ（consommé）が該当する．

・牛肉のコンソメ（consommé ordinaire）

・魚のコンソメ（consommé poisson）

・鶏のコンソメ（consommé volaille）

● **とろみのついたポタージュ**

　ポタージュ・リエ（potage lie）が該当する．材料により以下の種類に分かれている．

・**ポタージュ・タイエ**（potage taille）：小さく切りそろえた野菜を煮込み，煮汁ごと供する．

・**ポタージュ・ピュレ**（potage purée）：野菜や豆類を白いフォンで煮込み，裏ごししたもの．ポタージュ野菜のでんぷん質により濃度がつく．

・**ポタージュ・クレーム**（crème velouté）：白いフォンに白いルーで濃度をつけたもの．

・**ポタージュ・ビスク**（bisque）：さまざまな甲殻類を殻ごと炒めて作るポタージュ．

・**コンソメ・リエ**（consommé lie）：コンソメに卵黄と生クリームでとろみをつけたもの．

● **その他のポタージュ**

　チャウダー（chowder 米），**ミネストラ**（potage minestra 伊），**グラタンスープ**（potage gratin 仏），**ポトフ**（pot-au-feu 仏），**ボルシチ**，**ガスパチョ**など世界各国の特色のあるものがある．

3 西洋料理のレシピ

(1) 前菜

落とし卵のゼリー寄せ oeuf en gelée（仏）
エ 131 kcal　タ 14.1 g　脂 7.1 g　赤 2.2 g　塩 1.2 g

1. ポーチドエッグ（p.80 参照）を作る.
2. トマトは湯むきして種を取り 1 cm 角に切る. ハムは 1 cm 角に切る.
3. ゼラチンは少量の水につけてふやかす. ブイヨンに入れて煮溶かす.
4. ガラス容器に 3 を 1 cm ほど入れ, 冷やし固め, 固まったら 1 とハーブ類を彩り良く入れ, 3 （一部残しておく）を入れて冷やし固める.
5. 3 の残りはバットに広げて冷やし固め, フォークで崩す.
6. 冷やした皿に 5 を敷き, 4 を容器からはずして盛りつける.

材料（1 人分）
- 鶏卵 …………… 55 g（1 個）
- トマト …………………… 30 g
- ロースハム ……………… 10 g
- ゼラチン ………………… 4 g
- ブイヨン ……………… 150 g
- タラゴン ………………… 適宜
- チャービル ……………… 適宜

カナッペ canapés（仏）
エ 180 kcal　タ 6.1 g　脂 11.5 g　赤 13.2 g　塩 0.8 g

1. 2/3 量のバターに練りがらしを混ぜて, からしバターを作る.
2. A：クラッカーにバターを塗り, カッテージチーズ, 輪切りにしたキウイフルーツをのせる. はちみつをかけて, ミントを飾る.
   B：クラッカーにからしバターを塗り, サラダ菜, オイルサーディンをのせて, マヨネーズを絞りかける. パセリを飾る.
   C：クラッカーにからしバターを塗り, スライスチーズをのせる. さらに生ハムとオレンジのスライスをのせ, ディルを飾る.

材料（1 人分）
- クラッカー ………… 10 g（3 枚）
- バター …………………… 1 g
- ｛ バター …………………… 2 g
- 　練りがらし ……………… 1 g
- A ｛ カッテージチーズ …… 10 g
- 　　キウイフルーツ ……… 10 g
- 　　はちみつ ……………… 3 g
- 　　ミント ………………… 適宜
- B ｛ サラダ菜 ………………… 2 g
- 　　オイルサーディン ……… 5 g
- 　　マヨネーズ ……………… 5 g
- 　　パセリ ………………… 0.5 g
- C ｛ スライスチーズ ………… 5 g
- 　　生ハム …………………… 5 g
- 　　オレンジ ……………… 10 g
- 　　ディル ………………… 適宜

わかさぎの酢油漬け escabèche（仏）
エ 263 kcal　タ 4.9 g　脂 23.7 g　赤 5.6 g　塩 0.2 g

1. 玉ねぎ, にんじん, 赤ピーマンは薄切りにする.
2. 鍋にオリーブ油と赤とうがらしを入れて熱し, 1 の野菜を加えてさっと炒める. 赤ワインビネガーを少しずつ加える.
3. わかさぎに塩, こしょうをし, 薄力粉をまぶして 180 ℃ の油でこんがり揚げ, 熱いうちに 2 に漬ける.
4. 盛りつけて, パセリのみじん切りとレモンのスライスを散らす.

材料（1 人分）
- ｛ わかさぎ（生） ………… 30 g
- 　塩 ……………………… 0.03 g
- 　こしょう ……………… 少々
- 薄力粉 …………………… 2 g
- 揚げ油 …………………… 3 g
- 　（吸油率：わかさぎの 10%）
- 漬け汁 ｛ オリーブ油 ……… 20 g
- 　　　　赤ワインビネガー … 20 g
- 　　　　赤とうがらし …… 1/5 本
- 玉ねぎ ………………… 10 g
- にんじん ……………… 10 g
- 赤ピーマン …………… 10 g
- パセリ …………………… 1 g
- レモンスライス …… 1 枚（10 g）

材料（1人分）
- 小えび ……………………… 15 g
- 白ワイン …………………… 1 g
- カクテルソース
  - マヨネーズ ……… 6 g
  - トマトケチャップ … 2 g
  - 白ワイン ………… 2 g
  - レモン果汁 ……… 1 g
  - ホースラディシュ … 1 g
  - おろしにんにく …… 1 g
- パセリ ……………………… 0.5 g
- レモン（輪切り）…… 1 枚（10 g）

小えびのカクテル　crevettes coctail（仏）
エ 67 kcal　タ 3.1 g　脂 4.7 g　炭 2.7 g　塩 0.3 g

1. 小えびに白ワインを振り，ゆでて冷やしておく．
2. カクテルソースの材料を合わせて作る．
3. シャンパングラスに *1* を盛り，*2* をかける．
4. 刻んだパセリを振りかけ，レモンの輪切りをあしらう．

材料（1人分）
- 卵 …………………… 55 g（1個）
- マヨネーズ ………………… 6 g
- 塩 …………………………… 0.1 g
- こしょう …………………… 少々
- ランプフィッシュキャビア …… 1 g
- パプリカ …………………… 少々

Keyword
ランプフィッシュキャビア
高価なキャビアの代用品として用いられる．

卵の詰め物　oeuf farcie（仏）　stuffed egg（英）
エ 128 kcal　タ 7.1 g　脂 10.4 g　炭 0.4 g　塩 0.5 g

1. 固ゆで卵を作る．花形に半分に切る．卵黄を取りだす．
2. 卵黄は裏ごしし，マヨネーズと塩とこしょうで味つけする．
3. *1* の卵白を器にして *2* の卵黄を絞りだし，ランプフィッシュキャビアをのせパプリカを振る．

材料（1人分）
- 玉ねぎ ……………………… 15 g
- にんじん …………………… 10 g
- セロリ ……………………… 4 g
- ブイヨン …………………… 200 g
- 牛すね肉（あらびき肉）…… 40 g
- 卵白 ………………………… 6 g
- ローリエ …………………… 1/4 枚
- タイム ……………………… 1/4 枚
- パセリの茎 ………………… 2 g
- 浮き実
  - にんじん ………… 5 g
  - さやえんどう …… 5 g
- 塩 …………………………… 0.7 g
- こしょう …………………… 少々

Point　ペイザンヌ，ブリュノワーズ
浮き実を 1.5～2 cm 角の薄切りにするとペイザンヌ（paysanne）スープに，約 0.5 cm の角切りにするとブリュノワーズ（brunoise）になる．

(2) スープ

せん切り野菜入りコンソメ　consommé julienne（仏）
エ 16 kcal　タ 2.8 g　脂 0.0 g　炭 1.4 g　塩 1.7 g

1. 玉ねぎ，にんじん，セロリは大きめの乱切りにする．
2. 鍋に *1* と牛すね肉（あらびき肉）と卵白を入れ，よく混ぜる．人肌程度に温めたブイヨンを入れ，よく混ぜる．
3. *2* を火にかけ，材料が浮いてきたら弱火にし，ローリエ，タイム，パセリの茎を加えて約 1 時間加熱する．
4. シノワとこし袋でこし，半紙で表面の脂を取る．塩，こしょうで味を調える．
5. 浮き実のにんじんはせん切り（ジュリエンヌ，julienne）にして少量のブイヨン（分量外）で煮る．さやえんどうはゆでて，せん切りにする．
6. 温めたスープ皿にスープを注ぎ，*5* を中央に散らす．

クリームスープ potage crème（仏）

エ 158 kcal　タ 4.6 g　脂 10.4 g　炭 10.9 g　塩 1.7 g

1. バターを溶かし，薄力粉を炒めてホワイトルウを作る．
2. クルトンを作る．食パンを 1 cm 角に切って 160～170 ℃の油で 1 分 30 秒ほど揚げる．
3. *1* にブイヨン，温めた牛乳を少しずつ加えのばし，煮詰めながら適度なとろみをつける．塩，白こしょうを加え味を調える．
4. 温めたスープ皿に盛りつけ，仕上げに生クリームを加え，クルトン，パセリを中央に散らす．

材料（1 人分）
- バター …………………… 4 g
- 薄力粉 …………………… 8 g
- ブイヨン ………………… 100 g
- 牛乳 ……………………… 70 g
- 塩 ………………………… 1 g
- 白こしょう ……………… 少々
- 生クリーム ……………… 5 g
- クルトン { 食パン …… 2 g / サラダ油 …… 2 g（吸油率：食パンの 100％）}
- パセリ（アッシェ）……… 少々

Keyword
アッシェ
みじん切りのこと．

コーンクリームスープ cream de mais（仏）

エ 145 kcal　タ 3.9 g　脂 8.8 g　炭 12.2 g　塩 1.9 g

1. 薄力粉をバターで炒め，牛乳でのばしてホワイトソースを作る．
2. ブイヨンとスイートコーンを加えて煮込み，シノワで裏ごしする．再度火にかけ，調味し，生クリームを入れる．
3. クルトンを作る（上記「クリームスープ」参照）．
4. パセリはみじん切りにして，水にさらしてよく絞る．
5. 温めた皿に盛りつけ，*4* のパセリと *3* のクルトンを中央に散らす．

材料（1 人分）
- 薄力粉 …………………… 5 g
- バター …………………… 5 g
- 牛乳 ……………………… 45 g
- ブイヨン ………………… 100 g
- スイートコーン（クリームタイプ，缶）……… 30 g
- 生クリーム ……………… 5 g
- 食塩 ……………………… 1 g
- クルトン { 食パン …… 0.5 g / サラダ油 …… 0.5 g（吸油率：食パンの 100％）}
- パセリ …………………… 少々

グリンピースのポタージュ potage purée de pois frais（仏）

エ 137 kcal　タ 6.7 g　脂 5.3 g　炭 15.3 g　塩 1.7 g

1. グリンピースはゆでて裏ごしする．
2. 玉ねぎはみじん切りにしてバターで炒め，薄力粉を加えてさらに炒める．
3. ブイヨンと牛乳でのばし，*1* を加える．塩，こしょうで味を調える．
4. 温めたスープカップに盛りつけ，砕いたクラッカーを中央に散らす．

材料（1 人分）
- グリンピース …………… 50 g
- 玉ねぎ …………………… 10 g
- バター …………………… 4 g
- 薄力粉 …………………… 4 g
- ブイヨン ………………… 120 g
- 牛乳 ……………………… 30 g
- 塩 ………………………… 1 g
- こしょう ………………… 少々
- クラッカー ……………… 3 g

冷たいポテトスープ　crème vichyssoise（仏）

エ 232 kcal　タ 5.2 g　脂 16.2 g　炭 16.2 g　塩 1.8 g

材料（1人分）
- じゃがいも　60 g
- 玉ねぎ　20 g
- バター　6 g
- ブイヨン　120 g
- 牛乳　60 g
- 塩　1 g
- こしょう　少々
- 生クリーム　20 g
- パセリ　0.5 g

1. じゃがいもは 5 mm の薄切りにし，水にさらす．
2. 玉ねぎは薄切りにする．鍋にバターを溶かし，玉ねぎを炒める．
3. 2 にブイヨンを加えて 1 のじゃがいもも入れ，軟らかくなるまで煮る．
4. 3 を裏ごしし，鍋に戻して牛乳を加え加熱する．塩，こしょうで味を調え冷蔵庫で冷やす．
5. 器に盛りつけ，生クリームとパセリを浮かす．

オニオングラタンスープ　potage oignon au gratiné（仏）

エ 228 kcal　タ 8.2 g　脂 11.1 g　炭 23.9 g　塩 1.6 g

材料（1人分）
- 玉ねぎ　60 g
- バター　4 g
- 薄力粉　1 g
- ブイヨン　150 g
- 塩　0.2 g
- ガーリックトースト
  - フランスパン　30 g
  - オリーブ油　4 g
  - にんにく　少々
- グリュイエールチーズ　10 g

1. 玉ねぎをバターであめ色になるまで炒める．薄力粉を入れてさらに炒める．
2. ブイヨンを加えて塩で味を調える．
3. ガーリックトーストを作る
   ① フランスパンを 0.5 cm 幅に切る．
   ② オリーブ油を両面に塗り，オーブントースターで焦げ目をつける．
   ③ にんにくをこすりつけて香りをつける．
4. 耐熱カップ（キャセロール，ココット型など）に 2 を注ぎ入れ，3 のガーリックトーストをのせる．
5. おろしたグリュイエールチーズをのせ，200 ℃に予熱したオーブンで表面に焦げ目がつくまで焼く．

クラムチャウダー　clam chowder（英）

エ 259 kcal　タ 8.3 g　脂 15.9 g　炭 18.6 g　塩 2.2 g

材料（1人分）
- あさり（殻つき，砂だし済み）　60 g（正味 36 g）
- 水　50 g
- 白ワイン　10 g
- 玉ねぎ　20 g
- ベーコン　10 g
- じゃがいも　30 g
- にんじん　5 g
- サラダ油　1 g
- ブールマニエ
  - バター　5 g
  - 薄力粉　5 g
- 牛乳　100 g
- 生クリーム　5 g
- 塩　1 g
- パセリ　1 g
- クラッカー　3 g

1. バターと薄力粉を練り合わせ，ブールマニエを作る．
2. あさりは水洗いし，鍋に入れ，水と白ワインで殻が開くまで蒸し煮する．煮汁はこしておく．
3. 玉ねぎは薄切り，ベーコンはせん切りにする．じゃがいもとにんじんは 5 mm 角に切る．
4. サラダ油で 3 を炒めて，2 のこし汁で煮る．
5. ブールマニエを入れ，牛乳とあさりの身を入れる．生クリームを加え，塩で味を調える．
6. みじん切りにしたパセリとクラッカーを散らす．

Keyword
ブールマニエ（beurre manié）
バターと小麦粉を練り合わせたもの．スープやソースに濃度をつけるために用いられる．

（3）魚料理

あじのムニエル　carangue à la meunière（仏）

🅔 302 kcal　🅣 18.2 g　🅕 19.6 g　🅒 10.6 g　🅢 1.6 g

1. あじを3枚おろしにし，塩，こしょうで下味をつける．表面に出てきた水分を軽く拭く．
2. *1*を牛乳に浸けて，焼く直前に水気を拭き，薄力粉を均一に薄くまぶす．
3. さやいんげんのソテー（haricots vorte au beurre）：さやいんげんは，へたを切り取り，斜め半分に切った後，ゆでてバターで炒める．塩，こしょうで味つけをする．
4. マヨネーズに，ゆで卵とピクルスと玉ねぎ（みじん切りにして水にさらして絞る）を加え，タルタルソースを作る．
5. レモンはくし形切りにする．ミニトマトは洗っておく．
6. フライパンで*2*を焼く．
    ① フライパンにサラダ油とバターを入れ，中火にかける．
    ② 盛りつけで表になる面を下にして焼く．
    ③ 裏返してもう片面も焼き，白ワインを入れて蓋をし，3～4分蒸し焼きにする．
7. 温めたミート皿に*3*とともに盛りつけ，*4*のタルタルソースと*5*のミニトマト，レモンを添える．

材料（1人分）

- あじ …………………… 80 g
- 塩 ……………………… 0.8 g
- こしょう ……………… 少々
- 牛乳 …………………… 15 g
- 薄力粉 ………………… 5 g
- サラダ油 ……………… 4 g
- バター ………………… 4 g
- 白ワイン ……………… 9 g
- タルタルソース
  - マヨネーズ … 8 g
  - 卵 …………… 3 g
  - ピクルス …… 2 g
  - 玉ねぎ ……… 3 g
  - パセリ ……… 0.2 g

＜つけ合わせ＞
- さやいんげんのソテー
  - さやいんげん …… 30 g
  - バター …………… 2 g
  - 塩 ………………… 0.3 g
  - こしょう ………… 少々
- ミニトマト …………… 30 g
- レモン ………………… 10 g

ひらめの包み焼き　barbue en papillote（仏）

🅔 227 kcal　🅣 17.6 g　🅕 15.1 g　🅒 1.9 g　🅢 1.2 g

1. ひらめは塩，こしょうして，白ワインをかける．
2. 玉ねぎは薄切りにする．にんじんはせん切りにする．
3. レモンバターを作る．バターに，レモン果汁とパセリのみじん切りを混ぜて練る．
4. パラフィン紙をハート型に切り，片面にバターを塗る．ハート型の片側に*2*の野菜を敷き，*1*を置いて*3*をのせる．
5. *4*のパラフィン紙の端を折って形を作る（図④，図⑤）．
6. 180℃に予熱したオーブンに入れ，10分焼く．

材料（1人分）

- ひらめ ………………… 80 g
- 塩 ……………………… 0.8 g
- こしょう ……………… 少々
- 白ワイン ……………… 10 g
- 玉ねぎ ………………… 10 g
- にんじん ……………… 6 g
- バター ………………… 5 g
- パラフィン紙（クッキングシートでも良い）
  … 1枚（約21cm×36cm）
- レモンバター
  - バター ……… 10 g
  - レモン果汁 … 2 g
  - パセリ ……… 1 g

🍷 **Keyword**
パピヨット
材料をパラフィン紙などに包み，オーブンで焼いた料理．

① パラフィン紙を半分に折り，ハート型に切り取る．

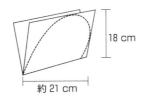

② 片面にバターを塗り，具材をのせる．

③ 半分に折り，少しずつ折り返しながら閉じる．

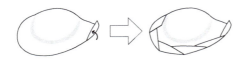

④ 上部にクロスの切込みを入れ開いて提供する．もしくは喫食者が開く．

図④　パピヨットの作り方と開き方

① アルミホイルにバターを塗り，中央に具をのせる．

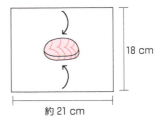

② 端同士を合わせて2回ほど折り合わせる．

③ 両端も折り込むかねじって閉じる．

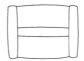 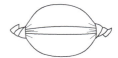

④ 上部を開いて提供する．もしくは喫食者が開く．

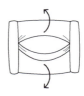

図⑤　パピヨットの作り方と開き方（簡易法）

いわしのハーブパン粉焼き　sardine à la mie de pain aromatique（仏）

エ 245 kcal　タ 16.8 g　脂 16.0 g　炭 6.3 g　塩 1.2 g

1. いわしは頭を落とし内臓をだしてきれいに洗い，手開きし（p.25参照），中骨を除く．塩，こしょうをする．
2. 衣の材料Aをよく混ぜる．
3. 耐熱容器に1のいわしを入れ，2の衣をのせる．オリーブ油を振りかける．
4. 200℃に予熱したオーブンで15分焼く．

材料（1人分）

いわし	80 g
塩	0.8 g
こしょう	少々
A { おろしにんにく	2 g
生パン粉	10 g
パセリのみじん切り	2 g
バジルのみじん切り	1 g
塩	0.1 g
こしょう	少々
オリーブ油	8 g

えびフライ　crevette frit（仏）

エ 334 kcal　タ 22.8 g　脂 19.8 g　炭 13.0 g　塩 1.6 g

1. えびは背わたを取り，尾の1節は残して殻をむく．尾の先端を切り取り水を抜き切りそろえる．腹側に2～3カ所切込みを入れて軽く伸ばす．酒と塩で下味をつける．
2. 1の水気を拭き取り，薄力粉，溶き卵，パン粉の順につける．180℃の油で揚げる．
3. タルタルソースを作る（p.67，「あじのムニエル」参照）．マヨネーズに，ゆで卵と野菜のみじん切りを加え混ぜ合わせる．
4. くし形切りレモンとパセリとともに盛りつける．

材料（1人分）

えび	80 g
酒	4 g
塩	0.8 g
薄力粉	8 g
卵	25 g
パン粉	8 g
揚げ油	10 g
（吸油率：えびの13%）	
タルタルソース { マヨネーズ	8 g
卵	3 g
ピクルス	2 g
玉ねぎ	3 g
パセリ	0.2 g
レモン	10 g
パセリ	1 g

コロッケ2種　croquettes（仏）

エ 485 kcal　タ 16.8 g　脂 32.7 g　炭 27.6 g　塩 2.2 g

1. ホワイトソースを作る．
   ① 鍋にバターを溶かして，ふるった薄力粉を入れる．
   ② 木じゃくしで手早く混ぜながら，焦がさないようにサラサラした状態になるまで炒める．
   ③ 混ぜながら牛乳を少しずつ加え，ダマにならないように溶きのばす．
   ④ 塩，こしょうで味を整え，適度な硬さに仕上げ冷ましておく．
2. 具を作る．
   〈かにとマッシュルームのクリームコロッケ〉
   ① かには水分，軟骨を取り除きほぐしておく．
   ② マッシュルームは，薄くスライスする．小鍋に白ワイン，バター，レモン汁，マッシュルームを入れ，蓋をして弱火で酒蒸しにする．
   〈鶏肉とゆで卵のコロッケ〉
   ① ささみは筋を取り，小鍋に入れて白ワインと塩を振り入れる．蓋をして弱火で酒蒸しにする．取りだして冷まして，繊維にそって細かくほ

材料（1人分）

〈かにとマッシュルームのクリームコロッケ〉

かに（缶詰）	15 g
マッシュルーム（生）	15 g
白ワイン	5 g
バター	1.5 g
レモン汁	0.5 g

〈鶏肉とゆで卵のコロッケ〉

鶏ささみ	15 g
白ワイン	1 g
塩	0.1 g
卵	15 g
ホワイトソース { バター	10 g
薄力粉	10 g
牛乳	100 g
塩	1 g
こしょう	少々

(「コロッケ 2 種」材料続き)

衣 { 薄力粉 ………… 10 g
　　 卵 ……………… 10 g
　　 生パン粉 ……… 10 g }

揚げ油 … 14 g（吸油率：具の 8％）

トマトソース {
　トマトの水煮（缶）・25 g
　にんにく ………… 1 g
　バジルの葉（生）… 1 枚
　フォン …………… 5 g
　オリーブ油 ……… 1 g
　塩 ………………… 0.3 g
　こしょう ………… 少々
　バター …………… 1 g
}

パセリ ………………… 3 g

　　ぐしておく．
　② 卵は固ゆでにし，みじん切りにする．
3 成形する．
　① ホワイトソースを 2 等分する．2 の具をそれぞれ混ぜ合わせる．
　② バットに広げ冷蔵庫で 10 分冷やす．
　③ 手にサラダ油（分量外）を少量をつけて，成形する（俵形，ボウル型など）．
4 衣をつける．
　① 薄力粉をまんべんなくつけ，余分な粉は軽く叩いて落とす．
　② 溶き卵，生パン粉の順につける．
5 175〜180 ℃に油を熱し，コロッケを鍋肌からそっと入れて揚げる．全体がきつね色程度に色づいたら，揚げ網ですくう．
6 トマトソースを作る．
　① にんにくとバジルはみじん切りにする．
　② 鍋にオリーブ油を入れてにんにくを炒め，トマトの水煮を加える．
　③ バジルを加え，フォンを加えて少し煮詰める．
　④ 裏ごしし，鍋に戻して軽く温め，塩，こしょう各少々で味を調える．バターを加えて混ぜる．
7 トマトソースを敷き，コロッケ 2 種を盛りつける．パセリを飾る．

（4）肉料理

ロールキャベツ　chou farci（仏）

エ 377 kcal　タ 21.2 g　脂 24.7 g　炭 16.1 g　塩 3.5 g

材料（1 人分）
キャベツ ……………… 100 g
{ 玉ねぎ ……………… 50 g
　サラダ油 …………… 6 g }
牛ひき肉 ……………… 80 g
{ 卵 …………………… 10 g
　パン粉 ……………… 10 g
　塩 …………………… 0.5 g
　ナツメグ …………… 少々
　こしょう …………… 少々 }
ブイヨン ……………… 250 g
ローリエ ……………… 1/2 枚
塩 ……………………… 1.5 g
こしょう ……………… 少々
パセリ（フリーズドライ，
　みじん切り）……… 少々
つまようじ …………… 2 本

1 キャベツはゆでておく．
2 玉ねぎはみじん切りにし，サラダ油で透き通るまで炒めて冷ます．
3 ボウルに牛ひき肉と 2 の玉ねぎ，卵，パン粉，塩，ナツメグ，こしょうを入れ，よく混ぜ，2 等分にする．
4 1 のキャベツで 3 を包み，巻き終わりをつまようじで止める．
5 鍋にブイヨンとローリエ，4 を入れてアクを取りながら 20 分煮る．塩とこしょうで味を調える．
6 器に盛り，パセリを振る．

ハンバーグステーキ　hamburg steak（英）
🅔 471 kcal　🅣 19.5 g　🅕 28.5 g　🅒 31.3 g　🅢 2.9 g

1. 玉ねぎはみじん切りにして，じっくり弱火で，バターであめ色になるまで炒めて冷ましておく．
2. 生パン粉は牛乳に浸しておく．
3. ひき肉に 1，2 と卵，調味料を加えてよく練り合わせる．人数分に分けて楕円形にまとめる．
4. フライパンにサラダ油を入れて熱し，3 を焼く．
    ①中火で両面に焦げ目をつけた後，弱火で蓋をして蒸し焼きにする（5〜6分）．
    ②シェリー酒でフランベにする．
5. マッシュルームソースを作る．
    ①マッシュルームを薄切りにし，バターで炒める．
    ②フライパンにバターを溶かし，薄力粉を茶色に色づくまで炒めてブラウンルウを作る．フォンで少しずつのばし，調味料を加える．1 を加える．
6. 皿を温めて，つけ合わせとともに盛りつけ，マッシュルームソースをかける．

〈キャロットグラッセ〉(carots glaze)
にんじんはシャトー（フットボールのような丸みを帯びた，細長い形）に切り，バターで炒め，ブイヨン，調味料を加え，汁気が少なくなるまで煮る．パセリを振りかける．

〈粉ふきいも〉(pommes de terre nature)
じゃがいもは四つ切りにしてゆでる．ゆで汁は捨てて，火にかけ，水分を飛ばして塩，こしょうする．鍋をゆすって，粉ふきにする．

材料（1人分）
牛ひき肉	56 g
豚ひき肉	24 g
玉ねぎ	25 g
バター	2.5 g
生パン粉	8 g
牛乳	8 g
卵	8 g
塩	0.8 g
ナツメグ	少々
サラダ油	3 g
シェリー酒	5 g

＜マッシュルームソース＞
生マッシュルーム	6 g
バター	1 g
フォン	50 g
薄力粉	3 g
バター	2 g
ケチャップ	10 g
塩	0.4 g
こしょう	少々

＜つけ合わせ＞
キャロットグラッセ
にんじん	40 g
バター	4 g
ブイヨン	30 g
砂糖	2 g
塩	0.2 g
こしょう	少々
パセリ	0.5 g

粉ふきいも
じゃがいも	75 g
塩	0.3 g
こしょう	少々

ビーフステーキ　steak de boeuf（仏）　beef steak（英）
🅔 591 kcal　🅣 13.2 g　🅕 52.0 g　🅒 12.9 g　🅢 2.4 g

1. レモンバターはバターをクリーム状に練り，レモンとパセリのみじん切りを練り込み，パラフィン紙で包んで冷やす．
2. つけ合わせを作る．
    ①しいたけは石づきを取り，バターで炒めて塩，こしょうする．
    ②じゃがいもは拍子木切りにし，水にさらす．よく水気を拭いて 170 ℃ の油で揚げる．塩，こしょうする．
3. 牛肉は筋切りをして軽く叩き，形を整え，塩，こしょうする．
4. サラダ油で 3 を好みの焼き加減に焼き，シェリー酒でフランベする．熱いうちにレモンバターをのせる．
5. グレービーソースを作る．
    フライパンに薄力粉とバターを入れ炒める．グレービー（ステーキの焼き

材料（1人分）
牛肉	80 g
塩	0.8 g
こしょう	少々
サラダ油	4 g
バター	4 g
シェリー酒	8 g

グレービーソース
薄力粉	2 g
バター	2 g
グレービー	30 g
トマトピューレー	6 g
塩	0.5 g
こしょう	少々

(「ビーフステーキ」材料続き)

レモンバター
- バター……… 8 g
- レモン汁…… 4 g
- パセリ……… 0.5 g
- パラフィン紙

＜つけ合わせ＞

しいたけソテー
- 生しいたけ…… 20 g
- バター………… 6 g
- 塩……………… 0.1 g
- こしょう……… 少々

フライドポテト
- じゃがいも…… 50 g
- 揚げ油………… 2 g
- (吸油率:じゃがいもの2%)
- 塩……………… 0.5 g
- こしょう……… 少々

クレソン…………………… 5 g

汁)，トマトピューレーを入れて，弱火で煮詰めてこす．塩，こしょうで味を調える．

6 温めた皿につけ合わせとともに盛りつけ，グレービーソースとクレソンを添える．

Point　フランベ

料理の最後の方で，アルコール度数の高い酒をフライパンに入れ，火をつけてアルコール分を飛ばす方法．料理の香りづけなどのために行う．

材料 (1人分)

- 鶏もも肉………………… 80 g
- 塩………………………… 0.5 g
- こしょう………………… 少々
- サラダ油………………… 4 g
- バター…………………… 8 g
- 白ワイン………………… 30 g
- 生クリーム……………… 30 g
- きのこ(エリンギ，しめじ，マッシュルームなど)… 80 g
- バター…………………… 4 g
- 塩………………………… 0.1 g
- こしょう………………… 少々
- パスタ…………………… 30 g
- バター…………………… 2 g
- 塩，こしょう…………… 各少々
- チャービル(セルフィーユ)・1枝

鶏肉のクリーム煮　poulet sauté à la crème (仏)

エ 589 kcal　タ 19.9 g　脂 41.5 g　炭 28.5 g　塩 1.0 g

1 鶏肉を一口大に切り，塩，こしょうする．
2 きのこは適宜切る．
3 鍋にサラダ油とバターを熱し，1の鶏肉を皮目から焼き，両面をきつね色に焼く．白ワイン，生クリームを加え，煮詰める．
4 フライパンにバターを熱し，マッシュルームを炒め，3に加える．塩，こしょうで味を調える．
5 つけ合わせのパスタを1%食塩水でゆでて，バターを絡めて塩，こしょうで味を調える．
6 温めた皿に，4と5を盛りつけ，チャービルを添える．

材料 (1人分)

- 牛肉(肩ロースまたはヒレ薄切り)……………… 60 g
- 薄力粉…………………… 6 g
- パプリカパウダー……… 少々
- 玉ねぎ…………………… 80 g
- マッシュルーム………… 30 g
- バター…………………… 12 g
- 白ワイン………………… 15 g
- フォン・ド・ヴォー…… 60 g
- 生クリーム……………… 30 g
- サワークリーム………… 18 g

ビーフストロガノフ　boeuf stroganoff (仏)　бефстроганов (露)

エ 484 kcal　タ 16.6 g　脂 38.3 g　炭 14.6 g　塩 2.1 g
※バターライス分は除いた．

1 牛肉は1 cm幅に切り，薄力粉とパプリカパウダーをまぶす．
2 玉ねぎとマッシュルームを薄切りにする．
3 鍋にバターを溶かし，2の玉ねぎをじっくり炒める．マッシュルームも加えてさらに炒め，玉ねぎと一緒にいったん取りだす．
4 3の鍋で，1の牛肉を軽く炒める．牛肉に軽く火が通ったら，3の玉ねぎとマッシュルームを戻す．
5 フォン・ド・ヴォーと白ワインを加え，弱火で5分ほど煮込む．

6 生クリームとサワークリームを加える．塩，こしょうで味を調える．
7 皿にバターライス（下記参照）とともに盛りつけ，クレソンを添える．

（「ビーフストロガノフ」材料続き）
塩 ………………………… 1.5 g
こしょう ………………… 少々
バターライス（左記参照）
クレソン ………………… 1枝

バターライス I　riz au beurre（仏）
エ 246 kcal　タ 2.8 g　脂 7.6 g　炭 39.8 g　塩 0.6 g

【炒める方法】
1 玉ねぎはみじん切りにし，オリーブ油でじっくり炒める．
2 ご飯を加えて炒める．
3 バターを加え，塩，こしょうで味を調える．
4 最後にパセリのみじん切りを混ぜる．

材料（1人分）
ご飯 ……………………… 100 g
玉ねぎ …………………… 30 g
オリーブ油 ……………… 4 g
バター …………………… 4 g
塩 ………………………… 0.5 g
こしょう ………………… 少々
パセリ …………………… 1 g

バターライス II　riz au beurre（仏）
エ 283 kcal　タ 3.9 g　脂 11.7 g　炭 37.9 g　塩 0.9 g

【炊く方法】
1 米は洗米しザルに上げ，水を切っておく．
2 玉ねぎはみじん切りにする．
3 鍋にオリーブ油とバターを入れ，2 の玉ねぎをじっくり炒め，さらに 1 の米を炒める．
4 炊飯器に，3，ブイヨン，白ワインとともに入れて炊き上げる．
5 炊き上がったら塩，こしょうで味を調え，パセリのみじん切りを混ぜる．

材料（1人分）
米 ………………………… 45 g
玉ねぎ …………………… 30 g
オリーブ油 ……………… 8 g
バター …………………… 4 g
ブイヨン ………………… 60 g
白ワイン ………………… 5 g
塩 ………………………… 0.5 g
こしょう ………………… 少々
パセリ …………………… 0.1 g

ミラノ風カツレツ　côtelette（仏）
エ 497 kcal　タ 22.6 g　脂 37.3 g　炭 13.6 g　塩 1.4 g

1 豚肉は筋を切り，肉叩きで裏表を叩いて 5 mm 厚さに均一にのばし，楕円形に整える．両面に塩，こしょうする．
2 生パン粉とパルメザンチーズを混ぜ合わせる．
3 卵をよく溶いておく．
4 肉の両面に，セモリナ粉，溶き卵，2 の順にまんべんなくつける．
5 フライパンにオリーブ油とバターを熱し，4 の肉を入れる．
6 フライパンをゆすりながら表面を 3～4 分，裏返して 4～5 分焼き上げる．
7 温めた皿に盛り，ルッコラとくし形に切ったレモンを添える．

材料（1人分）
豚肉（ロース） ………… 80 g
塩 ………………………… 0.8 g
黒こしょう ……………… 少々
衣 ┌ セモリナ粉 ………… 5 g
　 │ 卵 …………………… 25 g
　 │ 生パン粉 …………… 15 g
　 └ パルメザンチーズ … 5 g
オリーブ油 ……………… 12 g
バター …………………… 2.5 g
ルッコラ ………………… 6 g
レモン …………………… 10 g

Keyword
セモリナ粉
デュラム小麦をあらくひいた小麦粉．衣に使うとサクサクした食感にでき上がる．

ローストチキンⅠ　roast chicken（英）

材料（1人分）
- 鶏もも肉（骨つき1本）………… 100 g（正味 80 g）
- A
  - しょうゆ………… 18 g
  - はちみつ………… 10 g
  - みりん…………… 6 g
  - 酒………………… 5 g
- ＜つけ合わせ＞
- マッシュポテト
  - じゃがいも……… 80 g
  - 牛乳……………… 16 g
  - 生クリーム……… 6 g
  - バター…………… 2.5 g
  - 塩………………… 0.3 g
  - 白こしょう……… 適量
- ブロッコリー（小房に分けて適宜ゆでる）………………… 30 g
- ミニトマト（洗っておく）… 20 g
- クレソン（洗っておく）……… 5 g
- ＜飾りつけ＞
  - アルミホイル
  - マンシェット（ペーパーフリル）
    　図⑥参照
  - リボン

エ 359 kcal　**タ** 18.3 g　**脂** 16.9 g　**炭** 31.0 g　**塩** 2.9 g

1. 鶏もも肉は味が染み込みやすいように，フォークで裏表を2，3回刺しておく．
2. ビニール袋に1とAを入れ良く揉む（冷蔵庫で半日～1日漬け込む）．
3. 250℃のオーブンで皮目を上にして，網の上に置いて焼く（表10分，裏10分，表5分，裏5分）．途中焦げそうな場合はアルミホイルをかぶせる．
4. 漬け汁を小鍋に入れて適度に煮詰めてソースにする．
5. 鶏の足にアルミホイルを巻き，マンシェットをつけリボンで止める．
6. つけ合わせとともに盛りつける．ソースを添える．

＜つけ合わせ（マッシュポテト）＞
①じゃがいもは皮をむき5 mm厚さの半月切りにし，軟らかくなるまで煮る．熱いうちに裏ごす．
②鍋に戻して牛乳と生クリームを入れて，中火でもったりするまでよく練る．
③バターを加えて混ぜてから塩，こしょうで味を調える．

ローストチキンⅡ　roast chicken（英）

材料（1羽分：5～6人分）
- 鶏………………………… 1羽
- 塩………………… 鶏の重量の1％
- こしょう………………… 適宜
- 溶かしバター…………… 30 g
- 竹串
- 詰め物
  - ご飯……………… 110 g
  - 塩………………… 1 g
  - こしょう………… 適宜
- A
  - 鶏レバー………… 50 g
  - （牛乳………… 100 ml）
  - 塩………………… 0.5 g
  - こしょう………… 少々
  - バター…………… 10 g
- B
  - マッシュルーム… 50 g
  - バター…………… 10 g
- C
  - レーズン………… 25 g
  - むき甘ぐり……… 25 g
  - パセリ…………… 3 g
- 香味野菜
  - 玉ねぎ…………… 100 g
  - にんじん………… 75 g
  - セロリ…………… 50 g
  - にんにく………… 10 g

（1羽分）**エ** 2760 kcal　**タ** 191.3 g　**脂** 135.4 g　**炭** 178.5 g　**塩** 16.4 g

1. 鶏は首の骨を切り落とし，余分な脂肪を除いて，腹の中をよく洗って拭き，塩，こしょうする．
2. 詰め物を作る．
   ごはんとA，B，Cを混ぜ，塩・こしょうする．
   A：鶏レバーは，牛乳に10分浸けて臭みを抜く．水気を拭き，1 cm角に切り，塩，こしょうしてバター10gで炒める．
   B：マッシュルームは四つ割りにし，バター10 gで炒める．
   C：レーズンは熱湯をかけておく．むき甘ぐりは四つ割り，パセリはみじん切りにする．
3. 1の鶏に2を詰めて竹串でとじる．
4. 首の皮を背の方に引っぱって竹串で止める．手羽先を回して固定する．
5. 塩，こしょうをして，溶かしバターを表面全体に塗る．
6. 香味野菜の玉ねぎ，にんじん，セロリは薄切り，にんにくは潰す．
7. つけ合わせのじゃがいもは四つ割りにして下ゆでする．トマトはヘタを除いて横半分に切る．芽キャベツは根元に隠し包丁を入れて下ゆでしておく．
8. 天板に6を敷き，5の鶏をのせて，周囲につけ合せの7を置く．鶏の上下左右を返しながら約45分焼く（オーブンは予熱しておく．始めの15分は250 ℃，後は180 ℃）．途中出た脂をスプーンですくいながらかけ，

① 18 cm × 9 cm の紙を用意する．

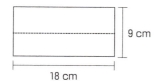

② 上部を 5 mm ずらして半分に折る．

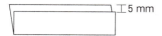

③ 3 mm 幅に約 3 cm 長さの切込みを入れる．

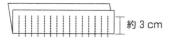

④ 端をそろえて裏返す．

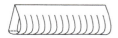

⑤ 鶏の脚の太さに合わせて巻き，リボンでしばる．

図⑥　マンシェットの作り方

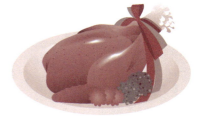

盛りつけ例

乾燥を防ぐ．もも肉の内側に竹串を刺して，澄んだ汁が出てくれば焼き上がり．
9 焼き上がった鶏とつけ合わせを，別のもう 1 枚の天板に置き，火を消したオーブン内で保温する．
10 8 の天板は直火にかけ，フォン，白ワインを入れて少し煮詰める．小鍋にこし入れ，塩，こしょうで味を調えソースにする．
11 鶏の足にアルミホイルを巻き，マンシェットをつけリボンを巻いて止める（図⑥）．
12 大皿につけ合わせとともに盛りつけ，ソースを添える．切り分けていただく．

(「ローストチキンⅡ」材料続き)
フォン …………………… 70 g
白ワイン ………………… 50 g
塩 ………………………… 0.5 g
こしょう ………………… 少々
つけ合わせ ｛ じゃがいも … 300 g
トマト ……… 300 g
芽キャベツ … 150 g
クレソン …… 25 g
飾りつけ ｛ アルミホイル
マンシェット
（ペーパーフリル）
リボン

（5）野菜料理

野菜サラダ　salade de légumes（仏）
Ⓔ 102 kcal　Ⓣ 1.1 g　脂 8.2 g　炭 6.2 g　塩 0.4 g

材料（1人分）
- サニーレタス …………… 15 g
- レタス ……………………… 15 g
- きゅうり …………………… 20 g
- ミニトマト ………… 30 g（3個）
- ドレッシング
  - サラダ油 ……… 8 g
  - アップルビネガー …………… 5 g
  - 玉ねぎ（すりおろし）…… 3 g
  - 塩 …… 0.3～0.4 g
  - 砂糖 … 0.3～0.4 g
  - こしょう ……… 少々
- スイートコーン（缶）……… 10 g

1. サニーレタスとレタスは流水でよく洗い，一口大に手でちぎる．きゅうりは板ずりをし，縦縞模様に皮をむき薄い輪切りにする．冷水に浸す．ミニトマトは横半分または 1/4 に切る．
2. ドレッシングを作る．ガラスまたはホーローのボウルに，アップルビネガー，玉ねぎ，塩，砂糖，こしょうを入れ，泡立て器でよく混ぜる．サラダ油を少しずつ混ぜる．
3. 水気を切った野菜を，ドレッシング1/2量で軽くあえて盛りつける．スイートコーンを散らす．残りのドレッシングは好みでかける．

フルーツサラダ　salade de fruits（仏）
＜フルーツサラダ＞ Ⓔ 68 kcal　Ⓣ 0.6 g　脂 0.2 g　炭 17.7 g　塩 0 g
＜ヨーグルトソース＞ Ⓔ 23 kcal　Ⓣ 0.4 g　脂 0.4 g　炭 4.7 g　塩 0 g
＜ドレッシング＞ Ⓔ 102 kcal　Ⓣ 0.0 g　脂 10.0 g　炭 2.8 g　塩 0.6 g

材料（1人分）
- りんご ……………………… 30 g
- キウイフルーツ …………… 20 g
- バナナ ……………………… 10 g
- （レモン汁 ………………… 1 g）
- みかん（缶）……………… 20 g
- 干しぶどう ………………… 6 g
- ヨーグルトソース
  - プレーンヨーグルト … 12 g
  - はちみつ ……… 5 g
- ドレッシング
  - サラダ油 …… 10 g
  - レモン汁 …… 3 g
  - はちみつ …… 3 g
  - 塩 …………… 0.6 g
  - レモン皮 …… 0.5 g

1. 果物の下処理をする．果物は季節に合わせて適宜使用する．
   ①りんごは，皮つきのまま，いちょう切りにする．
   ②キウイフルーツは皮をむいて，いちょう切りにする．
   ③バナナは 3 mm 厚さの輪切りにし，レモン汁であえる．
   ④みかん（缶）は汁気を切る．
   ⑤干しぶどうはぬるま湯で戻す．
2. ヨーグルトソースまたはドレッシングを作る．
3. *1* の果物を *2* のどちらかであえて盛りつける．

シーザーサラダ　césar salade（仏）　caesar salad（英）
Ⓔ 138 kcal　Ⓣ 4.2 g　脂 9.0 g　炭 10.5 g　塩 1.2 g

材料（1人分）
- ロメインレタス …………… 40 g
- ルッコラ …………………… 5 g
- ミニトマト ………………… 20 g
- フランスパン ……………… 10 g
- にんにく …………………… 1 g
- ドレッシング
  - マヨネーズ …… 8 g
  - レモン汁 ……… 3 g
  - 牛乳 …………… 3 g
  - パルメザンチーズ …… 2 g
  - オリーブ油 …… 1 g
  - 砂糖 ………… 0.7 g
  - 塩 …………… 0.7 g
  - 黒こしょう … 少々
- パルメザンチーズ ………… 3 g

1. ロメインレタスは手でちぎって氷水にさらす．ルッコラも水にさらす．
2. ミニトマトは半分に切る．
3. クルトンを作る．
   ①スライスしたフランスパンの断面に，半分に切ったにんにくの断面をこすりつけ，香りをつける．
   ②トーストして，小さめの一口大に割っておく．
4. ドレッシングを作る．ボウルに 3 で使用したにんにくをすりおろしたものとドレッシングの材料を入れ，混ぜる．
5. 野菜を器に盛りつけて，ドレッシングをかけ，クルトン，パルメザンチーズをトッピングする．

トマトサラダ salade de tomate（仏）

🔥 124 kcal 🅣 2.9 g 🅟 10.0 g 🅒 5.8 g 🅢 0.6 g

1. トマトは湯むきし，種を除きながら 1 cm 角に切る．
2. きゅうりは縦縞に皮をむき，1 cm 角に切る．
3. *1* と *2* を冷やす．
4. ドレッシングの材料を混ぜ合わせる．食べる直前に，トマト，きゅうり，カッテージチーズを合わせてサラダ菜を敷いた器に盛り，ドレッシングをかける．

Point トマトの湯むき
トマトのへたの反対側に十文字の切り込みを入れ，沸騰した湯に入れる．切り込みを入れたところの皮がはがれてきたら，冷水に浸けて冷やす．はがれたところから皮をむく．

材料（1 人分）
- トマト ……………………… 70 g
- きゅうり …………………… 20 g
- カッテージチーズ ………… 15 g
- ドレッシング
  - オリーブ油 …… 9 g
  - りんご酢 …… 6 g
  - 塩 …………… 0.4 g
  - こしょう …… 少々
  - 粒マスタード‥ 1 g
  - 砂糖 ………… 少々
  - パセリみじん切り …………… 1 g
- サラダ菜 …………………… 10 g

コールスロー cole lent（仏） coleslaw（英）

🔥 93 kcal 🅣 0.7 g 🅟 8.1 g 🅒 4.3 g 🅢 0.1 g

1. 野菜はすべてジュリエーヌ（せん切り）にし，氷水で冷やす．
2. ドレッシングを作る．
3. 食べる直前に，*1* を水切りし，ドレッシングであえる．

材料（1 人分）
- キャベツ …………………… 25 g
- きゅうり …………………… 10 g
- レッドオニオン …………… 10 g
- ピーマン …………………… 8 g
- にんじん …………………… 4 g
- ドレッシング
  - サラダ油 …… 8 g
  - アップルビネガー …… 6 g
  - おろし玉ねぎ‥ 1 g
  - トマトケチャップ …… 3 g
  - カイエンペッパー …… 少々

野菜マリネ marinade de légumes（仏）

🔥 30 kcal 🅣 0.3 g 🅟 1.6 g 🅒 3.8 g 🅢 0.3 g

1. にんじんは 5 cm 長さのせん切りにして，サッとゆでる．
2. 大根，きゅうり，セロリも 5 cm 長さのせん切りにする．
3. パプリカは 5 cm 長さの薄切りにする．
4. *1*～*3* をボウルに入れ，塩を加えて混ぜ，しんなりさせる．
5. *4* に A を加え，味がなじむまで混ぜる．冷蔵庫で冷やす．

材料（1 人分）
- にんじん …………………… 7 g
- 大根 ………………………… 25 g
- きゅうり …………………… 7 g
- セロリ ……………………… 7 g
- パプリカ …………………… 7 g
- 塩 …………………………… 0.3 g
- A
  - 酢 …………… 5 g
  - レモン汁 …… 1.5 g
  - オリーブ油 …… 1.5 g
  - 砂糖 ………… 1 g

Point 野菜マリネ
冷蔵庫で 1 週間程度保存できる．

マカロニサラダ　salade de macaroni（仏）

エ 233 kcal　タ 6.8 g　脂 14.8 g　炭 17.4 g　塩 0.7 g

材料（1人分）
- マカロニ……………… 20 g
- 玉ねぎ………………… 15 g
- きゅうり………………… 15 g
- サラミソーセージ……… 10 g
- 卵……………………… 10 g
- マヨネーズ……………… 12 g
- サラダ菜………………… 4 g

1. マカロニをゆでる．
2. 玉ねぎは薄切りにして塩少々（分量外）でもみ，水にさらした後しっかり絞る．
3. きゅうりは薄い輪切りにして塩少々（分量外）でもみ，しんなりとしたら，しっかり絞る．
4. サラミソーセージは，せん切りにする
5. 卵は固ゆでにし，殻をむいて粗く刻む．
6. ボウルに 1～5 を入れ，マヨネーズを加えてあえる．
7. サラダ菜とともに盛りつける．

ポテトサラダ　salade de pommes de terre（仏）

エ 162 kcal　タ 2.1 g　脂 12.2 g　炭 11.4 g　塩 0.5 g

材料（1人分）
- じゃがいも……………… 50 g
- 酢………………………… 2 g
- 玉ねぎ…………………… 10 g
- きゅうり………………… 5 g
- にんじん………………… 10 g
- ハム……………………… 5 g
- マヨネーズ……………… 15 g
- 塩……………………… 0.1 g
- こしょう………………… 少々

1. じゃがいもは皮つきのまま，竹串がスッと通るくらいまでゆでる．
2. 1 を熱いうちに皮をむき，あらめに潰し，酢を混ぜあら熱をとる．
3. 玉ねぎは薄切りにして，水にさらした後よく絞っておく．きゅうりは薄い輪切りにする．
4. にんじんはいちょう切りにしてゆでておく．
5. ハムは短冊切りにする．
6. 2, 3, 4, 5 とマヨネーズを加えて全体をよくあえる．
7. 塩，こしょうで味を調える．

マセドアンサラダ　salade de macedoine（仏）

エ 158 kcal　タ 1.5 g　脂 11.5 g　炭 12.6 g　塩 0.8 g

材料（1人分）
- じゃがいも……………… 50 g
- にんじん………………… 30 g
- きゅうり………………… 20 g
- 塩……………………… 0.5 g
- こしょう………………… 少々
- マヨネーズ……………… 15 g

1. じゃがいもとにんじんは 1 cm の角切り（マセドアーヌ，macedoine）にし，ゆでる．
2. きゅうりも 1 cm の角切りにする．
3. 1 と 2 を合わせて冷蔵庫で冷やす．
4. 塩，こしょうで味つけをし，マヨネーズであえる．

ラタトゥイユ　ratatouille（仏）

エ 157 kcal　タ 2.2 g　脂 12.3 g　炭 10.6 g　塩 1.0 g

材料（1人分）
- 玉ねぎ…………………… 25 g
- パプリカ（赤，黄）…… 各 10 g
- なす……………………… 50 g
- ズッキーニ……………… 50 g
- トマト…………………… 30 g
- トマト（缶，ダイスカット）… 25 g
- にんにく（みじん切り）…… 2 g
- タイム（生）…………… 1/5 枝

1. 玉ねぎは薄切り，パプリカはせん切り，なすとズッキーニは 1 cm の輪切りにする．
2. トマトは湯むきし，大き目の乱切りにする．
3. 鍋にオリーブ油 1/2 量を熱し，にんにく，タイム，赤とうがらし，玉ねぎを炒める．塩 1/2 量を入れ，パプリカも加える．

4 *2* のトマトとトマト缶を加えてさらに炒める．
5 フライパンでオリーブ油 1/2 量を熱し，ズッキーニとなすを炒める．
6 *4* に *5* を入れて合わせながら，塩 1/2 量を加えさらに炒める．
7 赤とうがらしとタイムを取り除き，弱火で 10 〜 15 分ほど煮込む．
8 器に盛り，パセリを振る．

(「ラタトゥイユ」材料続き)
赤とうがらし……………… 1/4 本
オリーブ油 ………………… 12 g
塩 ……………………………… 1 g
パセリ（フリーズドライ．みじん切り）……………………… 少々

ポテトコロッケ　croquette（仏）

エ 464 kcal　タ 12.0 g　脂 25.8 g　炭 44.8 g　塩 2.6 g

1 じゃがいもは皮つきのままゆでる．熱いうちに皮をむき，木べらでつぶす．
2 玉ねぎはみじん切りにして油でじっくり炒める．ひき肉を入れてさらに炒める．塩，こしょうをする．
3 *1* と *2* を合わせて牛乳を加えて，硬さを調整する．
4 *3* を 2 等分にし，半量にカレー粉を混ぜる．
5 手に油を少量塗り，2 種類をそれぞれ 1 個ずつ成型する．
6 薄力粉，溶き卵，パン粉の順につけ，170 〜 180 ℃の油できつね色に揚げる．
7 つけ合わせ
　①キャベツをせん切りにし，冷水にさらしてよく水を切る．
　②きゅうりは板ずりし，斜め薄切りに切る．
　③ミニトマトを花かごにする．
8 ケチャップソースを作る．
9 つけ合わせとともに盛りつけ，*8* を添える．

材料（1人分）
じゃがいも ………………… 100 g
玉ねぎ ……………………… 30 g
サラダ油 …………………… 1 g
牛ひき肉 …………………… 30 g
塩 …………………………… 1 g
こしょう …………………… 少々
牛乳 ………………………… 5 g
カレー粉 ………………… 0.5 g
薄力粉 ……………………… 10 g
卵 …………………………… 10 g
パン粉（細びき） ………… 10 g
揚げ油 …… 13 g（吸油率：材料の 8％）
ケチャップソース ｛ ウスターソース ……… 12 g　ケチャップ.. 10 g
＜つけ合わせ＞
キャベツ …………………… 30 g
きゅうり …………………… 20 g
ミニトマト ………………… 20 g
パセリ ……………………… 3 g
マヨネーズ ………………… 4 g

Point ミニトマトの花かご

ミニトマトの頭頂中央に 3 カ所の切り込みを，半分くらいまで縦に入れる．中央部分を切らないように，左右から水平に切り込んで，切り落とす．中をくり抜いて，マヨネーズを詰めてパセリを差し込む．

（6）卵料理

ゆで卵　oeuf à la coque（仏）　boild egg（英）

エ 83 kcal　タ 6.8 g　脂 5.7 g　炭 0.2 g　塩 0.2 g

1 鍋に常温の卵を入れ，卵が浸かるくらいの水を入れる．
2 中火にかけ，初めの 2 分程度は静かに菜箸で転がし，黄身が中心にくるように固める．
3 沸騰したら弱火にして微沸騰状態を保ちながら，半熟卵の場合は 5 〜 7 分，固ゆで卵の場合は 12 分ゆでる．
4 ゆで上がったらすぐに冷水にとり，冷めたら殻をむく．

材料（1人分）
卵 …………………… 55 g（1 個）

温泉卵　oeuf mollets（仏）

🅔 83 kcal　🅣 6.8 g　🅕 5.7 g　🅒 0.2 g　🅢 0.2 g

材料（1人分）
卵 ……………………… 55 g（1個）

Point　温泉卵を作るときのコツ
ザルに入れたまま鍋に入れると，割れにくい．

1. 鍋（ミルクパン）にお湯を沸かし70 ℃に保つ．常温の卵をザルに入れ，ザルごと鍋の中に入れ，蓋をして約20分おく．
2. 冷水にとって冷ます．

ポーチドエッグ　œufs pochés（仏）　poached egg（英）

🅔 83 kcal　🅣 6.8 g　🅕 5.7 g　🅒 0.2 g　🅢 0.2 g

材料（1人分）
卵 ……………………… 55 g（1個）
塩（水に対し 0.8～1％）
酢（水に対し 2～3％）

1. 鍋に水を入れ沸騰させる．塩と酢を入れ，火を弱めて微沸騰状態を保つ．
2. 小さめのボウルに卵を割り入れ，1 の鍋に静かに落とす．
3. 卵黄の周囲に卵白を寄せるようにして形作りながらゆでる．卵白が固まってきたらそのまま2～3分加熱する．
4. 網じゃくしなどですくって冷水にとる．
5. はみだした卵白を切って形を整え，水気を拭く．

目玉焼き　oeuf poéle（仏）　fried egg（英）

🅔 203 kcal　🅣 13.6 g　🅕 15.3 g　🅒 0.4 g　🅢 1.4 g

材料（1人分）
卵 ……………………… 110 g（2個）
サラダ油 ………………………… 4 g
水 ………………………………… 10 g
塩 …………………………………… 1 g
こしょう ………………………… 少々
パセリ ……………………………… 1 g

1. 小さめのボウルに卵を割り入れる．
2. フライパンにサラダ油を熱し，1 を入れる．
3. 白身が半熟になったら水を入れ，フライパンに蓋をして黄身が半熟になるまで蒸す．
4. 器に盛りつけ，塩，こしょうをかけ，パセリを添える．

スクランブルエッグ　œufs brouillé（仏）　scrambled egg（英）

🅔 287 kcal　🅣 13.9 g　🅕 23.9 g　🅒 1.5 g　🅢 1.4 g

材料（1人分）
卵 ……………………… 110 g（2個）
塩 ……………………………… 0.8 g
こしょう ………………………… 少々
バター …………………………… 10 g
生クリーム ……………………… 10 g
ミニトマト ……………………… 10 g
パセリ ……………………………… 1 g

1. 卵をよく溶きほぐし，塩，こしょうをし，こす．
2. フライパンにバターを溶かし，1 の卵を入れる．
3. 全体をフライパンの外側から中心へ向かって，木じゃくしで卵を集めるように混ぜながら火を通す．
4. とろりとしてきたら生クリームを加えて，さっと混ぜて火を消す．
5. 温めた皿に盛りつけ，ミニトマト，パセリを添える．

オムレツ　omelette（仏）　omelet（英）

🅔 291 kcal　🅣 14.8 g　🅕 19.9 g　🅒 10.7 g　🅢 2.4 g

材料（1人分）
卵 ……………………… 110 g（2個）
牛乳 ……………………………… 10 g
塩 ……………………………… 0.8 g
こしょう ………………………… 少々
バター …………………………… 10 g
トマトケチャップ ……………… 30 g
キャベツ ………………………… 30 g
パセリ ……………………………… 1 g

1. 卵を軽く溶きほぐし，牛乳，塩，こしょうを入れて，よく混ぜ卵液を作る．
2. フライパンにバターを溶かし，1 の卵液を一気に入れる．
3. 外から中へ向かって大きく混ぜる．
4. 全体が半熟になったら，いったん火からおろし，向こう側にフライパンを

傾け，折り返すようにまとめる．
5 再び火にかけ，フライパンの柄を叩きながら形を整え皿に盛りつける．
6 トマトケチャップ，せん切りキャベツとパセリを添える．

（7）パン料理

バターロール buttered roll（英）

🅔 302 kcal 🅣 9.2 g 🅕 5.7 g 🅒 51.1 g 🅢 1.1 g

1 バター以外の材料をボウルに入れてこねる．
2 ある程度まとまってきたら，さいの目に切ったバターも入れてこね上げる．
3 一次発酵：きれいに丸めてボウルに入れ，ラップフィルムをして 28～30 ℃で 2～2.5 倍になるまで約 45 分間発酵させる．
4 ガス抜き：ボウルからだし，軽くこねてガスを抜く．
5 分割・丸め，ベンチタイム：2 等分に分割して丸め，硬く絞った濡れ布巾をかけて 10～15 分休ませる．
6 生地を長めのしずく型に伸ばして，めん棒で太い部分の生地をのばす（右図参照）．
7 成形：太い方の生地からクルクルとゆるめに巻く．とじ目は下にする．
8 二次発酵：天板にのせて，36～38 ℃で 2 倍くらいになるまで約 10 分発酵させる．
9 焼成：二次発酵後，溶き卵を塗り 180 ℃のオーブンで 15～18 分焼く．

材料（2個分）
- 強力粉 ………………… 60 g
- 塩 ………………………… 1 g
- 砂糖 ……………………… 6 g
- スキムミルク …………… 3 g
- 卵 ………………………… 5 g
- 水 ………………………… 30 g
- イースト … 1.2 g（小麦粉の 2％）
- 無塩バター ……………… 5 g

溶き卵（ドリュール）……… 適宜

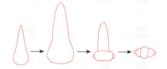
Point バターロールの成形

サンドイッチ sandwich（英）

🅔 547 kcal 🅣 19.3 g 🅕 28.4 g 🅒 53.1 g 🅢 2.5 g

1 食パンにからしバターを塗る（p.63，「カナッペ」参照）．
2 卵は固ゆでにし，荒みじんに切り，塩とマヨネーズであえて食パンに挟む（A）．
3 ツナ缶とセロリのみじん切りをマヨネーズであえて挟む（B）．
4 レタスと斜め薄切りにしたきゅうり，ハムを食パンに挟む（C）．
5 作ったサンドイッチは，ラップフィルムに包んで軽く重しをして落ち着かせた後，適宜切り分ける（図⑦）．
6 ミニトマト，パセリとともに盛りつける．

材料（1人分）
- 食パン ………………… 108 g
  （サンドイッチ用 6 枚）
- バター …………………… 9 g
- 練りがらし …………… 0.5 g
- A
  - 卵 …………………… 30 g
  - 塩 …………………… 0.2 g
  - マヨネーズ …………… 5 g
- B
  - ツナ（缶）………… 20 g
  - セロリ ……………… 10 g
  - マヨネーズ …………… 5 g
- C
  - レタス ……………… 15 g
  - きゅうり …………… 10 g
  - ハム ………………… 10 g
- ミニトマト ………… 10 g（1 個）
- パセリ …………………… 2 g

 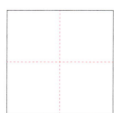  

図⑦　サンドイッチの切り方（例）

B. L. T. サンドイッチ　BLT（bacon, lettuce, tomato）sandwich（英）

エ 400 kcal　タ 12.0 g　脂 18.2 g　炭 47.9 g　塩 1.7 g

材料（1人分）
- 食パン（8枚切り2枚）……… 90 g
- バター ……………………… 4 g
- トマト ……………………… 100 g
- レタス ……………………… 20 g
- ベーコン …………………… 20 g
- タルタルソース
  - マヨネーズ ……… 4 g
  - ピクルス ………… 1 g
  - 卵 ………………… 2 g
  - 玉ねぎ …………… 2 g
  - パセリ …………… 0.1 g
- クレソン …………………… 5 g

1. トマトは薄切りにする．レタスは洗っておく．余分な水気を拭いておく．
2. ベーコンはフライパンでカリカリに焼く．
3. パンの片面にバターを塗り，オーブントースターでこんがり焼く．
4. タルタルソースを作る（p.67,「あじのムニエル」参照）．
5. *3*のパン1枚にベーコン，トマト，レタスの順にのせる．もう1枚にタルタルソースを塗り，のせる．
6. 軽く重しをして落ち着かせる．
7. 三角形に4等分してピックで止める．レースペーパーを皿に敷き，クレソンとともに盛りつける．

ガーリックトースト　bruschette ブルスケッタ（伊）　garic toast（英）

エ 447 kcal　タ 7.9 g　脂 29.2 g　炭 37.0 g　塩 1.5 g

材料（1人分）
- バゲット …………………… 60 g
- にんにく …………………… 3 g
- オリーブ油 ………………… 12 g
- トマトのブルスケッタ
  - トマト ……… 25 g
  - バジル ……… 1 g
  - オリーブ油 … 12 g
  - 塩 …………… 0.1 g
  - こしょう …… 少々
- たらこのブルスケッタ
  - たらこ ……… 7 g
  - バター ……… 5 g
  - にんにく …… 1.5 g
  - こしょう …… 少々
  - あさつき …… 1 g

1. スライスしたバゲットに，にんにくをこすりつけて香りをつけ，オリーブ油を塗って，こんがり焼く．
2. トマトは湯むきしてマセドアーヌ（1 cm角）に切り，ジュリエーヌ（せん切り）にしたバジル（飾り用を残す），オリーブ油，塩，こしょうと混ぜ合わせる．
3. たらこは薄皮を取り，バター，にんにくのすりおろしたもの，こしょうと混ぜ合わせる．
4. *1*のパンの上に，*2*をのせて，飾り用のバジルをのせる（トマトのブルスケッタ）．
   *3*をのせて，小口切りのあさつきをのせる（たらこのブルスケッタ）．

🍷 Keyword
ブルスケッタ
イタリア料理でガーリックトーストのこと．

ピロシキ　piroshik（英）　пирожки（露）　ロシア風揚げパン

エ 467 kcal　タ 15.4 g　脂 20.2 g　炭 52.1 g　塩 1.2 g

材料（1人分）
- 皮
  - 強力粉 …………… 40 g
  - 薄力粉 …………… 20 g
  - ドライイースト …… 1 g
  - 砂糖 ……………… 2 g
  - 牛乳 ……………… 25 g
  - 無塩バター ……… 3 g
  - 塩 ………………… 0.5 g
  - 卵 ………………… 5 g

1. 具を作る．以下の①，②，③，④を混ぜ，塩，こしょうで調味する．
   ①玉ねぎはみじん切りにして，バターで炒める．
   ②ひき肉を入れ，さらに炒める．
   ③はるさめは戻して1 cm長さに切る．
   ④卵は固ゆでにしてみじん切りにする．
2. 皮を作る．
   ①ボウル（大）に強力粉と薄力粉を合わせて2回ふるう．
   ②①の中央をくぼませ，ドライイースト，砂糖，人肌に温めた牛乳，バター，塩，卵を入れ，耳たぶくらいの軟らかさになるまでよくこねる．
   ③一次発酵：②を丸くまとめ，湯で濡らして硬く絞った布巾をかけて，

3 西洋料理のレシピ　83

　　　28～30℃で2～2.5倍になるまで約45分発酵させる．
　　④ガス抜き：③をこねる．
　　⑤ベンチタイム：濡れ布巾をかぶせて10分ほど休ませる．
　　⑥成型：棒状にして人数分に切り分け，めん棒で直径8～10 cmの円形
　　　に伸ばす．具を包み，半円状に成型する．
　　⑦二次発酵：36～38℃で約10分発酵させる．
3　170℃の油で揚げる．

（「ピロシキ」材料続き）

具 ｛ 玉ねぎ……………30 g
　　 合びき肉…………25 g
　　 バター……………3 g
　　 はるさめ…………2 g
　　 卵…………………20 g
　　 塩…………………0.5 g
　　 こしょう…………少々

揚げ油‥6 g（吸油率：皮の10%）

ピザ　pizza　napolitana　（伊）

　　＜ソースマリナーラ＞　エ 376 kcal　タ 6.2 g　脂 17.7 g　炭 45.1 g　塩 1.2 g
　　　　　　　　＜A＞　エ 254 kcal　タ 16.4 g　脂 18.6 g　炭 4.3 g　塩 1.4 g
　　　　　　　　＜B＞　エ 75 kcal　タ 8.1 g　脂 3.7 g　炭 2.2 g　塩 0.8 g

1　ピザ生地を作る．
　①ボウルに中力粉を2回ふるう．
　②①の中央をくぼませ，ドライイースト，上白糖，人肌に温めた牛乳，
　　オリーブ油，塩を入れ，耳たぶくらいの軟らかさになるまでよくこねる．
　③一次発酵：②を丸くまとめ，湯で濡らして硬く絞った布巾をかけて，
　　40℃の湯せんで約45分発酵させる．
　④ガス抜き：③を軽くこねる．
　⑤成型：2本の棒状にしてそれぞれを人数分に切り分け，めん棒で直径
　　22 cmの円形に伸ばす．
2　ソースマリナーラを作る．
　①トマトは湯むきして刻む．にんにくは薄切りにする．
　②鍋にオリーブ油を熱してにんにくを炒め，トマト，ローリエ，調味料
　　を入れて煮詰める．
3　具の準備
　①A：サラミ，玉ねぎは薄切り，ピーマンは薄い輪切りにする．
　②B：いかは皮をむき輪切り，玉ねぎ，マッシュルームは薄切りにする．
4　1の上に2を塗り，3のAまたはBの具を並べこしょうを振る，200℃
　のオーブンで約10分焼く．

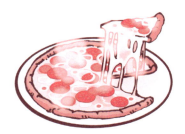

材　料　（1枚分）
中力粉……………………50 g
ドライイースト……………1 g
上白糖……………………1 g
牛乳………………………20 g
オリーブ油………………12 g
塩…………………………0.5 g

ソース
マリナーラ ｛ トマト……………70 g
　　　　　　にんにく…………0.5 g
　　　　　　オリーブ油………4 g
　　　　　　白ワイン…………5 g
　　　　　　ローリエ…………1/5 枚
　　　　　　ケチャップ………6 g
　　　　　　塩…………………0.5 g
　　　　　　こしょう…………少々

A ｛ モッツァレラチーズ
　　　　　　……………60 g
　　 サラミ……………15 g
　　 アンチョビ………5 g
　　 玉ねぎ……………10 g
　　 ピーマン…………10 g

B ｛ えび………………20 g
　　 あさりむき身(缶)……10 g
　　 いか（胴）………10 g
　　 玉ねぎ……………20 g
　　 マッシュルーム(生)…10 g
　　 バター……………4 g
　　 こしょう…………少々

Keyword
ソース・マリナーラ
トマト，にんにく，オリーブ油などのみで作るトマトソースの一種．

（8）米・めん料理

ビーフカレー　curry de boeuf（仏）　curry and rice（英）

🅔 715 kcal　🅣 19.0 g　🅟 29.0 g　🅒 89.2 g　🅢 3.6 g

材料（1人分）

- ｛牛肉（ランプ）……………55 g
- 　塩………………………………0.5 g
- サラダ油…………………………4 g
- 玉ねぎ……………………………70 g
- にんじん…………………………25 g
- じゃがいも………………………25 g
- ブイヨン…………………………135 g
- ローリエ…………………………1/5 枚
- フルーツチャツネ………………2 g
- りんご……………………………5 g
- 塩…………………………………1 g
- こしょう…………………………少々
- ルウ｛
  - 玉ねぎ……………………15 g
  - にんにく…………………0.4 g
  - しょうが…………………3 g
  - バター……………………5 g
  - カレー粉…………………2 g
  - 薄力粉……………………10 g
  - 牛乳………………………15 g
  - 赤ワイン…………………4 g
  - ウスターソース…………2 g
  - ガラムマサラ……………適量
- ターメリックライス｛
  - 米…………80 g
  - 水…………120 g
  - ターメリック……0.5 g
  - バター……………5 g
  - 塩…………………1 g
  - こしょう…………少々
- アーモンドスライス……………1 g
- パセリ……………………………1 g

1 ターメリックライスを作る.
　①米を洗い，ザルに上げ水を切る.
　②鍋にバターを熱して①の米をバターで炒める．ターメリック，塩，こしょうを入れてよく混ぜ，炊き上げる．

2 ルウを作る．
　①ルウ用の野菜をみじん切りにし，バターで炒める．
　②別のフライパンで薄力粉を空炒りして色をつける．弱火でじっくりと 10〜15 分程度炒める．
　③①に②を入れて合わせ，カレー粉を入れる．
　④半量のブイヨンを少しずつ入れ，のばしていく．

3 牛肉に分量の 1％の塩とカレー粉（分量外：適量）をまぶし，炒めて取りだす．

4 玉ねぎはくし形切り，にんじんは 1 cm 角，じゃがいもは一口大にして炒める．

5 半量のブイヨンとローリエも入れる．

6 *5* の材料が軟らかくなったら，ローリエを取りだし，チャツネとおろしたりんご，*2* のルウ，塩（半量），ガラムマサラを加え煮込む．*3* の牛肉を適宜入れる．

7 味を見ながら，牛乳，ウスターソース，赤ワイン，こしょう，塩（半量）を加える．

8 盛りつける．オーブンでローストしたアーモンドスライスとパセリをトッピングする．

パエリア　riz a la valencierne（仏）　paella（西）

🅔 336 kcal　🅣 18.8 g　🅟 6.1 g　🅒 47.6 g　🅢 2.1 g

1. 材料の下処理
   ① 米を洗い，ザルに上げ水を切る．
   ② 玉ねぎとにんにくは，みじん切りにする．ピーマンは種とへたを取って1 cm角，マッシュルームは縦にスライスし，さやいんげんはゆでて1 cm幅に切る．
   ③ 鶏肉は2 cm角，いかは皮をむき輪切りにする．えびは尾と1節を残して殻を取り，背わたを取っておく．
   ④ あさりとムール貝は殻をよく洗っておく．
   ⑤ ミニトマトは横半分に切る．レモンはくし形に切っておく．
2. フライパンにオリーブ油を熱し，玉ねぎ，にんにく，種を除いた赤とうがらし，サフラン，鶏肉，マッシュルームを炒める．
3. 米を入れて軽く炒めた後，白ワイン，ブイヨン，トマトソースを加えて混ぜ，塩で味を調える．
4. いか，えび，あさり，ムール貝，ピーマン，さやいんげんを彩り良く並べる．
5. 強火で5分加熱し，蓋をして弱火で15分加熱する．そのまま少し蒸らす．
6. パセリ，ミニトマト，レモンをのせる．

材料（1人分）

米	50 g
玉ねぎ	20 g
にんにく	1 g
ピーマン	15 g
マッシュルーム	5 g
さやいんげん	10 g
鶏もも肉（皮なし）	20 g
いか（胴）	20 g
えび	20 g（1尾）
あさり（殻つき2個）	20 g（正味8 g）
ムール貝（殻つき1個）	20 g（正味12 g）
白ワイン	10 g
ブイヨン	60 g
トマトソース（塩分1％未満のもの）	30 g
オリーブ油	4 g
赤とうがらし	1/5 本
サフラン	0.1 g
塩	1 g
ミニトマト	10 g（1個）
パセリ	1 g
レモン	10 g

スパゲッティ・ミートソース　spaghetti with meat sause（英）

🅔 601 kcal　🅣 21.6 g　🅟 25.2 g　🅒 65.9 g　🅢 1.8 g

1. ミートソースを作る．
   ① にんじん，玉ねぎ，にんにく，セロリはみじん切り，マッシュルームはスライスする．
   ② 鍋にバターを溶かし，にんにく，玉ねぎを炒める．
   ③ にんじん，セロリ，マッシュルームを入れて炒め，最後にひき肉をほぐしながら炒める．
   ④ 野菜がしんなりしてきたら，赤ワインを入れて少し煮詰め，薄力粉を振り入れて良く炒める．
   ⑤ トマト，トマトピューレー，ブイヨン，ローリエを入れて煮込む．
   ⑥ 塩，こしょうで味を調える．
2. スパゲッティをゆでる．
   ① ソースのでき上がりに合わせてゆでる．ゆで時間はパッケージの表示を参考にする．
   ② 湯の量は，スパゲッティの6〜7倍とし，湯の1％塩分濃度となるように塩を加える．
   ③ 沸騰したらスパゲッティを鍋全体に広がるように入れて，手早く手で押さえながら湯に沈めてゆで始め，沸騰状態を保つ程度の火加減でゆでる

材料（1人分）

スパゲッティ（乾）		70 g
（塩　　ゆで水の1％塩分）		
オリーブ油		4 g
ミートソース	牛ひき肉	50 g
	バター	10 g
	にんじん	10 g
	玉ねぎ	20 g
	にんにく	2 g
	セロリ	10 g
	マッシュルーム	10 g
	薄力粉	5 g
	赤ワイン	15 g
	トマト	40 g
	トマトピューレー	40 g
	ブイヨン	70 g
	塩	1 g
	こしょう	少々
	ローリエ	1/5 枚
パルメザンチーズ		3 g
パセリ（アッシュ）		1 g

> **Point パスタとスパゲッティ**
> イタリア発祥のめん類全体がパスタで，パスタにはスパゲッティ，マカロニ，ペンネなどが含まれる．

（初めにひと混ぜして，スパゲッティ同士がくっつかないようにする）．
④アルデンテ（芯が若干残る程度）にゆでる．表示時間の少し前に1本つまんで硬さをみる．指の腹でつぶして弾力があり，切り口に細い芯が残る状態がアルデンテである．
⑤ザルに上げてオリーブ油を絡めておく．
3 器に2を盛りつけ，1のミートソースをかける．パルメザンチーズとパセリをのせる．

スパゲッティ・ボンゴレ spaghetti vongole（伊）

エ 398 kcal　タ 12.1 g　脂 13.6 g　炭 55.4 g　塩 1.4 g

材料（1人分）
スパゲッティ（乾）………… 70 g
（塩 ………… ゆで水の1％塩分）
あさり（殻つき5個）
　　　　　………… 100 g（正味 40 g）
にんにく ………………… 1.5 g
玉ねぎ …………………… 3 g
ドライトマト …………… 15 g
オリーブ油 ……………… 12 g
塩 ………………………… 0.5 g
ルッコラ ………………… 5 g

1 スパゲッティをゆでる（ソースの仕上がり時間と合わせる．p.85 参照）．
2 フライパンを熱して，よく洗って水を切ったあさりと湯大さじ1を入れ，貝の口が開くまで蓋をして蒸し煮にする．
3 にんにくはつぶし，玉ねぎはみじん切りにする．ドライトマト（熱湯で5分つけて戻す）はせん切りにしておく．ルッコラは洗っておく．
4 鍋にオリーブ油と3のにんにく，玉ねぎを入れて火にかけ，色づくまで弱火で炒め，ドライトマトを加える．塩で味を調える．
5 4の鍋に2のあさりを蒸し汁ごと入れて手早く炒め合わせる．
6 5に1のスパゲッティを加えて，手早く混ぜ合わせ，盛りつける．ルッコラをあしらう．

4章 中国料理

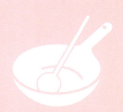

1　中国料理のおいしさとは

中国料理のおいしさは「医食同源」にある

　人間の60兆個の細胞は，日々食べて身体の中に摂取したもので更新されている．そのことを意識すると，身体に良くないものを取り入れないこと，季節や体調に合わせた料理を食べることの大切さを改めて思いだす．

　だがしかし，毎日の生活全般が簡便・迅速志向に向かっている現代社会では，家庭内において罪悪感を伴いながら身体に良くないかもしれないと感じながらも，簡便・迅速な調理を選んでいる状況が多いようである．

　おいしさの研究において，身体に不足している栄養成分を含むものはおいしく感じるという生理的要素は，おいしさの四つの要素の中の一つである．本来，人間は体に必要なものを食べたいと感じて，また季節や体調により身体に取り入れた方がいいと感じる食材などはわかるものである．知らず知らずのうちに鈍感になってしまった現代人は，医食同源思想を料理に盛り込む中国料理に，身体に染みわたるようなおいしさを感じるだろう．これはおいしさの生理的な要素によるものであると考えられる．

中国料理では油やうま味が多く使われる

　さらに，中国料理には，油やうま味が他の国の料理より多く使われる場合が多い．油やうま味を含む食べ物のおいしさはやみつきになる要素である．

　このように，中国料理は人間が感じるお

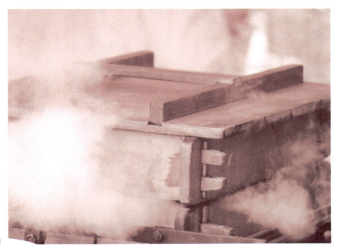

イメージ図

いしさの根源的な要素である，生理的要素と報酬効果の要素を兼ね備えた，実に頼もしい料理である．

中国料理　料理人のレシピ

麻婆豆腐
（マーボォドウフー）

1. 豆腐を 1 cm 角の大きさにカットし水気を切る．
2. 鍋を火にかけサラダ油を入れ，豚ひき肉を炒める．
3. A を加え炒め，B を加えて 1 の豆腐を入れ 2～3 分弱火で煮込む．
4. 味を調え，水溶き片栗粉でとろみをつけ，ごま油を加える．
5. 器に盛り，粉ざんしょうと白ねぎをのせる．

材料（1人分）
- 絹ごし豆腐 ……… 350 g（1丁）
- 豚ひき肉 ………… 100 g
- サラダ油 ………… 大さじ1
- A
  - 豆板醤 ………… 10 g
  - おろしにんにく … 8 g
  - おろししょうが … 8 g
  - 甜麺醤 ………… 10 g
- B
  - しょうゆ ……… 45 g
  - 上白糖 ………… 15 g
  - チキンスープ … 200 g
- 粉ざんしょう ……… 適量
- 白ねぎ（みじん切り） … 適量
- 水溶き片栗粉 ……… 適量
- ごま油 …………… 大さじ2

黒醋咕咾肉（黒酢の酢豚）
（ヘイツゥグーラオロウ）

1. 豚ロース肉は一口大に切る．
2. A の調味料を，しょうゆ，こしょう，溶き卵，片栗粉の順に加え，豚肉に下味をつける．
3. 160～170 ℃の油に 2 の豚肉を一切れずつ落として揚げる．色がついてきたら強火で油を高温に熱し，カリッと揚げる．
4. 鍋に油大さじ 2（分量外）を熱し，一口大に切ったパイナップル，ねぎ，ピーマンを炒める．
5. 別の鍋に B を入れて煮立たせ，4 の鍋に注ぎ，沸騰したら水溶き片栗粉でとろみをつける．
6. 5 に揚げ立ての豚肉を入れ，サッとからませて盛りつける．

Point 作り方の注意点①
各調味料は加えるたびによく混ぜる．

Point 作り方の注意点②
手早く作るように注意すること．野菜の下ごしらえ，甘酢たれの用意，豚肉の下調理を事前にすませて，一気に仕上げることが重要である．

材料（4人分）
- 豚ロース肉 ……… 300 g
- パイナップル …… 1/2 個
- ピーマン ………… 3 個
- ねぎ ……………… 1 本

＜豚肉下味用＞
- A
  - しょうゆ ……… 少々
  - こしょう ……… 少々
  - 溶き卵 ………… 1 個
  - 片栗粉 ………… 大さじ3

＜甘酢たれ用＞
- B
  - 黒酢 …………… 50 g
  - 酢 ……………… 100 g
  - しょうゆ ……… 100 g
  - 砂糖 …………… 150 g
  - 水 ……………… 100 g
  - はちみつ ……… 50 g
  - 老抽王 ………… 25 g

Keyword
老抽王（ラオチョウワン）
中国しょうゆ．色が濃く，粘りけがあり，とろみと甘味がある．

2 中国料理の特徴

(1) 中国料理の特徴
　中国は，東西南北に広大な国土をもつ．地理的条件の違いにより，地域ごとの気候，風土の差が著しく，歴史，政治，経済，文化的な背景にも相違が見られる．そのため，人々の嗜好，食文化，地域で生みだされる料理には地域ごとに特色が見られる．

●調理上の特徴
①調理の手法
　調理法の種類は多く，揚げ物，炒め物などの短時間高温加熱の調理法，煮込みや蒸し物などの時間をかける調理法などさまざまである．さらに，でんぷんで表面を覆い，油通しを行ってから炒めるなどの複合調理も多く，また，でんぷんでたれや汁に濃度をつけて仕上げることも多い．いずれも衛生的であり，少ない調理器具（中華鍋，蒸籠（ジョンロン），中華包丁）で合理的に調理するため，栄養素の損失が少ない．油脂を多用するが，高温調理のために脂っこさを感じさせにくい．

　料理の色，香り，味（塩味，酸味，甘味，苦味，辛味など）には，濃淡や変化をつけ，テクスチャーには剛柔などの違いを味わうことができ，同じような料理の仕上がりにならないような工夫がある．

②食材
　古くから流通や備蓄のために乾物などが多用され，戻して調理してきた．例としては，香茹（シャングウ），筍干（シュンカン），木耳（ムアル），銀耳（イヌアル），搾菜（ザーツァイ），燕窩（エンカ），魚翅（ユイチー），海参（ハイシェヌ），乾鮑（ガンパオ），乾貝（ガンベイ），干蝦（ガンシィア）（蝦米（シイアミー）），干牡蠣（ハイチョピイ），海蜇皮（ピータン），皮蛋，鹹蛋（シェンタン）（塩漬け卵）などがあり，生とは異なる食感を味わえる．また，ねぎ，しょうが，大蒜（にんにく）など香辛野菜を多用するほか，特有の香り，刺激成分，薬効を有する食材，ラード，ごま油，オイスターソース，辣油（ラーユ）などの調味料を使用する．1品に使用する食材の数が多いことも特徴である．食品は食べられる部分をすべて利用するので，無駄がなく，経済的である．

③供食形態
　1人分の器に料理が盛りつけられているのではなく，円卓を囲う全員分の料理が一つの大皿に盛られて供される．少量ずつ取って回す形式で，1種類の料理を多く食べるのではなく，少しずつ多種類をいただく．時間をおいて順に運ばれてくるので，冷めることが少なく，料理の味を変化させず，適温で供される．

(2) 中国料理の分類
　中国料理は，黄河，長江，珠江（しゅこう）という三つの大河川流域を中心に発達し

たが，その特徴から，北方系，東方系，西方系，南方系の四つの系統に分類される（表①）．

表① 中国料理の分類

分類	特徴	おもな料理
（北方系） 北京料理	北京料理は，寒冷で乾燥した黄河流域で発達した．味は濃厚で油脂を使用した料理が多い．小麦の産地で，包子，餅，饅頭，めんなどの粉食が多く，羊などの肉類，豆製品，ねぎ，にんにくが多用される．清朝時代に宮廷料理が完成し，今も満漢全席の伝統を受け継いだ料理が残る．	北京ダック 葱焼海参（ツォンシャオハイシェン） 水餃子 烤羊肉（カオヤンロウ） 包子，めん 中華饅頭
（東方系） 上海料理	上海料理は，気候が温暖な長江の下流域で発達した．海に面し，湖沼が多いので，えび，かになどの魚介類を使った料理が多く，米，野菜などにも恵まれる．味つけは素材そのもののうま味を生かしたものもあるが，油，砂糖，しょうゆを使った甘辛いものが多い．上海蟹，蝦籽海参は，珍貴な食材を使った上海料理である．	上海蟹（シャンハイシェ） 小籠包（ショウロンポウ） 揚州炒飯（ヤンジョウチャオファン） 八宝鴨（パーパオヤー） 東坡肉（トンポーロウ） 油淋鶏（ヨウリンジー） 蝦子大烏参（シャーズダーウーシェン）
（西方系） 四川料理	四川料理は，長江上流域にある広くて肥沃な盆地（天府之国）で発達した料理である．厳しい寒さの地域と湿度が高く暑い地域が存在する．ねぎ，にんにくのほか，とうがらしや花椒（四川山椒）などの香辛料を多用した麻辣味（マーラーウェイ）が特徴である．銀耳や竹蓀（チクソン）などの山菜や搾菜などの漬物の産地でもある．	麻婆豆腐 回鍋肉 担々麺 酸辣湯 棒棒鶏 搾菜
（南方系） 広東料理	広東料理は，南中国の沿岸部の温暖な地域で発達した．「食在広州（食は広州にあり）」といわれるが，魚介類，農作物などの食材が豊富で，味つけは淡泊である．点心を食べながらお茶を飲む飲茶の習慣がある．貿易や流通の拠点で，古くから諸外国との交流が盛んで，西洋の影響が強く，蛋撻（ダンタツ）（カスタードクリームのエッグタルト）などの菓子があり，トマトケチャップなどの調味料も使用される．	点心 酢豚 滑蛋炒韮黄 八宝菜 叉焼肉 芙蓉蟹 紅焼排翅（ホンシャオパイチー） 清湯燕窩（チンタンエンカ）

3 中国料理のレシピ

（1）前菜（チェンツァイ）

前菜には，**冷葷**（ロンホン）（冷たい前菜）と**熱葷**（ローホン）（温かい前菜）がある．一般には冷葷のみが多いが，**大筵席**（ダーイェンシ）では冷葷の後に熱葷を出す．冷葷の調理法には，拌（バン）（生または加熱後冷却したものを調味料であえる），炝（ピンイン）（加熱後漬けて冷やす），腌（イェン）（漬ける），酔（ズイ）（酒漬け），臘（ラー）（塩漬け），蒸（ジョン）（蒸す），烤（カオ）（直火焼き），燻（シュン）（燻製），凍（ドォン）（ゼリー寄せ）などがある．

Keyword
大筵席（ダーイェンシ）
大宴席のこと．一般の宴席では6〜8種の品数だが，大宴席では前菜，本菜ともに品数が多く，12〜16種が提供されることもある．

花椒炝黄瓜（きゅうりのあえ物）
（ホワジャオチャンホングワ）

エ 54 kcal　タ 0.7 g　脂 3.1 g　炭 6.1 g　塩 0.7 g

1. きゅうりは板ずりして洗い，縦 1/4 に切り，皮全体に斜めに切り込みを入れ，長さ 5 cm に切る．
2. にんにくはみじん切りにする．
3. 赤とうがらしの種を取り，輪切りにする．
4. 熱した鍋にサラダ油，赤とうがらし，にんにくを入れて加熱し，赤とうがらしの色が変わったらきゅうりも加えてサッと炒める．
5. A の材料を入れたボウルで 4 を入れてそのまま冷やし，花椒をかけて仕上げる．

材料（1 人分）
- きゅうり ……………… 50 g
- 塩 ……………………… 0.5 g
- にんにく ……………… 1 g
- 赤とうがらし ………… 1/6 本
- 油 ……………………… 2 g
- A
  - しょうゆ ………… 1.5 g
  - 酢 ………………… 6 g
  - 砂糖 ……………… 4 g
  - ごま油 …………… 1 g
- 花椒（粉）…………… 少々

🍷 Keyword
花椒
中国原産のミカン科の植物．山椒は日本原産のミカン科で，種類は違う．花椒は山椒よりも香りと辛味が強い．

皮蛋（ピーダン）

エ 22 kcal　タ 1.4 g　脂 1.7 g　炭 0.1 g　塩 0.2 g

1. 皮蛋は，泥などの汚れを洗い落とし，殻をむき，くし形に 6 等分する．
2. 皿に盛り，パセリを添え，しょうゆをかけて供する．

材料（1 人分）
- 皮蛋 …………… 10 g（1/6 個）
- パセリ ………………… 1 g
- しょうゆ …………… 1～2 滴

🍷 Keyword
皮蛋
アヒルの卵または鶏卵の殻の表面にアルカリ性の木灰，泥などを塗ったもの．殻内部への浸透により卵のたんぱく質が変性し，卵白の部分は黒褐色になりゲル化し，卵黄は濃緑色になる．表面の泥を水で湿らせて除き，水洗後に殻を除き，四～六分割に切って供する．前菜として用いられるほか，粥や豆腐に添えられることもある．

蘿蔔海蜇皮（大根とくらげのあえ物）
（ルオボーハイジェピー）

エ 39 kcal　タ 2.1 g　脂 1.1 g　炭 5.5 g　塩 1.0 g

1. 塩くらげは塩抜きし，長さ 3 cm に切ってゆで，冷水にとる．
2. 大根ときゅうりは，長さ 3 cm のせん切り，トマトは薄切りにする．
3. ボウルに A の材料を入れてたれを作る．
4. 3 にくらげ，大根，きゅうりを入れてあえる．
5. 皿にトマトの薄切りを並べ，4 を盛りつける．

材料（1 人分）
- 塩くらげ ……………… 20 g
- 大根 …………………… 25 g
- きゅうり ……………… 30 g
- トマト ………………… 30 g
- A
  - 酢 ………………… 6 g
  - しょうゆ ………… 7 g
  - 砂糖 ……………… 1.5 g
  - ごま油 …………… 1 g

棒棒鶏（バンバンジー）

エ 99 kcal　タ 10.0 g　脂 4.6 g　炭 4.3 g　塩 0.8 g

材料（1人分）
- 鶏肉（胸）……………… 40 g
- 酒 ……………………… 1.5 g
- 白ねぎ ………………… 1 g
- しょうが ……………… 0.5 g
- きゅうり ……………… 30 g
- トマト ………………… 25 g
- しょうが，にんにく …… 各 0.5 g
- A
  - 砂糖 ………………… 0.6 g
  - しょうゆ …………… 6 g
  - 酢 …………………… 1.5 g
  - ごま油 ……………… 0.5 g
  - 赤とうがらし ……… 0.1 g
  - 練ごま ……………… 3 g
- サラダ菜 ……………… 10 g

1. 鶏肉に酒を振りかけ，みじん切りした白ねぎ，しょうがをのせて，蒸し器で30分蒸し，冷めたら手で細く裂く．
2. きゅうりは板ずりしてから，せん切りにする．
3. トマトはへたを取り，くし形に切る．
4. しょうがとにんにくはすりおろす．
5. ボウルに4のしょうが，にんにく，Aの材料を入れてたれを作る．
6. 器にサラダ菜を盛り，その上に，1の鶏肉，2のきゅうり，3のトマトを盛り，供する直前にたれをかける．

叉焼肉（焼き豚）（チャーシャオロウ）

エ 61 kcal　タ 7.0 g　脂 2.0 g　炭 3.2 g　塩 0.6 g

材料（1人分）
- 豚肉（もも・ブロック）…… 30 g
- 白ねぎ ………………… 1 g
- しょうが ……………… 0.5 g
- にんにく ……………… 0.5 g
- A
  - しょうゆ …………… 3.5 g
  - 酒 …………………… 1.5 g
  - 砂糖 ………………… 0.9 g
  - 大茴香（ウイキョウ）………… 少々
- 香菜（シャンツァイ）………… 5 g
- トマト ………………… 25 g
- 練りがらし …………… 適量

1. 豚肉にタコ糸を巻き，成形する．白ねぎ，しょうが，にんにくはみじん切りにする．
2. ボウルにAの調味料を入れて混ぜ合わせ，1を入れ，冷蔵庫で1時間漬け込む．
3. 2の豚もも肉を200℃に予熱したオーブンに入れ，2の漬け汁をときどきハケで塗りながら，金串を刺したときに肉汁が透明になるまで30分程度焼く．
4. 冷めてからタコ糸を取り除いて薄切りにし，香菜，トマト，練りがらしを添える．

涼拌茄子（リャンバンチェズ）

エ 30 kcal　タ 1.1 g　脂 0.9 g　炭 5.1 g　塩 0.5 g

材料（1人分）
- なす ……………………… 75 g
- 青じそ …………………… 1 枚
- しょうが ………………… 1 g
- にんにく ………………… 0.5 g
- A
  - しょうゆ ……………… 3.5 g
  - 酢 ……………………… 3.5 g
  - 砂糖 …………………… 0.6 g
  - ごま油 ………………… 0.8 g
  - 豆板醤 ………………… 0.2 g

1. 蒸気が上がった蒸籠（ジョンロン）で，なすを約10分間蒸し，ザルに入れて冷まし，皮をつけたまま竹串を使って縦に8～10本に割く．
2. 青じそはせん切り，しょうが，にんにくはみじん切りする．
3. Aの材料でたれを作り，2のしょうが，にんにくも混ざる．1のなすにたれをかけ，青じそを散らす．

Point 蒸籠

蒸籠の竹の編み目から蒸気がうまく逃げるため，水滴が落ちる心配がない．代わりに蒸し器を使っても良い．

魚香木耳(ユイシャンムウアル)(豚肉ときくらげの香りあえ)

🔥 124 kcal　タ 6.3 g　脂 6.9 g　炭 8.6 g　塩 1.2 g

1. きくらげを戻して石づきを取る．豚肉，きくらげ，にんじん，ピーマン，たけのこをせん切り，しょうが，にんにくをみじん切りにする．トマトはくし形に切る．
2. Aの材料でたれを作る．
3. 鍋にごま油を熱し，1のしょうが，にんにくを入れ，弱火で炒める．にんにくの香りが出てきたら，豚肉を加えて炒める．にんじんを炒めてから，きくらげ，たけのこ，ピーマンを加えて炒める．
4. 3に2のたれを加えて，調味する．
5. Bの材料で水溶き片栗粉を作り，とろみをつけて仕上げる．
6. 皿に盛りつけ，トマトと香菜を添えて仕上げる．

材料 (1人分)

豚肉（薄切り）	30 g
きくらげ（乾）	2 g
にんじん	10 g
ピーマン	10 g
たけのこ（水煮）	5 g
しょうが	1 g
にんにく	0.5 g
ごま油	1 g
A ┌ 酒	5 g
├ 魚醤	5 g
├ 砂糖	2 g
└ 酢	2 g
B ┌ 片栗粉	2 g
└ 水	5 g
トマト	25 g
香菜	2 g

茶葉蛋(チャーイエダン)(卵の紅茶煮)

🔥 82 kcal　タ 6.6 g　脂 5.2 g　炭 1.2 g　塩 2.7 g

1. 卵を水から火にかけ，沸騰後8分間ゆでて，ゆで卵を作る．
2. 冷水に取り，スプーンの背で叩いてひび割れを作る．
3. 鍋にひびの入った卵，水，紅茶，塩，五香粉を入れて約20分間煮詰め，冷めるまで漬けておく．
   ※茶葉には紅茶のほかにウーロン茶，プーアル茶，ジャスミン茶などを使うことがある．

材料 (1人分)

卵	50 g (1個)
水	80 g
紅茶	2 g
塩	2.5 g
五香粉	0.02 g
花椒塩	少々

🍷 **Keyword**
五香粉(ウーシャンフェン)
大茴香（八角），小茴香（フェンネルの実），桂皮（シナモン），丁香（クローブ），花椒（四川山椒），陳皮（乾燥したみかんの皮）などの粉末を混合した中国の香辛料．

(2) 大菜(ダーツァイ)(大件(ダージェン))

前菜の後に出される主要な料理で，炒菜(チャオツァイ)（炒め物），煎菜(ジェンツァイ)（煎り物），炸菜(ジャツァイ)（揚げ物），蒸菜(ジェンツァイ)（蒸し物），炖菜(メェンツァイ)（煮物），煨菜(ウェイツァイ)（煮込み料理），烤菜(カオツァイ)（直火焼き），溜菜(リュウツァイ)（あんかけ），拌菜(バヌツァイ)（あえ物，酢の物），湯菜(タンツァイ)（スープ）などのことである．代表的なものは，頭菜(トウツァイ)とよばれて大菜の最初にだされ，宴席の等級（格）により，燕窩(イェンウオ)（アナツバメの巣），魚翅(ユイチー)（フカヒレ），海参(ハアイシエン)（干しなまこ），干鮑（干しあわび）などの特殊な材料が使われる．

コースにより，その他の料理の種類や品数も異なる．たとえば，燕窩席(イェンウオシ)にはアナツバメの巣を用いた料理を供する．最上級のコースなので，前菜には冷葷，熱葷合わせて8品が供される．頭菜には燕窩料理，それに続いて魚翅料理，焼烤(シャオカオ)（仔豚の丸焼き），季節の点心2品，アヒルの丸焼き，駝峯炙（ラクダのこぶ）の煮物，鯉料理などの高級魚料理，湯葉，飯または粥，鹹菜(カンツァイ)（デザート）4品，生の果物とドライフルーツ各2品，茶が2

種以上供される．いずれも，材料や切り方に変化をもたせ，汁気の有無，味の濃淡を取り合わせ，さまざまな調理法で供される．例外もあるが，基本的には，甘味よりも塩味，肉料理よりも魚料理，煮物よりも揚げ物が先に供される．また，野菜は後に，湯(タン)は最後に供されることが多い．

材料（1人分）
鶏肉（骨付き）……………100 g
A ┌ しょうゆ……………5 g
　├ 酒………………………5 g
　├ しょうが……………1 g
　└ にんにく……………0.5 g
片栗粉………………………5 g
揚げ油………………………適量
レモン………………………1/6 個
パセリ………………………適量
花椒塩(ホワジョウエン)……………………適量

乾炸子鶏塊（若鶏から揚げ）　カンチャア ズ ジークァイ　炸菜（揚げ物）
エ 239 kcal　タ 17.2 g　脂 14.3 g　赤 7.0 g　塩 1.0 g

1. しょうがとにんにくはすりおろす．レモンをくし形に切る．
2. 鶏肉は 4 cm 角くらいのぶつ切りにし，A の調味料でもみ込み，冷蔵庫で 30 分以上漬ける．
3. 味がなじんだら片栗粉をまぶす．
4. 中華鍋に油を入れて 150 ℃に熱し，3 の鶏肉を入れて中まで火を通して取りだし，次に 180～190 ℃に油温を上げ，再び鶏肉を入れて，表面がカラリとするまで揚げ，油を切る．
5. 器に盛り，レモン，パセリをあしらい，花椒塩を添える．

材料（1人分）
春巻きの皮……………24（2枚）
豚肉（もも）…………………20 g
春雨（乾）……………………2 g
にんじん……………………5 g
たけのこ（水煮）……………10 g
乾しいたけ…………………1 g
もやし………………………15 g
にら…………………………3 g
しょうが……………………1 g
ごま油………………………1 g
A ┌ 砂糖……………………0.5 g
　├ しょうゆ……………1 g
　├ 酒………………………2 g
　├ 塩………………………0.2 g
　├ オイスターソース……2 g
　└ しいたけの戻し汁……40 g
水溶き小麦粉………………適量
揚げ油………………………適量
パセリ………………………2 g
からし………………………少々
しょうゆ……………………少々

炸春捲（春巻き）　チャーチュンデュエン　炸菜（揚げ物）
エ 148 kcal　タ 7.7 g　脂 3.8 g　赤 19.7 g　塩 0.7 g

1. 春雨は戻す．乾しいたけは戻して石づきを取る．もやしは芽と根を取る．
2. 豚もも肉は細切りにする．にんじん，たけのこをせん切りにする．春雨，もやし，にらを 3 cm に切る．しょうがはみじん切りにする．
3. 鍋にごま油，しょうがのみじん切りを入れて香りが立ったら豚肉を加えて炒める．
4. にんじん，たけのこ，しいたけ，もやし，にら，春雨を加えて手早く炒める．
5. A を加えて煮詰め，水分を飛ばす．
6. バットに広げて，具を冷まし，等分する．
7. 春巻きの皮に一つ分の具をのせて巻き，巻き止まりに水溶き小麦粉を塗る．
8. 揚げ油を 180 ℃に熱し，巻き止まりを下にして，表面が色づくまで揚げる．
9. 斜め半分に切り，小房に分けたパセリをあしらい，からしじょうゆを添える．

Point　春雨の戻し方
水に入れて加熱し，沸騰後火を止め，好みの軟らかさにする．歯ごたえが良い状態になり，アルファ化の度合い，透明度も高い．
春雨の戻し方は用途によって異なる．鍋ものなど，加水再加熱する場合は，下準備として①沸騰水に入れて 1 分間加熱し，直ちに取りだす，②水で戻す，などの方法もある．

青椒牛肉絲（ピーマンと牛肉の炒め物） 炸菜（炒め物）

エ 157 kcal　タ 12.6 g　脂 7.6 g　炭 8.4 g　塩 0.9 g

1. 牛肉を細切りにし，ボウルに入れ，Aで下味をつける．片栗粉は最後に入れてもみ込む．
2. ピーマンは縦に半分に切り，種を取り，せん切りに，たけのこは3 cmの長さのせん切りにする．もやしは，芽と根を取り2等分する．白ねぎ，しょうが，にんにくはみじん切りにする．
3. 鍋に油を入れて熱し，白ねぎ，しょうが，にんにくを加え，香りを油に移し，牛肉を加えて火を通し，取りだす．
4. 次に，ピーマン，たけのこ，もやしを入れて中火で炒める．
5. ピーマン，たけのこ，もやしに火が通ったら牛肉を鍋に戻し，Bの調味料を入れて，強火で一気に炒める．
6. ごま油で風味をつけ，器に盛る．

材料（1人分）

- 牛肉（もも薄切り） 50 g
- A ┌ 酒 1 g
　　└ しょうゆ 2 g
- 片栗粉 2 g
- ピーマン 50 g
- もやし，たけのこ（水煮） 各10 g
- 油 4 g
- 白ねぎ 2 g
- しょうが 1 g
- にんにく 0.5 g
- B ┌ オイスターソース 2 g
　　├ 酒 3 g
　　├ 鶏がらスープの素 0.2 g
　　├ しょうゆ 2 g
　　└ 砂糖 1 g
- ごま油 1 g

八宝菜（五目野菜の炒め煮） 炸菜（炒め物）

エ 184 kcal　タ 15.0 g　脂 10.5 g　炭 6.5 g　塩 1.1 g

1. 豚肉（薄切り）は長さ3 cmに切る．
2. えびは，殻と背わたを取り，水気を切る．こういかは格子に切り込みを入れ，食べやすい大きさに切る．えびとこういかには，酒を振りかける．
3. 白菜は短冊切りにし，軸の部分は食べやすい大きさにそぎ切りにする．にんじんは皮をむき，3 cm程度の長さの斜め薄切りにする．たけのこも薄切りにする．乾しいたけは水で戻し，せん切りにする．さやえんどうは筋を取って，斜め半分に切り，塩ゆでする．しょうがはすりおろす．
4. うずら卵は水からゆで，沸騰後約5分ゆでて冷水にとり，殻をむく．
5. 中華鍋を熱し，油としょうがを入れて香りをだし，えびといかを入れて火が通ったら取りだす．次に豚肉を炒め，火が通ったら取りだす．
6. 白菜，にんじん，たけのこ，しいたけを炒め，Aの合わせ調味料を加える．ゆでたうずら卵を加えて煮，えび，いか，豚肉を入れる．最後にさやえんどうを入れて火を通す．
7. Bの材料で水溶き片栗粉を作り，6に回し入れて混ぜ，とろみをつけて仕上げる．

材料（1人分）

- 豚肉（薄切り） 30 g
- えび，こういか 各20 g
- 酒 1 g
- 白菜 40 g
- にんじん 5 g
- たけのこ（水煮） 20 g
- 乾しいたけ 1/2枚
- さやえんどう 5 g
- うずら卵 1個
- 油 4 g
- A ┌ しょうが 2 g
　　├ しょうゆ 1.2 g
　　├ 塩 0.6 g
　　├ 砂糖 0.8 g
　　├ 湯（スープ） 30 g
　　└ 酒 1 g
- B ┌ 片栗粉 2 g
　　└ 水 4 g
- ごま油 1 g

珍珠丸子（豚肉団子のもち米蒸し） 蒸菜（蒸し物）

エ 254 kcal　タ 14.3 g　脂 12.5 g　炭 19.4 g　塩 0.7 g

1. もち米を洗って，1時間以上水に浸け，ザルに上げて，水を切る（一晩水に浸けると，蒸したときに米粒が立つ）．
2. たけのこ，水で戻した乾しいたけ，青ねぎはみじん切り，しょうがはすりおろす．ボウルに，豚ひき肉，たけのこ，しいたけ，青ねぎ，しょうがと

材料（1人分）

- もち米 20 g
- 豚ひき肉 70 g
- たけのこ（水煮） 5 g
- 干ししいたけ 1 g
- 青ねぎ 2 g
- しょうが 0.5 g

(「珍珠丸子」材料続き)

A ｛ 砂糖 …………… 1 g
しょうゆ ………… 2 g
塩 ……………… 0.2 g
片栗粉 ………… 1.5 g ｝

こい口しょうゆ ………… 適量
練りがらし ………………… 適量

Keyword
露止め
p.45 参照.

Aを入れ，粘りが出るまでよく混ぜる．
3. 直径 2.5 cm の団子状に丸め，バットに入れたもち米の上で転がし，団子の表面にもち米をまぶす．
4. 蒸気が上がった蒸し器にクッキングシートを敷き，間隔をおいて団子を並べ，適宜振り水をしながら，25 〜 30 分程度蒸す．蓋には，布巾などで露止めする．
5. 器に盛り，からしじょうゆで供す．

材料（1人分）
豚ひき肉 ……………… 20 g
うす口しょうゆ，酒 ……… 各 2 g
卵 ……………………… 30 g
しょうが ………………… 1 g
湯（スープ） …………… 75 g
塩 …………………… 0.5 g
ごま油 ………………… 1 g

清蒸肉蛋（中国風茶わん蒸し） 蒸菜（蒸し物）
エ 105 kcal　タ 7.4 g　脂 7.5 g　炭 0.4 g　塩 1.3 g

1. ボウルに豚ひき肉，うす口しょうゆ，酒，卵，しょうが，湯，塩を入れて調味する．
2. 器に 1 を流し入れ，蒸気の上がった蒸籠で 20 分間蒸す．
3. 蒸し上がったら火を止めて取りだし，ごま油を回しかけ，風味をつける．

材料（1人分）
豚肉（ばら） …………… 100 g
白ねぎ …………………… 5 g
しょうが ………………… 1.5 g
八角 …………………… 1/6 個
粒山椒 ………………… 1 個
チンゲン菜 ……………… 40 g

A ｛ 砂糖 …………… 2 g
しょうゆ ………… 3.6 g
酒 ……………… 5 g
オイスターソース … 2 g ｝

B ｛ 片栗粉 …………… 1 g
水 ……………… 2 g ｝

練りがらし ………………… 適量

東坡肉（豚肉の軟らか煮） 煨菜（煮込み料理）
エ 426 kcal　タ 15.3 g　脂 35.6 g　炭 5.8 g　塩 1.1 g

1. 豚ばら肉は 4 cm 角に切る．白ねぎをぶつ切り，しょうがは薄切りにする．鍋にたっぷりの水を入れて火にかけ，沸騰したら，豚ばら肉，白ねぎ，しょうが，八角，粒山椒を入れて 1 時間以上下ゆでする．
2. 次に 1 の豚ばら肉をフライパンに入れ，表面全体に焦げ目がつくまで焼く．
3. バットに脂身が下になるように隙間なく並べて，蒸籠で 40 分間蒸す．
4. 3 の蒸し汁と A の調味料を小鍋に入れて火にかけて煮詰める．
5. B の材料を混ぜて水溶き片栗粉を作り，4 に入れてとろみをつける．
6. チンゲン菜の軸をゆで，しんなりしたら葉を入れてさっとゆで，冷水にとる．
7. 豚肉を盛りつけ，チンゲン菜を添え，5 のたれを回しかける．

材料（1人分）
豚肉（ばら，薄切り） ……… 50 g
しょうが，にんにく ……… 各 2 g
キャベツ ……………… 50 g
ピーマン ……………… 20 g
ごま油 ………………… 4 g

A ｛ 砂糖 …………… 3 g
オイスターソース … 1.5 g
みそ …………… 2 g
甜面醤 ………… 1 g ｝

回鍋肉 炸菜（炒め物）
エ 312 kcal　タ 8.8 g　脂 22.4 g　炭 11.1 g　塩 0.9 g

1. ピーマンの種を取る．キャベツ，ピーマンを 2 cm 角に切る．
2. しょうがとにんにくをみじん切りにする．
3. A を混ぜて，合わせ調味料を作る．
4. 豚肉の表面に，にんにくとしょうがをまぶす．
5. フライパンにごま油を入れ，4 の豚肉を炒める．
6. 3 の合わせ調味料を加えて豚肉に絡めながら炒める．

3　中国料理のレシピ

7　水（分量外）を加え，キャベツとピーマンを入れて炒める．
8　Bを混ぜ合わせた水溶き片栗粉を回し入れ，とろみをつける．
9　盛りつける．

（「回鍋肉」材料続き）
- 豆板醤 …………… 0.2 g
- しょうゆ ………… 2 g
- 湯（スープ）……… 30 g

B
- 片栗粉 …………… 3 g
- 水 ………………… 6 g

烤羊肉（カオヤンロウ）（羊肉のあぶり焼き） 炙烤（焼き料理）
エ 344 kcal　タ 15.5 g　脂 25.1 g　炭 11.3 g　塩 1.7 g

1　白ねぎは5～7 mm幅の斜め切りにする．玉ねぎは半月切り，にんじんは千切り，もやしは芽と根を取り半分に切る．にらは4 cmの長さに切る．
2　しょうが，にんにく，りんごをすりおろす．
3　羊肉をAを合わせて作ったたれに漬け込み，10分ほどおく．
4　厚手の鍋を少し温め，ごま油を入れて熱する．
5　漬け込んだ3の羊肉，野菜を入れて，焦がさないよう混ぜながら炒める．
6　全体的に肉に火が通ったら，盛りつける．

材料（1人分）
- 羊肉（薄切り）…………… 80 g
- 白ねぎ，玉ねぎ ………… 各20 g
- にんじん ………………… 10 g
- もやし …………………… 20 g
- にら ……………………… 10 g
- ごま油 …………………… 4 g

A
- しょうゆ ………………… 5 g
- 紹興酒（しょうこうしゅ）………………… 2.5 g
- 砂糖 ……………………… 2 g
- こしょう ………………… 少々
- しょうが，にんにく ‥ 各1 g
- りんご …………………… 10 g
- オイスターソース ……… 1 g
- 塩 ………………………… 0.5 g

燜栗子鶏（メンリーズジー）（鶏とくりの煮物） 煨菜（煮込み料理）
エ 441 kcal　タ 20.3 g　脂 20.7 g　炭 41.2 g　塩 1.3 g

1　鶏もも肉に酒としょうゆで下味をつける．
2　くりはゆでて皮をむく．
3　白ねぎは小口切り，しょうがはみじん切り，乾しいたけは水で戻してそぎ切り，れんこん，にんじん，ピーマンは乱切りにする．
4　中華鍋を熱し，油をひいて，3の白ねぎ，しょうがを炒める．
5　1の鶏もも肉を加えて炒め，さらに3の乾しいたけ，れんこん，にんじん，2のくり，3のピーマンも加えて炒める．
6　湯（スープ），しょうゆ，みりんを加え，アクを取りながらて煮て，周囲から水溶き片栗粉（分量外の水で溶く），ごま油を回し入れて仕上げる．

材料（1人分）
- 鶏もも肉（骨つき）…… 100 g
- 酒，しょうゆ ………… 各2 g
- くり ……………………… 5個
- 白ねぎ，しょうが ……… 各10 g
- 乾しいたけ ……………… 1 g
- れんこん ………………… 20 g
- にんじん ………………… 20 g
- ピーマン ………………… 10 g
- 油 ………………………… 適量
- 湯（スープ）……………… 80 g
- しょうゆ，みりん ……… 各5 g
- 片栗粉 …………………… 3 g
- ごま油 …………………… 1 g

乾焼蝦仁（えびのチリソース煮） 燜菜（煮込み料理）

エ 192 kcal　タ 19.4 g　脂 6.5 g　炭 10.7 g　塩 1.5 g

材料（1人分）
- しばえび ………… 100 g
- 酒 ………………… 3 g
- 片栗粉 …………… 2 g
- にんにく ………… 1 g
- 白ねぎ …………… 10 g
- しょうが ………… 2 g
- 油 ………………… 6 g
- A
  - トマトケチャップ … 9 g
  - 塩 ……………… 0.6 g
  - 酒 ……………… 6 g
  - 砂糖 …………… 0.6 g
  - 豆板醤 ………… 1 g
  - 湯（スープ）… 20 g
- B
  - 片栗粉 ………… 2 g
  - 水 ……………… 4 g
- レタス …………… 30 g

1. A を混ぜておく．
2. しょうが，白ねぎ，にんにくをみじん切りにする．
3. えびは皮をむき，背わたを取り，酒を振りかけて臭みを抜く．
4. えびに片栗粉をまぶし，フライパンでサラダ油を熱しにんにく，白ねぎ，しょうがを入れて香りが立ったら，えびの色が変わるまで炒める．
5. 合わせた調味料で調味し，B の水溶き片栗粉でとろみをつけ，火を止める．
6. レタスを敷き，えびのチリソース煮を盛りつける．

芙蓉蟹（かに玉） 溜菜（あんかけ）

エ 184 kcal　タ 11.1 g　脂 10.9 g　炭 7.7 g　塩 1.2 g

材料（1人分）
- 卵 ………………… 50 g
- かに ……………… 20 g
- 酒 ………………… 3 g
- 乾しいたけ ……… 1 g
- たけのこ（水煮）… 5 g
- 青ねぎ …………… 2 g
- 塩 ………………… 0.2 g
- こしょう ………… 0.02 g
- 油 ………………… 5 g
- A
  - 湯（スープ）… 35 g
  - 砂糖 …………… 1.2 g
  - しょうゆ ……… 3 g
  - 酒 ……………… 5 g
- B
  - 片栗粉 ………… 2 g
  - 水 ……………… 6 g
- グリンピース …… 5 g
- 酢 ………………… 2 g
- しょうが ………… 1 g

1. 水で戻した乾しいたけ，たけのこはせん切りにする．青ねぎは3 cm の斜め細切りにする．かにの身はあらくほぐして軟骨を除き，酒を振る．しょうがはすりおろす．
2. ボウルに卵，かに身，しいたけ，たけのこ，青ねぎ，塩，こしょうを入れて混ぜ合わせる．
3. 鍋を充分に熱し，油を入れてまんべんなく回し，2 の卵液を流し入れる．
4. 火が通って周りがふんわりと盛り上がってきたら，へらで大きく混ぜ，半熟状になったら，いったん火からはずして丸く形を整える．
5. 火を弱めて焼き，裏側も焼いて器に盛る．
6. 小鍋に A を合わせて煮立て，B の水溶き片栗粉を加えてとろみをつける．グリンピース，酢，おろしたしょうがを加えて火を止め，5 の上にかける．

咕咾肉（酢豚） 溜菜（あんかけ）

エ 186 kcal　タ 13.3 g　脂 4.0 g　炭 23.6 g　塩 1.8 g

材料（1人分）
- 豚肉（ヒレ）…… 50 g
- A
  - しょうゆ ……… 3 g
  - 酒 ……………… 1 g
  - しょうが ……… 0.5 g
- 片栗粉 …………… 5 g
- 揚げ油 …………… 適量
- たけのこ（水煮）… 15 g
- にんじん ………… 10 g

1. 豚肉は 2 cm くらいの角切りにする．A で下味をつける．片栗粉をまぶし，180 ℃で中まで火が通るまで揚げる．
2. たけのこ，にんじんは 2 ～ 3 cm の大きさの乱切りにする．にんじんはゆでておく．
3. 玉ねぎは縦半分に切り，幅3 cm に切る．
4. 乾しいたけは水で戻して軸を除き，そぎ切りにする．

3 中国料理のレシピ

(「咕老肉」材料続き)

材料	分量
玉ねぎ	40 g
乾しいたけ	1 g
ピーマン	10 g
しょうが	1 g
にんにく	0.5 g
B { 湯（スープ）	30 g
しょうゆ	9 g
酢	10 g
砂糖	9 g
酒	2 g
C { 片栗粉	3 g
水	6 g
ごま油	2 g

5 ピーマンは縦に二つ切りにし，種を取り 3 cm の角切りにする．
6 しょうが，にんにくはみじん切りにする．
7 中華鍋を熱し，油（分量外）を入れ，しょうが，にんにくを炒め，油に香りをつける．
8 玉ねぎを入れて炒め，透明感が出たら，たけのこ，しいたけ，にんじん，ピーマンを入れてさらに炒める．
9 B を加え，煮立ったら，C の水溶き片栗粉を入れてとろみをつける．
10 豚肉を加えてサッと混ぜる．火を止めてごま油をかける．

(3) 湯菜（スープ）

酸辣湯（サンラータン）（酸味のくず汁）

エ 49 kcal　タ 4.7 g　脂 1.7 g　炭 3.2 g　塩 1.2 g

1 鶏肉は千切りにし，しょうが汁，酒を振りかけ，片栗粉をまぶす．
2 石づきを取り，戻したきくらげ，たけのこはせん切り，豆腐は 7 mm 角×長さ 4 cm の拍子木切りにする．みつばは 3 cm の長さに切る．
3 湯を煮立てて，鶏肉，たけのこ，きくらげ，水気を切った豆腐の順に入れて加熱する．A で味つけし，B を混ぜて水溶き片栗粉を作り，とろみをつけ，酢を加えて混ぜる．
4 沸騰したらよく溶いた卵を細く流し入れ，卵が浮いて来たらみつばを散らし，粉とうがらしを振り入れて火を止める．

材料（1 人分）

材料	分量
鶏むね肉	10 g
酒，しょうが汁	各 0.5 g
片栗粉	0.5 g
きくらげ（乾）	0.1 g
たけのこ（水煮）	10 g
絹ごし豆腐	15 g
卵	10 g
みつば	2 g
湯（スープ）	160 g
A { 塩	1 g
酒，こい口しょうゆ	各 1 g
酢	2.5 g
B { 片栗粉	2 g
水	4 g
粉とうがらし	0.02 g

玉米湯（ユイミータン）（とうもろこしのかき玉スープ）

エ 80 kcal　タ 2.9 g　脂 1.9 g　炭 12.6 g　塩 1.0 g

1 鍋に湯（スープ）を入れ煮立て，コーンを加え煮る．
2 煮立ったら調味料で味をつけて，水溶き片栗粉でとろみをつける．
3 溶き卵を流し入れ，小口切りしたねぎを散らして仕上げる．

材料（1 人分）

材料	分量
コーン（クリーム）	60 g
湯（スープ）	120 g
卵	15 g
青ねぎ	2 g
酒	1 g
塩	0.5 g
こしょう	0.01 g
片栗粉	1.5 g
水	4 g

Point 湯（タン）

中国料理のスープのこと．材料により，葷湯（フンタン）（動物性食品でとっただし）と素湯（スウタン）（野菜，しいたけ，昆布などの植物性食品でとっただし）に分けられる．スープの清濁により清湯（チンタン）（すましスープ），奶湯（ナイタン）（濁ったスープ），またでんぷんの濃度により会（ホウイ）（濃度が低いスープ），羹（ゴン）（濃度が高いスープ）に分けられる．

魚丸子湯（魚団子のスープ）
（ユイワンズタン）

エ 75 kcal　タ 6.4 g　脂 0.2 g　炭 11.2 g　塩 1.9 g

材料（1人分）

A ┌ 白身魚 …………… 30 g
　│ 塩 ………………… 0.6 g
　│ 酒，しょうが汁 …… 各1 g
　│ 卵白 ……………… 5 g
　│ 片栗粉 …………… 1.5 g
　└ 水 ………………… 2 g
春雨 …………………… 10 g
みつば ………………… 3 g
たけのこ（水煮）……… 20 g
きくらげ（乾）………… 0.1 g
B ┌ 湯（スープ）……… 150 g
　│ 塩，うす口しょうゆ … 各1 g
　│ 酒 ………………… 2 g
　└ こしょう ………… 0.01 g

1. Aをフードプロセッサーにかけ，1人3個×人数分に分けて丸める．
2. 春雨をゆで，3 cmの長さに切る．みつばは2 cmに切る．たけのこ，水で戻したきくらげをせん切りにする．
3. Bを鍋に入れて温め，1のすり身，たけのこ，きくらげ，春雨を入れる．沸騰直前にみつばを入れて火を止め，盛りつける．

四宝湯（4種類の材料の中華スープ）
（スーパオタン）

エ 51 kcal　タ 6.1 g　脂 1.8 g　炭 1.8 g　塩 0.7 g

材料（1人分）

┌ 鶏むね肉 …………… 20 g
│ しょうが …………… 1 g
│ 酒 …………………… 0.8 g
└ 片栗粉 ……………… 0.8 g
みつば ………………… 2 g
うずら卵 ……………… 1個
えのきたけ …………… 10 g
湯（スープ）………… 160 g
塩 ……………………… 0.6 g
酒 ……………………… 3 g

1. 鶏肉は大きめのそぎ切りにし，すりおろしたしょうがと酒に15分ほど漬けてから片栗粉をまぶす．みつばは1 cm程度に刻む．
2. うずら卵は沸騰後5分ゆで，冷水に取り皮をむく．
3. えのきたけは石づきの部分を落として，1.5 cmの長さに切る．
4. 鍋で湯を煮立てて，鶏肉を入れ，弱火にしてアクを取り，うずら卵，えのきたけを入れて，5分間煮る．
5. 塩と酒で調味し，みつばを散らして仕上げる．

(4) 鍋子（鍋物）
（グゥオズ）

什景火鍋子（五目寄せ鍋）
（シジヌフゥオグゥオズ）（ホーコー）

エ 286 kcal　タ 21.0 g　脂 13.1 g　炭 19.9 g　塩 3.4 g

材料（1人分）

白菜 …………………… 80 g
にんじん ……………… 10 g
チンゲン菜 …………… 20 g
たけのこ（水煮）……… 20 g
乾しいたけ …………… 1.5 g
春雨 …………………… 8 g
┌ こういか …………… 20 g
│ えび ………………… 20 g
│ 貝柱 ………………… 15 g
│ 酒 …………………… 3 g
└ 片栗粉 ……………… 6 g
鶏肉 …………………… 25 g
A ┌ 豚ひき肉 ………… 30 g
　│ 白ねぎ …………… 2 g
　│ しょうが ………… 1 g
　│ しょうゆ ………… 2 g
　└ 片栗粉 …………… 1 g

1. 白菜，にんじんは4 cmの短冊切りにし，ゆでる．チンゲン菜は，根に十字の切り込みを入れて，塩ゆでし，5 cm長さに切る．たけのこもそぎ切り，乾しいたけは戻して，そぎ切りにする．春雨は沸騰した熱湯で1分間戻して（p.94参照），4～5 cmに切る．白ねぎはみじん切り，しょうがはすりおろす．
2. こういかは鹿の子に切り目を入れ，一口大に切る．えびは殻と背わたを取る．こういか，えび，貝柱に酒を振りかけ，片栗粉をまぶして，サッとゆでる．
3. 鶏肉は一口大に切る．
4. Aを合わせて，肉だんごを作る．
5. 焦げつきを防ぐため火鍋の底に白菜を敷いて，春雨をのせ，その他の材料も彩り良く並べ，だし汁の材料Bを注ぐ．

3 中国料理のレシピ　101

6 鍋に蓋をして，火筒に炭火を入れて煮る．

Point　こういかの切り目
鹿の子に切り目を入れるとは，材料の厚みの半分まで，垂直に格子状の切り目を入れること．見た目が美しく，味の染み込み方も良くなる．別の切り方で，松笠切りという切り方もある．こちらは包丁を寝かせて，格子状に切り込みを入れる．

火鍋（フォグゥオ）
火鍋とは鍋の中央に筒があり，その下部が火床になっている．火床に炭火やアルコールランプを入れたり，電熱を利用したりして加熱する．代わりの鍋として，砂鍋（土鍋）を使うとよい．

（「什景火鍋子」材料続き）

B ┤ 湯（スープ）………… 200 g
　 │ しょうゆ……………… 5 g
　 │ 塩……………………… 2 g
　 │ こしょう…………… 0.01 g
　 └ ごま油………………… 1 g

水餃子（シュイジャオズ）

エ 261 kcal　タ 11.7 g　脂 9.4 g　炭 29.9 g　塩 3.7 g

1 強力粉と薄力粉をふるって塩と温湯を加えて，耳たぶくらいの軟らかさになるまでよくこね，ボウルに入れてラップフィルムをかけて約30分おく．片栗粉を打ち粉にしてめん棒で薄くのばし，直径2 cmの棒状にして1人5個分ずつの数に切り，1個ずつ短いめん棒で径7～8 cmに丸く平たくのばす．
2 豚ひき肉，戻してみじん切りにしたしいたけ，みじん切りした青ねぎ，にら，白菜，しょうが，にんにくをボウルに入れ，Aを加えてよく混ぜ合わせ，皮の数に分けて丸めておく．
3 1の皮の手前1/3くらいのところに2の肉あんをおき，図①のように包み，6個ずつ連ねておく．
4 たっぷりの湯を沸騰させ，餃子を一つずつ入れ，餃子が浮かんでくるまでゆでる．
5 別の鍋にスープストックとぎょうざを入れ，沸騰させる．
6 器にスープごと盛りつける．
7 しょうゆ，ラー油，酢でたれを作り，小皿に入れて供する．

材料（1人分）

皮 ┤ 強力粉，薄力粉 … 各15 g
　 │ 塩……………………… 0.3 g
　 └ 温湯(40～50℃くらい) … 20 g
片栗粉……………………………… 適量
豚ひき肉…………………………… 40 g
乾しいたけ………………………… 1 g
青ねぎ……………………………… 10 g
にら………………………………… 5 g
白菜………………………………… 10 g
しょうが，にんにく ……… 各1 g

A ┤ 塩……………………… 1 g
　 │ しょうゆ……………… 2 g
　 │ 砂糖………………… 1.5 g
　 │ 酒……………………… 2 g
　 │ ごま油………………… 1 g
　 └ 片栗粉………………… 3 g

スープストック ┤ 湯（スープ）… 70 g
　　　　　　　 │ 塩…………… 0.5 g
　　　　　　　 └ しょうゆ……… 1 g

たれ ┤ ラー油………………… 1 g
　　 └ しょうゆ，酢 …… 各10 g

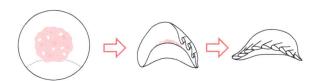

図①　餃子の包み方

（5）点心

点心には，甜（甘）味のものと鹹（塩）味のものがある．鹹（塩）味のものには，小籠包（ショウロンポウ），焼売（シュウマイ），餃子，肉包子（ロウパオズ），粽子（ツオンズ），めん類（炒麺（チャアメン），湯麺，涼麺（リャンメン）など），炒飯，粥などがある．また，甜（甘）味のものには，豆沙包子（ドウシャパオズ），杏仁豆腐のようなデザート，中国の揚げ菓子，焼き菓子などがある．

材料（1人分）

焼売の皮	2 枚
豚ひき肉	35 g
乾しいたけ	0.5 g
玉ねぎ	10 g
しょうが	2 g
塩	0.5 g
しょうゆ	0.2 g
砂糖	0.5 g
酒	0.3 g
ごま油	2.5 g
片栗粉	1.7 g
グリンピース	2 粒
練りがらし	適量
しょうゆ	適量

焼売（しゅうまい） シャオマイ

エ 145 kcal　タ 7.3 g　脂 9.0 g　炭 7.8 g　塩 0.7 g

1. 乾しいたけを戻す．しいたけ，玉ねぎ，しょうがをみじん切りにして豚ひき肉と混ぜ，塩，しょうゆ，砂糖，酒，ごま油で調味し片栗粉を入れて混ぜる．
2. 左手に皮をのせ，1 をのせて上部を軽く絞り，ナイフで上面を平らにならすようにして押さえ込んで包む（図②）．上部中心にグリンピースをのせる．
3. 蒸籠の蓋に露止め用の布巾をかけ，蒸籠に皿をのせ，強火で 10 〜 15 分蒸し，練りがらしとしょうゆを添えて供する．

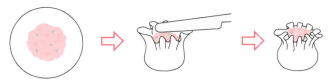

図②　焼売の包み方

材料（1人分）

強力粉，薄力粉	各 40 g
ドライイースト	2 g
砂糖	4 g
微温湯（約 40 ℃）	50 g
塩	0.2 g
ラード	2 g
強力粉（打粉用）	適量

〈肉あん〉

豚ひき肉	20 g
玉ねぎ	10 g
たけのこ（水煮）	5 g
乾しいたけ，しょうが	各 1 g
しょうゆ	3 g
砂糖	0.3 g
ごま油	0.5 g
片栗粉	2 g

〈小豆あん〉

こしあん	40 g
黒ごま	2 g
塩	0.04 g
ごま油	1 g

菜肉包子，豆沙包子 ツァイロウパオズ　ドウシャパオズ

〈肉まん〉エ 229 kcal　タ 8.5 g　脂 5.6 g　炭 34.4 g　塩 0.5 g
〈餡まん〉エ 257 kcal　タ 8.7 g　脂 3.9 g　炭 44.8 g　塩 0.1 g

1. 肉あんを作る．玉ねぎ，たけのこ，水で戻した乾しいたけはみじん切りにする．しょうがはおろす．豚ひき肉におろししょうが，しょうゆ，砂糖，ごま油，片栗粉，玉ねぎ，たけのこ，しいたけを加えて混ぜ，人数分に等分する．
2. 小豆あんを作る．鍋にこしあん，砂糖，塩，ごま油，黒ごまを入れて，加熱しながら練り，火からおろして人数分に等分する．
3. 生地を作る．
   ①薄力粉と強力粉を合わせてふるう．
   ②微温湯にドライイーストと砂糖を加えて細かい泡が出るまで発酵させる．粉類，イースト，塩，ラードをボウルに入れ，耳たぶくらいの軟らかさになるまでこねる．
   ③薄く油を塗ったボウルに入れ，ラップフィルムをかけて約 40 ℃で湯せんしながら，倍の大きさになるまで約 40 分間発酵させる．
   ④台に強力粉で打ち粉をしてガス抜きをし，人数×2 に分割し，円形に伸ばして具をのせる．1 の肉あんは上部にひだを寄せて包み，2 の小豆あんは包み目が下になるように形を整え，どちらも下にクッキングシートを敷く．
5. 40 ℃程度に温めた蒸し器に，間隔をあけて並べ，30 分間発酵させる．
6. その後，蒸し器を沸騰させ，露止めして 20 分間蒸す．

担々麺（タンタンミェン）

🔥 608 kcal タ 21.4 g 脂 14.2 g 炭 93.5 g 塩 4.9 g

1. 中華鍋にごま油を熱し，豚ひき肉，酒，みじん切りにした搾菜（ザアツァイ）と青ねぎとしょうが，甜面醤，豆板醤，こしょうを入れて，汁気がなくなるまで炒め，火を止めて肉そぼろを作る．
2. 白ねぎは白髪ねぎにする．
3. チンゲン菜は青ゆでする．
4. 沸騰した湯の中にめんをほぐしながら入れ，ゆでる．
5. 4 と並行して鍋に，湯，ラード，鶏がらスープの素，酢，砂糖，しょうゆを加え，ひと煮立ちしたらアクを取る．
6. 練りごまをボウルに入れ，5 のスープを少しずつ入れてのばし，ラー油とともに 5 の鍋に入れて仕上げる．
7. 器にゆでためんを入れ，6 のスープを注ぐ．
8. 1 の肉そぼろ，2 の白髪ねぎ，3 のチンゲン菜をめんの上に添える．

🍷 **Keyword**

白髪ねぎ
長ねぎの白い部分を 5 cm ほどの長さに切り，繊維に平行にせん切りにしたもの．

青ゆで
塩を加えた熱湯で青味野菜を強火で一気にゆでた後，すぐに冷水にあげて色止めし，美しい緑色に仕上げること．

材料（1 人分）

中華生めん		150 g
肉そぼろ	豚ひき肉	30 g
	酒	2 g
	ごま油	1 g
	搾菜，青ねぎ	各 2 g
	しょうが	1 g
	甜面醤，豆板醤	各 2 g
	こしょう	0.02 g
スープ	湯（スープ）	250 g
	ラード	適量
	鶏がらスープの素	1 g
	酢，砂糖	各 3 g
	しょうゆ	6 g
練りごま		8 g
ラー油		1 g
白ねぎ		10 g
チンゲン菜		40 g

鶏蓉粥（鶏粥）（ジーロンヂョウ）

🔥 254 kcal タ 10.4 g 脂 8.3 g 炭 32.1 g 塩 0.9 g

1. 米は研ぎ，ザルに上げる．鶏手羽先をゆでて骨を除き，身は裂いておく．乾しいたけは戻し，せん切りにする．
2. 厚手の鍋に米，湯（1 の手羽先のゆで汁），乾しいたけの戻し汁，塩を入れて混ぜ，しょうがのみじん切り，鶏手羽先を入れ，沸騰後弱火で 30 〜 40 分煮る．
3. 青ねぎは斜め細切りにして水にさらし，水気を切る．
4. 粥が炊き上がったら溶いた卵，ごま油を回し入れて仕上げる．
5. 器に盛り，ねぎをあしらう．

材料（1 人分）

米	40 g
湯（鶏手羽先のゆで汁）	170 g
乾しいたけ戻し汁	30 g
塩	0.8 g
鶏手羽先	1 本
しょうが	1 g
乾しいたけ	1 g
卵	20 g
青ねぎ	5 g
ごま油	1 g

粽子（粽）（ツォンズ／ちまき）

🔥 280 kcal タ 8.8 g 脂 7.4 g 炭 43.2 g 塩 1.3 g

1. もち米を洗ってザルに上げて水を切る．殻をむいた干しえび，乾しいたけは戻す．しいたけ，たけのこ，焼き豚を 7 mm 角に切る．青ねぎは小口切り，しょうがはみじん切りにする．とうもろこしは缶からだして水気を切っておく．
2. 鍋にごま油を入れ，1 の青ねぎ以外のすべての材料，調味料を入れ，汁がなくなるまで煮る．

材料（1 人分）

もち米	50 g
干しえび	2 g
干しえび戻し汁	25 g
乾しいたけ	1 g
しいたけ戻し汁	25 g
たけのこ（水煮）	10 g
とうもろこし（缶）	10 g

（「粽子」材料続き）
焼き豚 ………………… 20 g
しょうが ……………… 1 g
鶏がらスープの素 …… 1 g
食塩 …………………… 0.4 g
砂糖 …………………… 0.5 g
青ねぎ ………………… 3 g
ごま油 ………………… 5 g

3 竹の皮（1枚/人）に包み，青ねぎをのせ，蒸籠で約30分蒸す．

<u>材料</u>（6枚分）
薄力粉 ………………… 60 g
ベーキングパウダー … 1.2 g
ラード ………………… 27 g
砂糖 …………………… 30 g
卵 ……………………… 9 g
アーモンドエッセンス … 少々
ドリュール ┌ 卵 ……… 適量
（ツヤ出し用）└ みりん … 適量
くるみ ………………… 6個

合桃酥餅（中華クッキー）
フゥーアタァオスービン
（1枚分）エ 104 kcal　タ 1.1 g　脂 5.2 g　炭 12.7 g　塩 0 g

1 薄力粉とベーキングパウダーは合わせてふるう．
2 ボウルにラードを入れて練り，砂糖を加えてよく混ぜる．
3 卵を加えて混ぜ，アーモンドエッセンスも入れる．
4 サックリとまとめ，耳たぶくらいの硬さにし，棒状にする．
5 6等分に切り，手のひらで押さえて平たくする．
6 天板にクッキングシートを敷き，生地を並べドリュールを塗り，くるみをのせる．オーブンに入れ，170℃で約13分焼く．

<u>材料</u>（1人分）
白玉粉 ………………… 20 g
薄力粉 ………………… 5 g
砂糖 …………………… 5 g
水 ……………… 22～23 g
ラード ………………… 2 g
こしあん ……………… 25 g
白ごま ………………… 8 g
揚げ油 ………………… 適量

芝麻丸子（ごま団子）
チーマーワンズ
エ 217 kcal　タ 5.7 g　脂 6.8 g　炭 33.0 g　塩 0 g

1 ふるった白玉粉，薄力粉，砂糖をボウルに入れ軽く手で混ぜ合わせ，水を少しずつ加えて軽く練ったところに，ラードを入れる．
2 砂糖とラードの効果で照りが出るまで，耳たぶくらいの軟らかさにこね，こねた生地とこしあんを人数×2個に分け，それぞれ丸めておく．
3 生地の中心を手のひらの上で軽く押して，くぼみを作り，丸く平らに広げ，こしあんをのせて包み，球状に形を整える．団子の面が乾かないうちにごまの入ったバットに入れて，ごまが表面にすき間なくつくように転がす．
4 150～160℃の油で揚げ，浮き上がってきたら油温を170～180℃にして，表面を色よくカラリと揚げる．

<u>材料</u>（1人分）
水 ……………………… 50 g
粉寒天 ………………… 0.3 g
砂糖 …………………… 9 g
牛乳 …………………… 40 g
アーモンドエッセンス … 少々
　　┌ 砂糖 …………… 9 g
A ┤ 水 ……………… 15 g
　　└ レモン汁 ……… 1 g
パイナップル(缶)… 8 g (2切れ)
みかん(缶) ………… 10 g (2つ)
ミントの葉 …………… 1枚

奶豆腐（牛乳かん）
ナイドウフ
エ 107 kcal　タ 1.4 g　脂 1.5 g　炭 22.7 g　塩 0 g

1 鍋に水と粉寒天を入れてふやかし，火にかけて煮溶かす．
2 1に砂糖を入れて溶かし，牛乳も入れ沸騰直前で火を止める．
3 アーモンドエッセンスを入れて混ぜる．
4 濡らした容器に3を流し入れて，表面の泡を取り，冷やし固める．
5 Aを鍋に入れて溶かし，煮詰めて冷ます．
6 4菱形の切り目を入れて，Aのシロップをかけ，パイナップルやみかんなどの果物，ミントの葉を飾る．

5章 韓国料理

1 韓国料理の特徴

韓国料理とは，朝鮮半島に伝わる料理のことで，とうがらし，にんにく，しょうが，すりごま，松の実などを多用する．朝鮮半島の北部は亜寒帯に属し，冬季は少雨であるため，粟(あわ)，黍(きび)，小麦，そば，高粱(こうりゃん)，とうがらし，とうもろこしが栽培されてきた．一方，南西部は温暖湿潤で稲作が行われてきた．そのため粉食文化と米食文化が存在する．また中国の影響を受け，**五味**（甘，辛，酸，苦，塩），**五色**（赤，緑，黄，白，黒），**五法**（焼く，煮る，蒸す，炒める，生）を献立に取り入れている．

料理は楪(チョプ)という器に盛られ，1日3食のなかで同じ料理が出ないようにするのが原則である．食膳の形式は，ご飯が主食の飯床(パンサン)（家庭料理は三楪(サムチョプ)，五楪(オチョプ)，七楪(チルチョプ)，宮廷料理は九楪(クチョプ)，十二楪(シビチョプ)），粥が主食の粥床(チュクサン)，麺類やもちや餃子入りのスープが主食の麺床(ミョンサン)，宴席の配膳である酒案床(チュアンサン)，茶や菓子をいただくときの茶菓床(タグァサン)，ハレの日など大勢が集まり，大きな膳に多くの品数が並ぶ交子床(キョジャサン)などがある．

2 韓国料理のレシピ

ビビンパップ
🔥 558 kcal タ 18.9 g 脂 23.8 g 炭 69.8 g 塩 2.5 g

1. 米を洗米し，炊飯する（p.19，「白飯」参照）．
2. 牛肉は4 cm長さに切り，ボウルに入れてAを合わせて調味する．
3. ぜんまいは4 cm長さに切る．にんじんは5 cm長さで，もやしと同等の太さに細切りにする．大豆もやしのひげ根と豆の殻を取り除く．しいたけはせん切りにする．ほうれんそうは熱湯で塩ゆでして流水にとり，絞って4 cm長さに切り，調味料であえる．
4. ぜんまい，にんじん，大豆もやし，しいたけはそれぞれをサッとゆでて水気を切る．温かいうちにそれぞれの調味料であえる．

🍷 Keyword

五味

臨済宗開祖の栄西禅師（平安時代末頃から鎌倉時代初期）が，2度の宋への留学ののち，中国の五味（鹹味，酸味，苦味，甘味，辛味）について書籍の中で紹介している．この五味は朝鮮半島にも伝わったようである．

現代の日本では，1907年に池田菊苗博士がうま味を発見したことにより，「塩味，甘味，酸味，苦味，うま味」が五味とされることが多い．

材料（1人分）

⎰ 米	80 g
⎱ 水	120 g
ごま油	5 g
コチュジャン	1 g
卵黄	1個
糸とうがらし	少々

＜牛肉の甘辛炒め＞
牛もも（もも薄切り）	40 g
A ⎧ しょうゆ	2 g
⎪ 酒	2 g
⎨ にんにく	1 g
⎪ 砂糖	2 g
⎩ コチュジャン	0.5 g

(「ビビンパップ」材料続き）
ごま油 …………………… 2 g

ぜんまいの
ナムル
- ぜんまい（水煮）… 15 g
- しょうゆ ……… 2 g
- コチュジャン … 0.5 g
- すりごま ……… 0.5 g
- ごま油 ………… 1 g

にんじんの
ナムル
- にんじん ……… 10 g
- 塩 …………… 少々
- しょうゆ ……… 0.5 g
- にんにく ……… 0.5 g
- ごま油 ………… 1 g
- すりごま ……… 0.5 g

大豆もやし
のナムル
- 大豆もやし … 20 g
- 塩 …………… 0.5 g
- にんにく ……… 1 g
- すりごま ……… 0.5 g
- ごま油 ………… 1 g

しいたけの
ナムル
- 生しいたけ … 10 g
- しょうゆ ……… 1 g
- にんにく ……… 0.5 g
- ごま油 ………… 1 g
- すりごま ……… 0.5 g
- 砂糖 …………… 0.5 g

ほうれんそう
のナムル
- ほうれんそう 10 g
- 塩 …………… 少々
- しょうゆ ……… 0.5 g
- にんにく ……… 0.5 g
- ごま油 ………… 1 g
- すりごま ……… 0.5 g

Keyword
コチュジャン
もち米のこうじ，とうがらし（粉）などから作る発酵食品．韓国料理でよく使われる．

材料（1人分）
鶏もも肉 …………………… 80 g

A
- 酒 …………………… 5 g
- みりん ……………… 2 g
- 砂糖 ………………… 2 g
- しょうゆ …………… 5 g
- おろしにんにく …… 0.5 g
- おろししょうが …… 1 g
- 一味とうがらし …… 少々
- コチュジャン ……… 2 g

キムチ ……………………… 35 g

5 フライパンにごま油をひき，中火で熱し，2 の牛肉を入れて色が変わるまで炒める．
6 鍋にごま油をひき，白飯を入れ，5 の牛肉をのせる．
7 ぜんまい，にんじん，大豆もやし，しいたけ，ほうれんそうのナムルをのせる．
8 鍋を中火にかけて 3 分程度加熱し，火からおろす．
9 中央に卵黄をのせ，コチュジャン，糸唐辛子を添えて供する．

チーズダッカルビ

エ 398 kcal　タ 23.4 g　脂 20.4 g　炭 27.6 g　塩 2.4 g

1 鶏肉を一口大に切る．
2 ボウルに 1 の鶏肉，A，キムチを入れ，ビニール手袋をつけた手でよくもみ込む．ラップフィルムをかけて，約 30 分間冷蔵庫で漬ける．
3 トックを作る．
　① 米粉に熱湯を加え，しっかり混ぜる．
　② 蒸し器を火にかけ①の生地を適当にちぎって並べ，湯気が出始めてか

ら15分蒸す．
③ 蒸し器から取りだし，打ち粉をしながらよくこねる（よくこねると弾力が出る）．
④ 生地を包丁などで3分割して，それぞれを直径1cmくらいの棒状にのばす．
⑤ のばした生地を包丁で4cmくらいの長さに斜め切りする．
4 キャベツは洗って短冊切りにする．
5 しめじは石づきを取って小房に分け，ザルに入れて洗う．
6 もやしはひげ根や豆の殻などを除き，ザルに入れて洗う．
7 フライパンを熱してごま油を入れて，キャベツ，しめじ，もやしを入れて炒める．
8 炒めた野菜の中央をくぼませて，2の鶏肉，3のトックを入れ，蓋をして蒸し焼きにする．
9 火が通ったら，チーズをかけて混ぜ，チーズがとろけてきたら火を止める．

（「チーズダッカルビ」材料続き）
ごま油 ………………… 2g
キャベツ ……………… 80g
しめじ ………………… 15g
もやし ………………… 30g
とろけるチーズ ……… 25g
トッポギ
　{ 米粉 ……………… 18g
　{ 熱湯 ……………… 18g

Keyword
ダッカルビ
鶏肉と野菜を使った，韓国の焼き肉料理．

トック
粉末状の米粉から作る，韓国のもち．うるち米を原料としているので，煮込んでも崩れにくい．

海鮮チヂミ　エ 367 kcal　タ 16.9g　脂 11.1g　炭 45.0g　塩 2.7g

1 いかは内蔵と軟骨を取り除き，流水でよく洗ってから，一口大に切る．
2 むきえび，あさりは塩水で振り洗いする．
3 いか，えび，あさりにAで下味をつける．
4 にらは5cmの長さに，にんじんは5cm長さのせん切りにする．たまねぎは3mm幅のうす切りにする．
5 ボウルに生地の材料を混ぜ合わせる．
6 生地に3の水気を切った魚介類と4の野菜を加えて混ぜる．
7 フライパンに油を入れて熱し，6の生地を落として丸く広げて形を整える．
8 中火で両面を焼き色がつくまで焼く．
9 8を切って器に盛り，材料を混ぜ合わせて作ったたれを添える．

材料（1人分）
するめいか ……………… 20g
むきえび ………………… 20g
あさり（むき身） ……… 10g
A { 酒 ………………… 10g
　 { 塩 ………………… 少々
　 { こしょう …………… 少々
　 { ごま油 ……………… 1g
にら ……………………… 30g
にんじん ………………… 10g
玉ねぎ …………………… 30g
生地 { 薄力粉 …………… 40g
　　 { 上新粉 …………… 10g
　　 { 卵（M） ………… 1/2個
　　 { スープの素(鶏ガラ・顆粒)‥ 1g
　　 { 水 ………………… 50g
　　 { 塩 ………………… 少々
　　 { 油 ………………… 適量
たれ { 酢 ………………… 5g
　　 { しょうゆ ………… 5g
　　 { 砂糖 ……………… 1g
　　 { ごま油 …………… 1g
　　 { 白ごま …………… 0.5g

Keyword
チヂミ
韓国式のお好み焼き．

プルコギ

<small>エ 238 kcal　タ 18.4 g　脂 11.9 g　炭 13.6 g　塩 1.2 g</small>

材料（1人分）
- 牛肉（ロース，網焼き用） 80 g
- 玉ねぎ 50 g
- しめじ 15 g
- パプリカ（赤） 10 g
- パプリカ（黄） 10 g
- 青ねぎ 10 g
- サニーレタス 30 g
- ヤンニョム
  - にんにく 1 g
  - しょうが 1 g
  - キウイフルーツ 15 g
  - しょうゆ 5 g
  - 酒 5 g
  - 一味とうがらし 少々
  - コチュジャン 2 g
  - 白ごま 2 g
  - 砂糖 2 g
  - ごま油 3 g
  - 塩 少々

1. にんにく，しょうが，キウイフルーツをすりおろして，他の調味料と混ぜ，ヤンニョムを作る．
2. 玉ねぎは繊維に平行に薄切り，しめじは石づきを除いてほぐす．パプリカは 5 mm 幅の縦長の細切り，青ねぎは 5 cm 長さに切る．サニーレタスは一口大にちぎる．
3. 牛肉とサニーレタス以外の野菜を 1 に漬けておく．
4. フライパンに 3 を調味料ごと入れて，水 30 g（分量外）を加え，炒め煮にする．
5. 牛肉に火が通り，全体がなじんだら強火にして青ねぎを加えて炒め合わせ，器に盛る．
6. サニーレタスを添える．

Keyword

プルコギ
韓国の焼き肉料理．

ヤンニョム（薬念）
韓国の合わせ調味料．

チゲ

<small>エ 214 kcal　タ 19.7 g　脂 8.3 g　炭 14.4 g　塩 3.7 g</small>

材料（1人分）
- あさり（殻付き） 50 g
- 豚肉（もも薄切り） 50 g
- 絹ごし豆腐 60 g
- しめじ 10 g
- 玉ねぎ 30 g
- にら 20 g
- 白菜キムチ 60 g
- ごま油 3 g
- にんにく 1 g
- しょうが 1 g
- 一味とうがらし 適量
- A
  - 水 150 g
  - 固形スープの素（鶏がら） 1/2 個
  - 砂糖 3 g
  - コチュジャン 1 g

1. あさりは砂抜きした後，流水できれいにこすり洗いする．
2. 豚肉は 3 cm の長さに切る．
3. 豆腐は一口大に切る．
4. しめじは石づきを取り，小房に分ける．玉ねぎは皮をむいて半分に切り，繊維に直角になるよう 5 mm 幅程度の輪切りにする．にらは 5 cm の長さに切る．
5. 鍋にごま油，すりおろしたにんにく，しょうが，一味とうがらしを入れて弱火で炒め，香りを立たせる．
6. 5 に A を入れて火にかけて溶かし，沸騰させる．
7. 豆腐，しめじ，玉ねぎ，白菜キムチ，豚肉，あさりを入れて中火にかけ，煮立ったらにらを加える．

Keyword

チゲ
韓国の鍋物料理．

6章 エスニック料理

1 エスニック料理の特徴

　エスニック料理は「民族料理」という意味で，特定の民族や国に伝わる料理を総称したものである．日本や東アジアの料理（中国料理，朝鮮料理）とは異なるエキゾチックな食味を有する，東南アジア，南アジア，西アジア，アフリカ，中南米などの料理をさすことが多い．

　エスニック料理には，魚醬（ぎょしょう），蝦醬（シャアジャン），生とうがらし，ココナッツミルク，スパイス，香菜，タマリンドなどが使われる．外国の多様な食文化，食習慣を理解するためには，宗教上の教義や信条にかかわる忌避食品について理解する必要があるので表①に示す．

表① 宗教上の教義や信条にかかわる忌避食品

イスラム教	豚，血液，宗教上適切な処理が施されていない肉，うなぎ，いか，たこ，貝類，漬物などの発酵食品，アルコール類
ユダヤ教	豚，馬，血液，宗教上適切な処理が施されていない肉，うなぎ，いか，たこ，貝類，えび，かに，乳製品と肉料理を組み合わせたもの
ヒンドゥー教	肉類（とくに牛，豚）・魚介類全般，生もの，五葷（ごくん）
仏教	（僧侶など，厳格な信者）肉全般，五葷
キリスト教（分派）	（モルモン教など一部の分派）肉全般，アルコール類，コーヒー，茶類，たばこ
ベジタリアン	肉類・魚介類全般，卵，（一部に）乳製品，根菜類，五葷

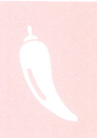

Keyword
タマリンド
マメ科の果物．果実が食用となる．

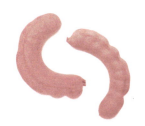

タマリンドの実

Keyword
五葷
ねぎ，らっきょう，にんにく，玉ねぎ，にらなどのネギ科の植物を示す．修行の妨げになるなどの理由により避けられている．

　代表的なエスニック料理には，ベトナム料理のフォーや生春巻き，インドネシア料理のナシゴレン，タイ料理のトム・ヤム・クン，ゲーン（タイ風カレー），インド料理のナン，キーマカレー，タンドリーチキン，アラ

Keyword
クスクス
小さな粒状のパスタ.

ブ料理の各種ケバブ（カバブともいう），北アフリカのクスクス，ブラジル料理のフェイジョアーダー（豆の煮込み料理），メキシコ料理のタコス，トルティーヤなどがある．

2 エスニック料理のレシピ

> タイ料理

トム・ヤム・クン エ 81 kcal　タ 9.3 g　脂 4.4 g　炭 3.2 g　塩 1.9 g

材料（1人分）
- えび（有頭）……………40 g
- 水……………………160 g
- しめじ…………………30 g
- カー（ナンキョウ）……1/4片
- レモングラス……………適量
- バイマックルート………1/4枚
- チリインオイル…………0.5 g
- ライム（汁）………………8 g
- 塩………………………0.5 g
- ナンプラー………………5 g
- ココナッツミルク………25 g
- とうがらし（生）…………1/4片
- パクチー…………………適量

1. えびの頭をはずして，頭でえびだし汁をとるために取り分けておく．尾の一筋を残して殻をむき，背わたを取り，酒（分量外）を振りかけて臭みをとる．
2. カー（なければしょうが1 g / 人）を薄切りにする．レモングラスは3 cmくらいに切り，香りをだすために，包丁の背で叩き，軽く潰す．カー（またはしょうが），レモングラス，バイマックルートは，お茶パックに入れる．
3. チリインオイル（なければ食べるラー油）をライム汁で薄め混ぜる．
4. しめじは石づきを取り，小房に分ける．
5. 水にえびの頭を入れてだしをとる．2を入れて，最後に取りだす．
6. 5に，塩，ナンプラーを入れる．さらに，しめじ，えびの順で入れ，ココナッツミルク，3，潰した生とうがらしを入れて仕上げる．
7. 器に盛りつけ，パクチーをのせて供する．

Point　タイ料理の食材：カー，バイマックルート，チリインオイル
カーはショウガ科の植物．色が白く，香りが強い．しょうがで代用できる．バイマックルート（バイマックルー）はコブミカンの葉．さんしょうのような香りがある．チリインオイル（ナムプリック・パオ）はタイの調味料．玉ねぎ，干しえび，にんにく，赤とうがらしなどを炒めて，砂糖やみそで味をつけてペースト状にしたものである．

> メキシコ料理

タコス エ 242 kcal　タ 8.6 g　脂 12.7 g　炭 22.4 g　塩 1.0 g

材料（1人分）
〈トルティーヤ〉
- コーンミール……………10 g
- 薄力粉……………………15 g
- 片栗粉……………………3 g
- 油…………………………3 g
- 塩………………………0.3 g
- 水…………………………30 g

〈タコス〉
- 合いびき肉………………25 g
- 玉ねぎ……………………10 g
- にんにく………………0.5 g

1. トルティーヤを作る．
   ボウルにトルティーヤ生地の材料を入れ，ようすを見ながら水を少しずつ加え，こねる．生地が滑らかになればラップフィルムで包み，20分間ねかす．人数分に等分し，台にラップフィルムを敷き，生地の上にもラップフィルムをして直径15 cmの円形にのばす．フライパンに生地をのせて，フライ返しなどで押えながら焼く．
2. タコスを作る．
   玉ねぎ，にんにくをみじん切りにする．フライパンにオリーブ油をひき，

合びき肉を炒め，ナツメグを加えて臭みをとる．ケチャップ，ウスターソース，チリパウダー，塩で味をつけて仕上げる．

3 ワカモーレを作る．
アボカドの皮と種をとり，ペースト状になるまでつぶす．皮をむいたトマトと玉ねぎをみじん切りにし，ハバネロソース，塩，ライムで調味する．

4 トルティーヤにレタス，タコス，ワカモーレ，サワークリーム，角切りにしたトマトをのせて，サルサソースをかけ，包んで供する．

Point　メキシコ料理のソース
サルサとはスペイン語で「ソース」の意味．ワカモーレはサルサの一種である．市販の「サルサソース」はトマト，玉ねぎ，青とうがらし，レモン汁や香辛料などから作られている．

（「タコス」材料続き）
オリーブ油 …………… 0.5 g
ナツメグ ……………… 少々
ケチャップ，ウスターソース … 各1.5 g
チリパウダー，塩 ……… 各少々
＜ワカモーレ＞
アボカド ……………… 15 g
トマト ………………… 5 g
玉ねぎ ………………… 3 g
ハバネロソース，塩 …… 各少々
ライム（果汁） ………… 1 g
｛レタス ……………… 10 g
　サワークリーム ……… 5 g
　トマト ……………… 15 g
　サルサソース ………… 7 g

［ブラジル料理］

フェイジョアーダ

エ 610 kcal　タ 24.2 g　脂 19.8 g　炭 81.7 g　塩 2.3 g

1 黒いんげん豆を洗って，100 gの水に一晩漬けておく．
2 火にかけて，*1* を軟らかくなるまで煮る（圧力なべを使うと便利）．
3 玉ねぎとにんにくはみじん切りにする．キャベツは短冊切りにし，サッと炒める．
4 ベーコンは長さ5 cm，7 mm幅に切る．ウインナーソーセージは2 cm幅の斜め切りにする．
5 中火で熱したフライパンに油をひき，*3* のにんにくと玉ねぎを炒める．
6 玉ねぎが半透明になりしんなりしたら，塩・こしょうを加えて炒める．
7 ベーコン，ウインナーソーセージ，牛肉を入れて炒め，焼き色がついたら，水，固形ブイヨン，ローリエを入れて沸騰させ，*2* の黒いんげん豆も加えて，アクを取りながら30分程度煮る（圧力なべを使うと便利）．
8 *7* の水分が半分ほどになったら火を止める．
9 皿に白飯と *8* を盛りつけ，*3* のキャベツ，ミニトマト，クレソンを添える．

材料（1人分）
｛黒いんげん豆 ………… 30 g
　水 …………………… 100 g
玉ねぎ ………………… 40 g
にんにく ……………… 2 g
キャベツ ……………… 30 g
ベーコン（ブロック） … 20 g
ウインナーソーセージ … 15 g
牛肉（角切り） ………… 30 g
塩，こしょう ………… 各少々
水 …………………… 100 g
固形ブイヨン ………… 1/2 個
ローリエ ……………… 1 枚
油 ……………………… 5 g
白飯 ………………… 150 g
ミニトマト …………… 2 個
クレソン ……………… 30 g

Point　黒いんげん豆
白のいんげん豆や大豆，黒豆などを代わりに使用してもよい．

インド料理

ドライカレー，ナン（タンドリーチキン添え）

🏭 498 kcal　🅿 22.6 g　🅕 23.5 g　🅒 44.9 g　🅢 2.9 g

材料（1人分）
<ナン>
- 強力粉 ……………………… 50 g
- サラダ油 …………………… 4 g
- 塩 …………………………… 0.7 g
- ベーキングパウダー ……… 0.3 g
- 無糖ヨーグルト …………… 5 g
- 砂糖 ………………………… 1 g
- 微温湯（約40℃）………… 25 g
- ドライイースト …………… 0.7 g
- オリーブ油 ………………… 適量
- 合びき肉 …………………… 50 g
- 玉ねぎ ……………………… 20 g
- しょうが …………………… 2 g
- にんじん，トマト ………… 各10 g
- ブイヨン（顆粒）………… 0.2 g
- 塩，ウスターソース ……… 各1 g
- ガラムマサラ ……………… 3 g
- 鶏手羽元 …………………… 1本

A:
- 塩 …………………………… 0.8 g
- こしょう …………………… 少々
- ケチャップ，にんにく … 各3 g
- サラダ油 …………………… 3 g
- チリパウダー ……………… 0.7 g
- クミンパウダー …………… 0.5 g
- 無糖ヨーグルト …………… 30 g
- サラダ油 …………………… 2 g

- サラダ菜 …………………… 10 g

1. ナンの生地を作る．
   ボウルに強力粉，サラダ油，塩，ベーキングパウダー，無糖ヨーグルトを入れる．次に砂糖を入れた微温湯で発酵させたドライイーストを入れ，生地の硬さを確認しながら微温湯を加える．人数分に切り分けて丸め，約1時間発酵させる．ナンの形にし，打ち粉をして，クッキングシートの上に並べる．予熱したオーブンに入れ，220℃で10分焼き，オリーブ油をかける．
2. 野菜はすべてみじん切りにする．サラダ油を入れて熱し，玉ねぎ，しょうがを炒める．玉ねぎが透き通ってきたら，ひき肉を入れて炒める．さらに，にんじん，トマト，ブイヨン（顆粒），塩，ウスターソースを入れて汁がなくなるまで煮込み，ガラムマサラを入れて仕上げる．
3. 鶏手羽元をAに漬け込む．オーブンを250℃に予熱しておく．天板にクッキングシートを敷き，鶏手羽元を並べて10～15分焼く．
4. ナンにドライカレーをのせながらいただく．タンドリーチキンはサラダ菜を添えて供する．

アラブ料理

シャミー・カバブ

🏭 288 kcal　🅿 14.3 g　🅕 19.3 g　🅒 12.6 g　🅢 1.3 g

材料（1人分）
- 牛ひき肉（または羊ひき肉）… 60 g
- 玉ねぎ ……………………… 20 g
- ピーマン …………………… 1/2本
- にんにく，しょうが ……… 各1 g
- ひよこ豆（水煮）………… 20 g
- 塩 …………………………… 1 g
- こしょう，チリパウダー，
  コリアンダーパウダー …… 各少々
- 卵 …………………………… 10 g
- 油 …………………………… 適量
- ミニトマト ………………… 2個
- 香草 ………………………… 少々
- トマトケチャップ ………… 適量

1. 玉ねぎ，ピーマンはみじん切り，にんにく，しょうがは皮をむいてすりおろす．
2. ひよこ豆はフードプロセッサーでペースト状にする．
3. ひき肉，1，2，塩，香辛料を加え，よくこねる．
4. 3を約4 cmの円形に，平たくのばす．
5. 4を溶き卵にくぐらせて，油をひいて熱したフライパンで両面を焼く．
6. 皿に盛り，ミニトマト，香草，トマトケチャップを添える．

🍷 **Keyword**
カバブ
焼肉の意味．中近東を中心としたアラブ地域では，イスラム教を信仰している人が多いため，宗教上の観点から豚肉を食べない．

7章 行事食

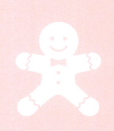

　行事食とは，日常の食に対して，個人，その家庭，その地域にとって特別な行事や，特定の日に用意される食事（献立）や食べ物を指している．年中行事，人生の節目にあたる通過儀礼，各家庭・地域に特有の生活行事など，さまざまな行事には独自の食べ物が継承されており，行事と食べ物とは深い関係がある．

　日本人は，農耕民族として，米を中心にハレの日の食文化を作ってきた．日本独特のいろいろなものを神仏と崇め，五穀豊穣を祈り，ご馳走をつくって神に供え，「神饌」をお下がりとして飲食する（直会）．

　季節ごとの年中行事とそれにちなむ食を表①に示した．また，**冠婚葬祭**や通過儀礼は，人々の参加を得て，儀礼を行い，次の新しい段階への移行を承認してもらうことであり，最も基本的な方法が同じ食べ物をともに食べることであり，特定の食べ物が作られてきた．通過儀礼の例をあげる．

　慶事として，出産，お七夜，初宮参り，お食い初め，初節句，初誕生（満1歳），七五三，入園・入学，卒業，成人式，就職，結婚式，結婚記念日，銀婚式（25年目），金婚式（50年目），誕生日，賀寿（年齢の節目の誕生日．還暦：満60歳，古希：数え年70歳，喜寿：数え年77歳，米寿：数え年88歳，白寿：99歳など）．これにちなむ食べ物には，鯛，えび，鮑，するめ，昆布，かつお節，もち，赤飯，小豆飯，寿司，紅白まんじゅう，デコレーションケーキなどがあり，家族の幸せや健康を願う意味が込められている．

　弔事では，通夜，葬式，年忌などがあり，精進料理が食べられる．

> **Keyword**
> **ハレの食**
> 年中行事食や，人生儀礼に伴う食，宗教行事食など特別な日の特別な食．
> **ケの食**
> ふだんの日の食．
> **五節句**
> 人日の節句（1月7日）
> 上巳の節句（3月3日）
> 端午の節句（5月5日）
> 七夕の節句（7月7日）
> 重陽の節句（9月9日）

1　お正月料理（おせち料理）

> 祝い肴（黒豆，田作り，かずのこ，たたきごぼう）
> 口取り（かまぼこ，だて巻き，くりきんとん）
> 煮物（車えびの養老煮，煮しめ）
> 酢の物（矢羽根れんこん）
> 関西風雑煮

> **Keyword**
> **祝い肴**
> 屠蘇肴，三つ肴ともいう．黒豆はまめに働けるように，数の子は子孫繁栄，田作りは五万米といい，五穀豊穣を願う．

7章　行事食

表①　年中行事と食

行　事	月　日	料理・食品	由来・特徴など
正月	1月1日～3日	おせち，鏡もち，数の子，紅白かまぼこ，雑煮，お屠蘇，若水，大福茶	宮中では歳旦祭が行われる．歳神さまと食をともにし，息災と五穀豊穣を祈る．雑煮は地域によって異なる
人日の節句	1月7日	七草粥	日本の若菜摘みと中国の人日の風習から
鏡開き	1月11日	鏡もち入りの小豆汁粉	正月に歳神さまにお供えした鏡もちを割り（開きは割りの忌みことば），汁粉に入れて食べ，一家の円満を願う
小正月	1月15日	小豆粥，赤飯	1月15日の上元に小豆粥を食べると，1年中の邪気を祓うといわれる
節分	2月2日か3日	いり豆，いわし	季節の変わり目の立春の前日．邪気・災難を祓い，福善を願う
初午（はつうま）	2月の最初の午の日	いなり寿司，畑菜のからしあえ	2月の最初の午の日に，稲荷神社に狐の好きな油揚げを使った料理を供える
上巳の節句（じょうし）（桃の節句，ひな祭り）	3月3日	白酒，菱もち，蛤の潮汁，ちらし寿司	平安期の雛遊びと中国の厄除け・上巳の神事・祓いの合体．女の子の節句
花祭り	4月8日	甘茶	灌仏会（かんぶつえ）．釈迦の誕生日
端午の節句（こどもの日）	5月5日	柏もち，赤飯，ちまき	男の子の節句．菖蒲湯（しょうぶゆ）に入り，邪気を祓う
七夕の節句	7月7日	そうめん	牽牛（けんぎゅう）（農事），織姫（ようさん）（養蚕や糸を司る）の星が1年に1回会える日とされる星祭．願い事を書いた短冊を笹につるす
盂蘭盆会（うらぼんえ）	8月13日～15日	精進料理	精霊棚や仏壇にお飾りとお供えをする
重陽の節句（ちょうよう）（菊の節句）	9月9日	菊酒，菊の花びら，くり飯	9が二つ並び，不老長寿の意でめでたい日
月見（中秋の名月）（十五夜）	9月15日	月見団子，里いも	秋の草花，里いも，月見団子などを供え，獲り入れの無事を祈り，澄んだ丸い月をめでる風習
月見（十三夜）	10月13日	月見団子，柿，栗，里いも，さつまいも，梨，枝豆	後の月，名残の月，豆名月，栗名月ともいう
彼岸	3月18日および9月20日頃より1週間	ぼたもち，おはぎ	花や季節のものを供えて，先祖の供養，墓参りをする
クリスマス	12月25日	ローストチキンやローストターキー，クリスマスケーキ	イエス・キリストの降誕を祝う祝日．日本でも年中行事として浸透してきた
冬至	12月22日か23日	かぼちゃ	冬至にかぼちゃを食べ，ゆず湯に入ると風邪をひかないといわれる
年越し（大晦日）（おおみそか）	12月31日	年越しそば	人生をそばのように細く長く生きることを願う

新調理研究会　編，『これからの調理学実習：基本手法から各国料理・行事食まで』，オーム社（2011）より引用改変．

黒豆

🅔 72 kcal　🅣 3.5 g　🅟 2.0 g　🅒 10.6 g　🅢 0.3 g

1. 深鍋に水を入れて煮立ったら，砂糖，塩，しょうゆと重曹を入れ，火を止め人肌程度に冷ます．
2. 1が冷めたら，ガーゼに包んだ古釘と洗ってザルに上げた黒豆を入れ，一晩おく．
3. 2を中火にかけ，沸騰したらアクを取り，差し水をして弱火で軟らかくなるまで，紙蓋と鍋蓋をして煮る．火加減は吹きこぼれないくらいのごくごく弱火で，途中で煮汁が少なくなれば差し湯をして，豆が煮汁からはみ出ないようにする．
4. 煮汁につけたまま冷ます．

材料（40人分）
- 黒豆 ……………………… 400 g
- 微温湯 …………………… 2000 g
- 上白糖 …………………… 150 g
- 三温糖 …………………… 150 g
- 塩 ………………………… 5 g
- こい口しょうゆ ………… 48 g
- 重曹 ……………………… 1.2 g
- 古釘（鉄）

田作り

🅔 35 kcal　🅣 3.7 g　🅟 0.6 g　🅒 3.2 g　🅢 0.5 g

1. 田作りは厚手鍋かフライパンで，パリッとするまで弱火で気長に炒る．
2. 赤とうがらしは種を取り，薄く輪切りにする．
3. 砂糖，しょうゆ，みりんをほんの少し糸を引く程度に煮詰め，1をからませ，白ごまと2を加える．
4. バットに広げて冷ます．

材料（6人分）
- 田作り …………………… 30 g
- 砂糖 ……………………… 9 g
- こい口しょうゆ ………… 18 g
- みりん …………………… 18 g
- ごま ……………………… 3 g
- 赤とうがらし …………… 1/2 本

Keyword
田作り
カタクチイワシの幼魚の乾燥品．

かずのこ

🅔 33 kcal　🅣 3.0 g　🅟 0.5 g　🅒 2.0 g　🅢 0.7 g

1. 塩かずのこの重量の3倍量の1％食塩水に，半日〜1日浸ける．
2. 1を0.5％食塩水に浸け，しばらくおき，薄い膜をむく．
3. 小鍋にみりん，酒を入れ煮切り，うす口しょうゆ，かつお節を加え，ひと煮立ちさせ，冷めてからこして，2を漬け込む．
4. 3の汁を切り，一口大にそぎ切りし，盛りつけて糸かつおを散らす．

材料（6人分）
- かずのこ ………………… 90 g
- みりん …………………… 18 g
- 酒 ………………………… 45 g
- こい口しょうゆ ………… 18 g
- かつお節 ………………… 3 g
- 糸かつお ………………… 1 g

たたきごぼう

🅔 28 kcal　🅣 0.8 g　🅟 0.8 g　🅒 4.7 g　🅢 0.4 g

1. 白ごまを焦がさないように気長に炒ってすり，砂糖，しょうゆ，酢ですりのばす．
2. ごぼうは皮をこそげてきれいに洗い，5 cm 長さに切り（太いものは二〜四つ割にする），酢水（分量外）でアク抜きし，歯ごたえが良くなるようにゆでる（竹串が通るくらい）．
3. 布巾で水気を切り，すりこ木で叩いて熱いうちに1であえる．

材料（6人分）
- ごぼう …………………… 120 g
- 白ごま …………………… 9 g
- 砂糖 ……………………… 6 g
- こい口しょうゆ ………… 18 g
- 酢 ………………………… 15 g

かまぼこ

🅔 10 kcal　🅣 1.2 g　🅟 0.1 g　🅒 1.0 g　🅢 0.3 g

1. 紅かまぼこと白かまぼこをそれぞれ1 cm 幅に切り，交互に並べる（または，日の出，手綱，松葉，結び，くじゃくなどに飾り切りする）．

材料（1/2本分）
- 紅かまぼこ ……………… 60 g
- 白かまぼこ ……………… 60 g

だて巻き　(1/8本分) 🔥107 kcal　タ7.5 g　脂39 g　炭8.9 g　塩0.6 g

材料（1本分）
- 卵 ································· 5個
- すり身または白身魚 ········ 120 g
- だし（一番だし） ············ 100 g
- みりん ···························· 45 g
- 砂糖 ······························· 36 g
- 塩 ···································· 2 g
- うす口しょうゆ ·················· 6 g
- 大和いもすりおろし ·········· 25 g

🥂 **Keyword**
鬼すだれ
三角柱の形にした竹を編み込んだすだれ．鬼の歯に似ていることから鬼すだれとよばれる．

1. クッキングシートなどで 20 × 20 cm の浅い箱を作る．
2. オーブンを 170 ℃ に予熱する．
3. フードプロセッサーに大和いもを入れてすり，すり身とだし，調味料を加えてフードプロセッサーですり混ぜ，卵を 1 個ずつ加えながら混ぜる．
4. 3 を 1 に流し入れ，170 ℃ で 20 分焼く．表面に焼き色が付き，全体に火が通っているかを竹串で確認する．
5. 温かいうちに焼き目を下にして鬼すだれにのせ，鬼すだれごと巻き，しばらく立てておく（約 10 分）．その後，形を整えてしっかり巻き直し，輪ゴムで止めて立てておく．冷めたら適当な厚さに切る．

くりきんとん　🔥170 kcal　タ1.0 g　脂0.2 g　炭40.5 g　塩0.1 g

材料（6人分）
- さつまいも ····················· 300 g
- くちなしの実 ·················· 1/2 個
- ｛砂糖 ···························· 60 g
- 甘露煮シロップ ············· 30 g
- 塩 ································· 少々
- みりん ·························· 36 g｝
- くりの甘露煮 ····················· 6 個

🥂 **Keyword**
きんとん
金団，金純とも書き．黄金色の丸い小判の意．財宝に恵まれお金が貯まるようにとの願いが込められている．

1. くりは，四～六つ割に切る．
2. さつまいもは，5 cm 厚さの輪切りにしてから皮を厚くむく．くちなしの実をガーゼで包んだものと一緒に，軟らかくなるまでゆで，サッと洗い，熱いうちに裏ごしする．
3. 鍋に 2 のさつまいもと砂糖とくりの甘露煮シロップを入れて混ぜ，弱火で木杓子で混ぜながら練り，塩，みりんを加え，1 のくりを混ぜて火を止める．

車えびの養老煮　🔥30 kcal　タ5.5 g　脂0.2 g　炭0.3 g　塩0.5 g

材料（1人分）
- 車えび ················· 1 尾（約 30 g）
- 酒 ···································· 5 g
- 塩 ·································· 0.2 g
- うす口しょうゆ ···················· 1 g

🥂 **Keyword**
えび
えびは，ひげが長く腰が曲がった老人の姿に似ていることから，海老と書く．背が曲がるまで長生きをという長寿の願いを表す．

1. 車えびは洗って，背わたを取る．
2. 背を曲げてつまようじを刺す．
3. 鍋に酒と塩を入れてえびを入れて，煮立てて炒り煮にする．
4. 赤く発色したら，火を止める間際にうす口しょうゆを振る．
5. 鍋からだして，つまようじを熱い内に回しておき，冷めたらつまようじを抜く．

1 お正月料理（おせち料理）

煮しめ

🄔 93 kcal 🄝 3.4 g 🄟 0.3 g 🄣 21.0 g 🄢 1.0 g

材料（1人分）
- 金時にんじん ……………… 20 g
- たけのこ（水煮）…………… 20 g
- れんこん …………………… 20 g
- ごぼう ……………………… 20 g
- こんにゃく ………………… 15 g
- 乾しいたけ ………………… 2 g
- 里いも ……………………… 40 g
- さやえんどう ……………… 1 枚
- ぎんなん …………………… 1 個
- だし ………………………… 70 g
- 砂糖 ………………………… 2 g
- 酒 …………………………… 3 g
- うす口しょうゆ …………… 6 g

1. にんじんは厚さ 1.2 cm の輪切り（1人1枚）にし，梅型で抜いた後ねじ梅（図①）の形に切る．残りは乱切りにする．
2. ゆでたけのこは，穂先の部分はくし形に切り，根元は半月かいちょう切りにする．
3. れんこんは花形に切れ目を入れ，8 mm 厚さに切り（図①），酢水に浸ける．
4. ごぼうは皮を包丁でこそげ，乱切りにし，酢水にさらしてアクを抜く．
5. こんにゃくは手綱結び（図①，田綱こんにゃく）にし，さっとゆでる．
6. 乾しいたけは戻して軸を取り，二つまたは四つに切る．
7. 里いもは皮を六方にむき（図①，六方むき），塩をつけてもみ，下ゆでする．
8. さやえんどうは筋を取り，色良く塩ゆでし，水にとり，ザルに上げる．ぎ

ねじ梅
①梅型のにんじんの手前を深く，中心を浅く切り込みを入れる．
②包丁を斜めに入れ，傾斜をつけて切り落とす．

花れんこん
①皮をむき，約 3 cm 厚さの輪切りにする．周囲に丸みをつけて切り込みを入れる．
②①とは逆の方向から切り込みを入れて，花形になるように仕上げる．8 mm 厚さの輪切りにする．

矢羽根れんこん
①皮をむき，1.5 cm 厚さの斜め切りにする．下を少し切らないようにして，輪切りの真ん中で半分に切る．
②切り口から広げると合わせ矢羽根になる．

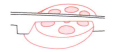
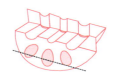

手綱こんにゃく
8 mm 厚さに切り，中央に 3 cm の切れ目を入れ，片端を切れ目にくぐらせる．

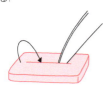
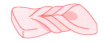

里いもの六方むき
①皮つきのまま両端を垂直に切り落とす．
②平らになった面を下にして置く．上下の面が六角形になるように包丁などで印をつけ，側面が六面になるようにむく．

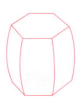

里いもの鶴の子
①六方むきした里いもの上の面に厚さ 3 mm ほど V 字に切り込みを入れる．
②切り込みに向けて，横から包丁を入れて切り落とす．

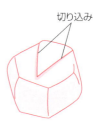

図① 野菜の切り方（煮しめ，酢ばす，関西風雑煮）

Keyword

金時にんじん
東洋系にんじんの一種で，京にんじんともよばれる．根は 30 cm くらいの長円錐形で，果皮は濃赤色でリコピンが多い．

<u>材料</u>（6 人分）
れんこん（細いもの）
　　　　　　………… 15 cm くらい
甘酢 ┏ 酢 ……………………… 100 g
　　 ┃ だし（二番だし）・大さじ 3
　　 ┃ 砂糖 ………………… 大さじ 3
　　 ┗ 塩 ………………… 小さじ 1/3
赤とうがらし ……………… 1/2 本

<u>材料</u>（1 人分）
里いも ……………… 40 g（1 個）
大根 ………………………… 10 g
金時にんじん ………………… 5 g
丸もち ……………………… 1 個
だし（一番だし）………… 150 g
白みそ ……………………… 20 g
水菜 ………………………… 10 g
花かつお …………………… 1 g

<u>材料</u>（1 人分）
菜の花 ……………………… 50 g
 ┏ うす口しょうゆ ………… 2 g
 ┃ だし ……………………… 3 g
 ┗ 練りがらし ……………… 1 g

んなんは殻を除き，少量の湯でさっとゆで，薄皮を除く．
9 鍋に 1 〜 7 の野菜とだしを入れて中火にかけ，煮立ったらアクを取り，砂糖，酒を加えて落し蓋をして 7 〜 8 分煮る．
10 しょうゆを何回かに分けて加えながら煮て，煮汁がほとんどなくなるまで煮る．
11 8 のさやえんどうとぎんなんを添える．重箱に盛りつける場合は，冷めてから盛りつける．

矢羽根れんこん（酢ばす）　エ 20 kcal　タ 0.4 g　脂 0.0 g　赤 4.7 g　塩 0.1 g

1 れんこんは約 45°の角度に包丁を入れ，1.5 cm 厚さの輪切りにする．
2 1 の皮をむいて縦 2 等分にし，切り口を上に向けて合わせ矢羽根にし，安定するように底面を少し平らに切り落とす（図①）．赤とうがらしを入れた甘酢に浸ける．
3 2 を酢水のまま，鍋に移し火にかけ，透明感が出るまでゆでる．
4 甘酢の材料を鍋に入れて煮溶かし，冷ます．
5 バットに水気を切ったれんこんを並べ，赤とうがらしの輪切りを散らし，甘酢をかけて味を含ませる．

関西風雑煮　エ 202 kcal　タ 6.3 g　脂 1.0 g　赤 41.4 g　塩 1.4 g

1 里いもは鶴の子（図①）に切り，塩を振ってぬめりを取り，ゆでる．
2 大根は 4 mm 厚さの輪切り，にんじんは 3 mm 厚さの輪切りにしてゆでる．
3 水菜は 6 cm 長さに切る．
4 だしに丸もちを入れ，白みそを溶き入れ，1 の里いも，2 の大根，にんじんを加えて火を止める．
5 椀に大根を入れ，その上にもちをのせ，里いも，にんじん，水菜を加え，汁を注ぎ，花かつおをのせる．

2　上巳の節句（ひな祭り）の料理

> ちらしずし　　p.23 参照
> 菜の花のからしあえ
> はまぐりの潮汁
> よもぎもち（草もち）p.125 参照

菜の花のからしあえ　エ 21 kcal　タ 2.4 g　脂 0.2 g　赤 3.5 g　塩 0.4 g

1 菜の花は，根元の硬い部分を取り除き，ゆでて長さ 3 cm くらいに切る．
2 調味料を合わせ，1 をあえ，器に中高に盛る．

はまぐりの潮汁

エ 37 kcal　タ 3.8 g　脂 0.4 g　炭 5.3　塩 2.1 g

1. はまぐりはたわしでよく洗い，2～3％の食塩水にしばらく浸けて砂を吐かせ，さっと洗う．
2. 沸騰湯に塩を入れて，みつばを入れ，茎が軟らかくなったら取りだし，冷水につけ，結びみつば（p.45参照）にする．
3. 定量の1.2倍の水に昆布を浸し，はまぐりと酒を加え火にかける．沸騰直前に昆布を取りだし，アクをすくい取り，塩で調味する．
4. 貝の口が開いたら取りだし，貝から身をはずし，一つの殻の左右に身を入れて椀に盛りつける．
5. 身が殻から離れないように注意して熱い汁を 4 に注ぎ，2 の結びみつばを添える．

材料（1人分）
はまぐり……………小2個
水……………………150 g
昆布…………………1.5 g
酒……………………2 g
塩……………………1 g
みつば（糸みつば）……1本（1 g）

Keyword
はまぐり
二枚の殻には互いに凹凸があり，他の殻とは絶対にかみ合わない．一対のみがぴったり合うことから，良縁に恵まれるようにとの願いが込められる．

Keyword
敬老の日
9月の第3月曜日．

3　お祝い料理（敬老の日）

赤飯
小鯛の姿焼き
炊き合わせ
菊花豆腐のすまし汁
じょうよまんじゅう（p.127参照）

赤飯（炊きおこわ）

エ 293 kcal　タ 6.9 g　脂 1.1 g　炭 61.2 g　塩 0.7 g

1. 小豆は3～4倍の水を加えて中火にかけ，沸騰したら，煮汁を捨て5～6倍の水を加えて腹切れしないように煮てザルに上げる．
2. 1 の煮汁を玉杓子で上に上げて戻すというように空気に触れるようにして冷まし，ゆで汁が足りなければ水で補う．
3. うるち米ともち米を混ぜて洗い，2 の小豆のゆで汁（と水）に1時間浸漬する．
4. 炊飯器に 3 と塩を入れて炊く（うるち米を加えて普通炊飯）．
5. 炊き上がったら，小豆をつぶさないように混ぜ，よそったらごま塩を添える．

材料（1人分）
うるち米……………30 g
もち米………………40 g
小豆…………………12 g
小豆のゆで汁 ┐
水　　　　　┘……85 g
塩……………………0.5 g
┌ 黒ごま……………0.2 g
└ 塩…………………0.2 g

Keyword
赤飯
もち米に小豆やささげを混ぜて蒸した祝儀用のご飯である．赤は邪気払いの意．小豆中の色素は皮に多く含まれ，アントシアニンのほかに，タンニンを多く含み，赤飯を赤に着色している．

Point　もち米の調理
もち米を蒸した飯を強飯という．もち米はうるち米よりも吸水性が高く，2時間の浸漬で飽和状態（約40％）になる．もち米に必要な加水量は，もち米重量の約1.0倍でよい．この加水量では均一に炊くことができないため，もち米は蒸して，適度な硬さの強飯にするため，加熱中に振り水で補う．

Point　炊きおこわ
もち米にうるち米を混ぜることによって加水量が増えるので，炊く操作が可能となる．

Point　加水量（小豆のゆで汁）の計算
小豆のゆで汁＝｛（うるち米の重量）×1.5 ＋（もち米の重量）×1｝．
小豆は米の10～20％とする．

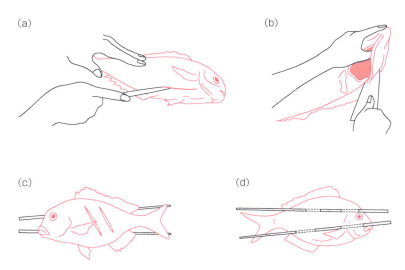

図② 鯛の串の打ち方
(a) 盛りつけたとき下になる方の腹側を切り、刃先で内臓をかきだす。(b) エラを取る。
(c) 表に串が出ないように、魚の裏側の目の下の軟らかいところから金串を刺し、頭と尾びれがはね上がるように打つ。(d) 2本の串を図のように、八の字形になるように打つ。

材料（1人分）
小鯛 ……… 150〜200 g（小1尾）
塩 …………… 魚重量の1.5%
酢どりしょうが ……………… 1本

小鯛の姿焼き ㋓ 134 kcal ㋟ 15.7 g ㋝ 7.1 g ㋤ 0.3 g ㋜ 1.5 g

1. 鯛はうろこを取り、エラを外し、内臓を除き、さっと洗い、水気を拭き取る。
2. 塩を全体にまぶし、10〜15分おく。
3. 背びれ、尾びれ、胸びれに化粧塩（分量外）をする。
4. 金串を刺して（図②）、220℃で予熱したオーブンで約30分焼く。
5. 熱い内に金串を回しておく。
6. 鯛の頭を左に盛りつけ、右手前に酢どりしょうがを添える。

材料（1人分）
里いも …………………… 50 g
┌ 煮だし汁 …………… 40 g
│ 砂糖 ………………… 2 g
┤ みりん ……………… 5 g
│ うす口しょうゆ ……… 1.5 g
└ 塩 …………………… 0.4 g
ゆずの皮 ………………… 1 g
乾しいたけ ……………… 1枚
┌ だし ………………… 25 g
┤ みりん ……………… 1.5 g
└ こい口しょうゆ ……… 1.5 g
にんじん ………………… 20 g

炊き合わせ ㋓ 76 kcal ㋟ 2.0 g ㋝ 0.2 g ㋤ 16.7 g ㋜ 1.2 g

1. 里いもは洗って皮をむき、水に浸け、ザルに上げ、塩を入れてもみ、水で洗ってぬめりを取る。
2. *1* を串が通るくらいまで下ゆでし、鍋にだしと調味料を入れ、*1* を加え弱火で落し蓋をして煮含める。
3. ゆずは表面の皮のみおろす。
4. 乾しいたけは水で戻し、石づきを除き、飾り包丁を入れ、だし、みりん、しょうゆを入れた煮汁で弱火で煮含める。
5. にんじんは1.2 cm厚さの輪切りにして花型で抜き、下ゆでしたのち調味液で煮る。
6. おくらは洗って塩を振って、沸騰した湯でゆで、冷水にとりザルに上げ、冷めた *5* のにんじんの煮汁に浸ける。

7 里いもに 3 を振り，しいたけ，にんじん，おくらを盛り合わせる．

（「炊き合わせ」材料続き）
- だし‥‥‥‥‥‥‥25 g
- 砂糖‥‥‥‥‥‥‥0.8 g
- 塩‥‥‥‥‥‥‥‥0.1 g
- うす口しょうゆ‥‥‥1 g
- おくら‥‥‥‥‥‥‥20 g

菊花豆腐のすまし汁

エ 39 kcal　タ 3.7 g　脂 1.9 g　炭 1.8 g　塩 1.2 g

1 豆腐は塩一つまみ入れた湯の中で温め，底を残して碁盤の目のように包丁を入れる（右図参照）．
2 しゅんぎくはサッとゆで，3 cm 長さに切る．
3 1 を椀に入れ，梅肉を豆腐の中心に竹串で置き，菊花に見立てる．
4 煮だし汁を温め，塩，うす口しょうゆで味をつけ，3 の椀にだしを静かに注ぎ，しゅんぎくを添える．

材料（1人分）
- 木綿豆腐‥‥‥‥‥‥45 g
- しゅんぎく‥‥‥‥‥10 g
- 梅肉‥‥‥‥‥‥‥‥1 g
- 混合だし‥‥‥‥‥‥150 g
- 塩‥‥‥‥‥‥‥‥‥0.8 g
- うす口しょうゆ‥‥‥1 g

 Keyword

菊花豆腐

5～6 mm 幅に切り目を入れる．
下 5～6 mm には包丁を入れない．

4　クリスマス料理

前菜	カナッペ	canapés（仏）	p.63 参照
	小えびのカクテル	cocktail de crevettes（仏）	p.64 参照
スープ	コンソメ・ド・ノエル	consommé de Noel（仏）	
肉料理	ローストビーフ	roast beef（英）	
	または　ローストチキン	roast chicken（英）	p.74, 75 参照
サラダ	くるみのサラダ	salade au noix（仏）	
デザート	ブッシュ・ド・ノエル	buche de Noël（仏）	
飲み物	コーヒー	café（仏）	p.139 参照

Keyword

ノエル

フランス語でクリスマスのこと．クリスマスカラーの赤は，イエスキリストの受難の血の色．緑は永遠の命，エバーグリーン．白は聖母マリアの純潔，雪の白．金は三博士の一人が献上した黄金．銀はキリストを照らした星の色を表している．

コンソメ・ド・ノエル
エ 14 kcal　タ 2.0 g　脂 0.0 g　炭 1.8 g　塩 1.5 g

1 にんじん，セロリは薄切り，パセリ，セルフイユは粗いみじん切りにする．
2 チキンブイヨンを火にかけ，煮立ったら火を止める．
3 深鍋に，牛ひき肉，にんじん，セロリ，セルフイユ，白粒こしょうを入れる．
4 3 の鍋に，卵白に水を少し加えてほぐしたものを加え，材料全体によくからませるように手でもむ．60 ℃以下に冷めた 2 のチキンブイヨンを一気に加え，木杓子でよくかき混ぜる．
5 4 を中火にかけ，材料が煮立って表面に浮いてくるまで撹拌しながら加熱する．
6 火を弱めて，表面に 1 カ所穴があいている状態にして，40～50 分蓋をしないでごく弱火で加熱する．
7 ストレーナー（網目が細かい金属製のこし器）に濡らして固く絞った布巾

材料（1人分）
- 牛ひき肉（赤身）‥‥‥30 g
- にんじん‥‥‥‥‥‥‥5 g
- セロリ‥‥‥‥‥‥‥‥5 g
- パセリ‥‥‥‥‥‥‥‥2 g
- セルフイユ‥‥‥‥‥‥1 g
- 粒こしょう（白）‥‥0.1 g（2粒）
- 卵白‥‥‥‥‥‥‥‥10 g
- チキンブイヨン‥‥‥250 g
- 塩‥‥‥‥‥‥‥‥‥少々
- 白こしょう‥‥‥‥‥少々
- タピオカパール（大粒）‥‥1 g
- ミニトマト‥‥‥‥‥‥5 g
- セルフイユ‥‥‥‥‥‥1 g

Point コンソメを澄ませる方法

スープ材料に卵白を加えなじませ，60 ℃以下のブイヨンに加える．徐々に加熱することにより，アクや濁りの原因となる浮遊物を吸着して熱凝固させて除く．

8 を敷いて，6 を熱いうちに少しずつ静かにこす．
8 スープの表面に浮いた脂肪を，紙で吸い取るようにして除き，スープは1人分 150 g とし，塩，こしょうで味を調える．
9 タピオカパールはたっぷりの水に入れて，透明になるまで煮て，ザルにとって水洗いする．
10 ミニトマトはスライスする．
11 温めたスープ皿にタピオカとミニトマトを入れて，8 のコンソメを注ぎ，パセリとセルフイユを散らす．

ローストビーフ エ 343 kcal タ 20.0 g 脂 24.0 g 炭 5.8 g 塩 1.6 g

材料（1人分）
- 牛肉（ランプ，ももなど塊）… 100 g
- 塩 …………………………… 1 g
- こしょう ………………… 少々
- サラダ油 ………………… 2 g

＜グレービーソース＞
- 白ワイン ………………… 20 g
- チキンブイヨン ………… 20 g
- クレソン ………………… 10 g

＜にんじんのグラッセ＞
- にんじん ………………… 40 g
- 水 ………………………… 30 g
- 塩 ………………………… 0.3 g
- 砂糖 ……………………… 1 g
- バター …………………… 4 g

1 牛肉はタコ糸で縛って形を整え，塩，こしょうを手ですり込む．
2 フライパンにサラダ油を熱し，肉の表面全体にしっかり焼き色がつくまで焼き，天板に移す．
3 250 ℃ に予熱したオーブンに入れ，250 ℃ で焼き始め，5分後に 200 ℃ に下げ，好みの焼き加減に焼く（500 g で約 17 分，1 〜 1.5 kg の場合は約 40 分〜 1 時間焼く）．
4 焼き上がったら，すぐにアルミホイルでしっかり包む．
5 グレービーソースを作る．
3 の天板に，白ワイン，チキンブイヨンを注いで天板についたうま味を木杓子でこそげ落とす．直火にかけ，煮立てながら少し煮詰めてこし，味を調える．ソースボードに入れレードルを添える．
6 にんじんのグラッセを作る．
にんじんは厚さ 8 mm の輪切りにして面取りをし，小鍋に材料全部（にんじん，水，塩，砂糖，バター）を入れて，蓋をせずに軟らかくなるまで煮る．最後に鍋を揺り動かして，ツヤ良く煮上げる．
7 糸を外して切ったローストビーフを皿の中央に盛り，向こう側にクレソンとにんじんのグラッセを盛りつける．
8 5 のグレービーソースを添える．

Keyword
ロースト
鳥獣肉類を大きな塊のままオーブンで蒸し焼きにしたもの．ローストされたものは，肉の内部に肉汁を保ち，全体が美しい均一の焼き色で，焼き肌が層を作り，光沢と香ばしさをもつように焼き上げると良い．

グレービーソース
肉をローストしたときに，オーブン皿に流れ出た肉汁をこして調味したソース．

Point ローストビーフの焼き加減

加熱時間はステーキよりも長いが，焼き加減はステーキに準ずる．ミディアム（中くらいの焼き方）の場合は，内部温度 65 〜 70 ℃ で，竹串を刺して薄桃色の肉汁が出るくらいである．冷やした金串を肉の中央に刺し，数秒おいて引き抜き，下唇にあててみて熱く感じる程度がちょうど良い．

くるみのサラダ エ 143 kcal タ 1.4 g 脂 12.4 g 炭 7.6 g 塩 0.3 g

材料（1人分）
- サニーレタス …………… 15 g
- レタス …………………… 15 g
- ルッコラ ………………… 3 g
- ミニトマト ……………… 10 g

1 サニーレタスとレタスは，一口大にちぎり，ミニトマトは半分に切る．
2 りんごはくし形に切り，塩水に浸け，皮をつけたまま，いちょう切りにする．

3 くるみは 160 ℃ のオーブンで約 5 分焼き，細かく砕く．
4 1 とルッコラを合わせて盛り，りんごとくるみを飾る．
5 ガラスボールにアップルビネガー，マスタード，塩，こしょうを入れ泡立て器で混ぜ，オリーブ油を少しずつ加え混ぜながら乳化させる．このドレッシングをソースボードに入れて添える．

(「くるみのサラダ」材料続き)
りんご ………………… 30 g
くるみ ………………… 6 g
〈フレンチドレッシング〉
アップルビネガー ………… 4 g
オリーブ油 ……………… 8 g
マスタード ……………… 1 g
塩 ……………………… 0.3 g
白こしょう ……………… 少々

ブッシュ・ド・ノエル

(1/6 切) 工 256 kcal タ 5.2 g 脂 10.8 g 炭 32.2 g 塩 0.1 g

1 オーブンの天板にショートニング（分量外．バターでも良い）を塗り，クッキングシートの四隅に折り込みをして，空気が入らないように敷く．
2 径の広い浅鍋に湯を沸かす．
3 オーブンを 180 ℃ で予熱する．薄力粉をふるう．
4 「別立て法」でロールケーキを焼く．
　①卵黄を泡立てる：耐熱ガラスのボウルに卵黄を入れ，グラニュー糖を加える．耐熱ガラスのボウルを「沸騰して火を止めた 2 の浅鍋」に入れ，グラニュー糖が溶けるようにゆっくりと泡立て器で混ぜる．卵黄が人肌に温まったらボウルを湯からはずし，生地がリボン状にタラタラと落ち，「の」の字を書いて字跡が残るぐらいまで泡立て器で泡立てる．
　②卵白でメレンゲを作る：耐熱ガラスのボウルに卵白を入れ，一つまみのグラニュー糖を加え，泡立て器で泡立て，角が立つようになったらグラニュー糖を加え，さらに泡立て，しっかりしたメレンゲを作る．
　③混合する：①に②のメレンゲの半分を加え，泡立て器で混ぜ，残りのメレンゲを加え，ゴムべらで混ぜ，ふるった薄力粉を加え，牛乳を加え手早く混ぜる．
　④焼成：1 の天板に手早く流して，表面をドレッチ（へら，スパチュラ，スケッパーでも良い）で平らに整え，170 ℃ で約 15 分焼く．
5 焼成中にリキュールシロップとクレームガナッシュを作る．
6 焼けたら，天板から取りだし，クッキングシートをそっとはがし，端を落とし仮巻きする．
7 リキュールシロップを，6 を広げた上面に刷毛で塗る．
8 裏ごししてラム酒でのばしたアプリコットジャムを 7 の上面に塗り，手前から巻き直してロールケーキにする．1/5 くらいを斜めに切り，切り株にする．
9 回転台の上にケーキを移し，パレットナイフでクレームガナッシュを塗り，フォークで木目をつける．
10 粉砂糖を茶こしから振る．

材料（1 本分）
〈ロールケーキ生地〉
卵黄 …………………… 3 個
グラニュー糖 …………… 30 g
バニラオイル …………… 少々
卵白 …………………… 3 個
グラニュー糖 …………… 30 g
薄力粉 ………………… 60 g
牛乳 …………………… 15 g
アプリコットジャム ……… 80 g
ラム酒 ………………… 小さじ 1
〈リキュールシロップ〉
水 ……………………… 20 g
グラニュー糖 …………… 10 g
ラム酒 ………………… 小さじ 1
〈クレームガナッシュ〉
生クリーム ……………… 30 g
クーベルチュールチョコレート
 ………………………… 60 g
無塩バター ……………… 15 g
ラム酒 ………………… 小さじ 1
粉砂糖 ………………… 少々

Point ロールケーキの仮巻き
薄く焼いたスポンジケーキは乾燥しやすいので，焼き終わったら完全に冷めないうちに仮巻きして，形を整えておく．

Point クリスマス料理とケーキ

12月25日にキリストの降誕を祝って，離れていた家族が集まり，健康と無事を喜び合ってクリスマスディナーを食べる．その国のその時期に味の良い材料で，みんなで取り分けて食べられるものが作られる．ディナーの代表的なメイン料理は，おなかに詰め物をした七面鳥や鶏の丸焼きにクランベリーソースやグレービーソースを添えて食べる国もあれば，豚肉や羊肉や鴨のロースト，たらやサーモンなどの魚介料理など，国や地域によってさまざまである．

伝統的なクリスマスケーキは，比較的日もちがするもので，美しく飾られたものが食後に切り分けられる．イギリスではクリスマス・プディングやプラムケーキ，フランスではブッシュ・ド・ノエル，ドイツではレープクーヘンで作るヘキセンハウス（「お菓子の家」のこと）やシュトーレン，イタリアではパネトーネなどが作られる．

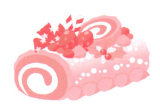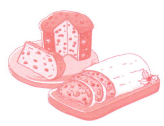

世界のクリスマスケーキ（例）
左からブッシュ・ド・ノエル，パネトーネ，シュトーレン．

8章 菓子類と飲み物

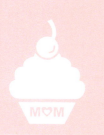

　日本料理の献立において，菓子とは，水菓子（果物のこと）と和菓子に分けられる．和菓子はお茶とともに食する．
　西洋料理では食事の最後に甘味料理〔dessert（英），entremets（仏）〕がだされる．ほかに，甘い菓子類として，午後のお茶の時間や朝食用のパン代わりに用いられる（pastry, pâtisserie）やその他の菓子（sweets, confiserie）がある．

1　和菓子

草もち（よもぎもち）

（1個分）エ 151 kcal　タ 3.1 g　脂 0.8 g　炭 33.1 g　塩 0.1 g

1. 白玉粉をつぶし，砂糖と上新粉を加えて混ぜ，微温湯を徐々に注いで木杓子で手早くかき混ぜ，耳たぶくらいの軟らかさにこね，大さじ1の水（分量外）で溶いたよもぎ粉も加えこねる．
2. 蒸し器の下なべ（一体型の場合は中敷の下）に湯を7分目くらい沸かし，濡れ布巾を敷いた蒸し器に 1 を平たくして並べ，強火で10〜15分蒸す．
3. あんを俵型に丸める．
4. すり鉢に 2 を取りだし，熱いうちにすりこ木でついて粘りをだす．
5. 4 を手のひらで楕円形にのばし，あんを置いて二つ折りにして端を押さえる．
6. 砂糖と塩を混ぜて，ふるったきな粉を振りかける．

材料（1個分）
- 上新粉 …………………… 13 g
- 砂糖 ………………………… 8 g
- 白玉粉 ……………………… 2 g
- 微温湯（約40℃） ……… 15 cc
- 乾燥よもぎ ……………… 0.5 g
- つぶあん ………………… 20 g
- ｛きな粉 …………………… 2 g
- 　砂糖 …………………… 1.5 g
- ｛塩 ………………………… 少々

Keyword
よもぎ
キク科の多年草．生のよもぎを用いる場合は，重曹を少し入れて熱湯で約2分ゆでて，細かく刻んですり鉢でよくする．

柏もち

（1個分）エ 117 kcal　タ 3.6 g　脂 0.3 g　炭 24.2 g　塩 0 g

1. 白玉粉に微温湯（約40℃）を加えながら混ぜる．
2. 上新粉と砂糖を混ぜ合わせ，1 を入れて混ぜる．なめらかで耳たぶくらいの軟らかさになるように温湯の量を調整し，こねる．

材料（1個分）
- 上新粉 …………………… 12.5 g
- 白玉粉 …………………… 6.5 g
- 砂糖 ……………………… 1.5 g
- 微温湯（約40℃） ……… 16.5 g

(「柏もち」材料続き）
｛片栗粉 …………………… 1 g
　水 ……………………… 2 g
こしあん ………………… 25 g
柏の葉 …………………… 1 枚

keyword
柏の葉
柏の葉は新芽が出ない限り古い葉が落ちない．「家系が絶えない」という縁起から，男子の健やかな成長を祈って食べられるようになった．

材料（1個分）
道明寺粉 ………………… 15 g
水 ………………………… 32 g
砂糖 ……………………… 3 g
食紅 ……………………… 少量
こしあん ………………… 20 g
桜の葉の塩漬け ………… 1 枚

Keyword
道明寺粉
もち米を水に浸けて蒸し，乾燥してひいたもの．

材料（5個分）
くず粉 …………………… 25 g
水 ………………………… 125 g
砂糖 ……………………… 40 g
こしあん ………………… 125 g
桜の葉 …………………… 5 枚

Keyword
くず粉
マメ科のくずの根からとったでんぷん．熱を加えてもコシが強く，水っぽくならず，ゲルは透明感が高い．くずは高価であるため，甘藷（さつまいも）でんぷんやじゃがいもでんぷんなどもくず粉として市販されている．くず粉100％のものを本くずと称する．くず粉のゲルは，冷やしすぎると透明感が悪くなるので注意する．

---

3 蒸し器に湯を沸かし，濡れ布巾を敷いて，*2*を平らにして広げ10〜15分蒸す．
4 蒸し上がった*3*のもちは熱いうちにボールにとり，すりこぎでつく．
5 水溶き片栗粉を加えてさらにつき，個数分に分けて丸める．
6 あんを1個分ずつに丸める．
7 *4*を小判型に広げ，あんを包み，蒸し器で4〜5分蒸す．
8 蒸し上がったら，取りだし，平ザルの上で冷まし，柏の葉で包む．

桜もち　（1個分）エ 98 kcal　タ 3.0 g　脂 0.2 g　炭 20.5 g　塩 0 g

1 あんを1個分ずつ丸めておく．
2 桜の葉は水に浸けて塩抜きする．
3 食紅を少量の水で溶いておく．
4 厚手鍋に分量の水と砂糖を入れて火にかけ，*3*を少量加え，沸騰したら道明寺粉を入れ，木杓子で手早く混ぜる．
5 再び沸騰したら弱火にして，5分程度煮て火を止め，蓋をして10分間蒸らす．
6 手水（水200 g，砂糖3 g）を用意して，*4*であんを包み，桜の葉の裏を外側にして包む．

Point 関西風と関東風の桜もち
関西では，道明寺粉を使った生地であんを包んだものが多い．
関東では，小麦粉，白玉粉などを皮種として，薄く焼いたものであんを挟んだ桜もちが多い．

くず桜　（1個分）エ 87 kcal　タ 2.5 g　脂 0.2 g　炭 19.0 g　塩 0 g

1 こしあんを1個分ずつ丸めておく．
2 蒸し器の下鍋に水を入れ，火にかける．
3 ボウルにくず粉を入れ，水を少しずつ加えて溶かし，砂糖を加えてよく混ぜてこす．
4 *3*のくず粉液30 ml（大さじ2）は別に残し，残りを片手鍋に入れ中火にかけ，木杓子でかき混ぜながら全体に透明感が出るまで加熱する．
5 全体に透明感が出たら，取り分けておいたくず粉液を加え，手早く練り合わせ，鍋の片側にひとまとめに寄せる．
6 手とスプーンを水で濡らし，*5*のくず1個分をひとすくいし，手のひらにとり，中心にあんをおいて包みながら形を整え，皿にのせる．
7 蒸気の上がった蒸し器に大きめの布巾を敷き，その上に*6*の皿をのせて強火で5〜6分蒸す．
8 蒸し上がったら布巾の両端を皿ごともち上げて取りだして冷まし，冷めたら桜の葉で包む．

豆腐団子

(1人分) エ 40 kcal　タ 1.4 g　脂 0.7 g　炭 7.1 g　塩 0 g

1. 軟らかくなるまで枝豆をゆで，さやからだし，薄皮をむく．
2. すり鉢で 1 をつぶし，砂糖を加えて混ぜてずんだを作る．
3. 白玉粉に豆腐をつぶしながら加え混ぜ，耳たぶ程度の軟らかさにする．
4. 3 を直径 2 cm 程度に丸め，中央を親指でへこませる．
5. 4 を沸騰した湯に入れ，浮き上がってきてから 1～2 分ゆでて，氷水にとる．
6. 5 が冷たくなったら，ザルにとり，器に盛ってずんだをかける（きなこやあずきあんをかけてもよい）．

材料（1人分）
- 白玉粉 ……………………… 5 g
- 木綿豆腐 …………………… 6 g
- 枝豆 ………………………… 6 g
- 砂糖 ………………………… 2.5 g

🍷**Keyword**
ずんだ
枝豆またはそら豆で作るあん．

おはぎ

(1人分) エ 287 kcal　タ 7.4 g　脂 2.4 g　炭 58.6 g　塩 0.5 g

1. もち米とうるち米を洗い，定量の水に 30 分以上浸漬した後，塩を加え，炊飯する．蒸らしてから容器にとり，すりこ木の先を水で濡らし，軽く半つぶしにして丸めておく．
2. 粒あんを作る．
   あずきを洗って，豆の 3 倍くらいの水を加え，加熱する．沸騰したらゆで汁を捨て（渋切り．p.21 も参照），再び水を加え，弱火で加熱する．途中で水が少なくなったら差し水をする．指でつぶれるくらいの軟らかさになれば，分量の砂糖を少しずつ加え，やや強火で練り上げる．最後に塩を加える．
3. きな粉に砂糖，塩を入れ混ぜる．
4. 黒ごまは炒って半ずりにし，砂糖と混ぜる．
5. 濡れ布巾の上に 2 の粒あん 1 個分をのばして，その上に 1 の飯をおき，布巾を使いながら丸く形を整える．3 のきな粉，4 の黒ごまをまぶす場合は，1 の飯の中にあんを包み，その上からそれぞれをまぶす．

材料（1人分）
- もち米 ……………………… 25 g
- うるち米 …………………… 10 g
- 水 …………………………… 40 g
- 塩 …………………………… 0.4 g
- あずき ……………………… 20 g
- 砂糖 ………………………… 16 g
- 塩 …………………………… 0.1 g
- きな粉 ……………………… 2 g
- 砂糖 ………………………… 2 g
- 塩 …………………………… 0.05 g
- 黒ごま ……………………… 2 g
- 砂糖 ………………………… 1 g

🍷**Keyword**
ぼたもち（春），おはぎ（秋）
彼岸のお供え物として，牡丹（春），萩（秋）に因む．

じょうよまんじゅう

(1個分) エ 168 kcal　タ 3.4 g　脂 0.3 g　炭 37.8 g　塩 0 g

1. 練りあんを 1 個分ずつ丸めてラップフィルムをかけておく．
2. 上新粉と砂糖をそれぞれふるいにかける．
3. やまのいもの皮をむき，すりおろし，すぐに砂糖を 2～3 回に分けて混ぜ込み，ゴムべらでひとまとめにする．
4. 上新粉をふるったボウルに 3 を加え，手で折りたたむようにして，粉を混ぜ込む．もみ混ぜて引っ張るとちぎれるくらいの軟らかさ（耳たぶくらい）にまとめ，個数分に等分する（粉の水分量により，粉が残ることもある）．
5. 4 を手のひらの上で平たい丸型にのばし，あんを包み，腰高に丸め，経木を下に当てる．
6. 蒸気の上がった蒸し器に濡れ布巾を敷き，5 を並べ，蓋に露止めの布巾をして，やや中火よりの強火で約 15 分蒸す．
7. 盆ザルの上に取りだして冷ます．

材料（1個分）
- 上新粉 ……………………… 17 g
- 砂糖 ………………………… 17 g
- やまのいも（つくねいも）…… 8 g
- 練りあん …………………… 20 g
- 経木またはクッキングペーパー
  ……約 4 cm 径の円形に切る

くりまんじゅう

(1個分) 工 141 kcal タ 4.8 g 脂 1.6 g 炭 260 g 塩 0 g

材料（1人分）
- 白あん……………… 30 g
- くり甘露煮………… 5 g (1/2 個)
- 薄力粉……………… 13 g
- { 重曹……………… 0.05 g
-   水………………… 0.5 g
- { 卵………………… 4 g
-   砂糖……………… 5 g
- ドリュール
- { 卵黄……………… 2 g
-   みりん…………… 0.6 g
- 片栗粉（打ち粉）
- けしの実

1. くりを粗く刻み，白こしあんと混ぜ，個数分に丸める．
2. ボウルに卵，砂糖を入れて木杓子でよく混ぜ，白っぽいクリーム状にする．
3. 2 に水溶き重曹と，ふるった薄力粉を加え切るように混ぜ，生地をなめらかにする．2 個以上作るときは，打ち粉を振ったところにとり，棒状にのばし，ドレッチ（へら，スパチュラでも良い）で個数分に分ける．
4. 3 の生地をのばして，1 の白あんを包み，綴じ目が下になるように丸め，くりの形に整える．
5. 4 の上面と周囲半分くらいの高さまで，卵黄とみりんを混ぜたドリュールを塗り，くりの形の底の部分にけしの実を振る（ドリュールは 2 回塗ると良い）．
6. 天板にクッキングシートを敷き，間隔をあけて並べ，オーブンの中段に入れ，170 ℃ で約 13 分焼く．

2　洋菓子

カスタードプディング　custard pudding（英），pouding（仏）

(プリン型 1 個分) 工 167 kcal タ 5.2 g 脂 5 g 炭 25.4 g 塩 0.2 g

材料（プリン型 2 個分）
- 卵………………… 50 g (1 個)
- 牛乳………………… 120 g
- 砂糖………………… 30 g
- バニラオイル
- ＜カラメルソース＞
- { 砂糖……………… 15 g
-   水………………… 5 g

Point　カラメルソース
色づくまで時間がかかるが，色づき始めるとすぐに濃くなるので気をつける．

1. プリン型の内側に薄くサラダ油（分量外）を塗る．蒸し器に水を入れて沸かしておく．
2. カラメルソースを作る．鍋に砂糖と水を入れて煮詰める．好みの焦げ色がついたら火を止め，手早く 1 のプリン型に流し入れる．
3. 鍋に砂糖と牛乳を混ぜ，弱火で砂糖を溶かしながら，60 ℃ くらいまで加熱する．
4. ボウルに卵を溶きほぐし，3 を少しずつ混ぜ合わせて裏ごしする．バニラオイルを加えて 2 のプリン型に，静かに流し入れる．
5. 蒸気の上がった蒸し器で蒸す．
   ＊オーブンで焼いて作る場合は，150 ℃ で 25 分ほど焼く．天板に湯を入れ，なくならないように注意する．
6. プリン型から取りだして，器に盛る．

Point　応用レシピ　かぼちゃのプリン（パンプキンプディング）

材料（21 cm デコレーション型 1 個分）
- 全卵………………… 5 個
- 卵黄………………… 5 個
- 牛乳………………… 500 g
- 砂糖………………… 150 g
- かぼちゃ…………… 400 g
- 生クリーム………… 100 g
- バニラオイル……… 少々
- カラメルソース { 砂糖…… 15 g
-   水………… 5 g

1. カラメルソースは上記と同様に作る．
2. かぼちゃを切って種を取り，蒸して熱いうちに裏ごしする．
3. 上記の作り方の 4 で 2 のかぼちゃペーストを加えてこして，生クリームとバニラオイルを加える．

黒ごまプリン black sesame seed pudding（英）

（ゼリー型1個分）🔥 148 kcal　タ 4.9 g　脂 10.3 g　炭 30.1 g　塩 0 g

1. 粉ゼラチンは水に振り入れてふやかし，湯せんにかけて溶かす．
2. ボウルに練りごまと砂糖を入れ，牛乳を少しずつ加え，なめらかになるまでよく混ぜる．
3. 2 を湯せんにかけながら 1 を加えてよく混ぜ，水で濡らしたプリン型に流し入れて，冷蔵庫で冷やし固める．
4. 鍋に黒砂糖と水を入れて煮溶かし冷ます．
5. 3 を型からだして，好みで 4 をかける．

材料（1人分）
- 黒練りごま ………………… 15 g
- 砂糖 …………………………… 3.5 g
- 牛乳 …………………………… 50 g
- 粉ゼラチン ………………… 1 g
- 水 ……………………………… 5 g
- 黒砂糖 ………………………… 10 g
- 水 ……………………………… 8 g

Point　応用レシピ
白ごまプリン：白練りごまを使う．
抹茶白ごまプリン：上記の白ごまプリンに抹茶を少し混ぜる．

オレンジゼリー orange jelly（英）

（1人分）🔥 67 kcal　タ 1.4 g　脂 0.2 g　炭 15.4 g　塩 0 g

1. オレンジはきれいに洗い，横半分に切る．中身を取りだし果汁を絞る．皮はケースとして用いるので，皮を破らないように内側の白い部分をスプーンでこそげ取る．皮のケースの容量を測っておく．
2. 1 の果汁とオレンジジュースを合わせて，オレンジのケースの容量になるようにジュースで調整し，砂糖を加えて温める．
3. ゲル化剤を水に入れ，ふやかしておく．湯せんにかけて溶かし，あら熱をとる．
4. 2 のジュースを手早く加え，皮のケースに流し入れて冷やす．

材料（オレンジ1個分，2人分）
- オレンジ1個の果汁 ……… 200 g
- オレンジジュース ………… 100 g
- ゲル化剤（ゼラチンの場合） 4 g
- 水 ……………………………… 20 g
- 砂糖 …………………………… 20 g

Point　応用レシピ
グレープフルーツゼリー
オレンジの果汁とオレンジジュースの代わりに，グレープフルーツ1個の果汁（約 400 g）を使用する．

Point　ゲル化剤の種類と性質

ゲル化剤とは冷やすと固まる性質のゼラチン（動物の皮や骨），寒天（テングサ），カラギーナン，ペクチンなどの総称．

	原料	溶解温度	濃度	凝固温度	
ゼラチン	動物の骨や皮	40〜50 ℃	2〜4%	10 ℃以下	酸にやや弱い．
寒天	海藻（テングサなど）	90〜100 ℃	0.5〜2%	室温	酸に弱い．
カラギーナン	海藻（スギノリなど）	60〜100 ℃	1〜2%	室温	酸にやや強い．
アガー	ゼラチンと寒天の良い特徴をあわせもつ．				

ベイクドチーズケーキ baked cheesecake（英）

（1/6個分）🔥 367 kcal　タ 9.3 g　脂 42.7 g　炭 7.5 g　塩 0.4 g

1. 型の内側に薄くサラダ油（分量外）を塗り，クッキングシートを張りつける．
2. 材料をすべてミキサーに入れて約2分間混ぜて，1 の型に流し込む．
3. 170 ℃に予熱しておいたオーブンで 45〜50 分間焼く．
4. 天板から取りだして冷まし，冷蔵庫で冷やしてから切り分ける．

材料（直径 18 cm 丸型1個分）
- 卵 ……………………………… 150 g
- 砂糖 …………………………… 90 g
- 薄力粉 ………………………… 30 g
- 生クリーム ………………… 200 g
- クリームチーズ …………… 200 g
- レモン汁 …………………… 30 g

アップルパイ　apple pie（英）

(1/6個分)　エ 326 kcal　タ 2.43 g　脂 15.7 g　炭 43.7 g　塩 0 g

材料（直径18 cmのパイ皿1個分）
＜パイ生地（練り込み式）＞
薄力粉 …………………… 150 g
無塩バター ……………… 100 g
冷水 ……………………… 75 g
＜フィリング＞
りんご …………………… 300 g
砂糖 ……………………… 100 g
レモン（薄切り） ……… 20 g
無塩バター ……………… 10 g
シナモン ………………… 適量
｛卵 ……………………… 18 g
　みりん ………………… 5 g

1. パイ生地を作る．
薄力粉に冷やしたバターの塊を入れて，スケッパーで1 cm角程度まで切り込みながら混ぜ合わせる．冷水を加えてまとめ，ラップフィルムで包んで冷蔵庫で1時間ほどねかせる．
2. 台に打ち粉をして，1 をめん棒でのばし三つ折りにする．90°回転させてのばし三つ折りにする．これを3，4回繰り返す．
3. 生地の半量を3 mm厚さに，パイ皿より一回り大きくのばし，パイ皿の上に置く．パイ皿の周囲から外に出ている生地を，ペティナイフで切り落とす．
4. フィリングを作る．鍋にりんご，砂糖，レモンを入れ，りんごが透明になるまで煮る．火を止めてバターを加えて冷やす．
5. 3 に 4 のりんごを入れて好みでシナモンを振る．残りの生地を3 mm厚さにのばして1.5 cm幅のリボン状に切り，格子状の網目になるようにのせていく．パイの周囲に卵白を塗ってパイ生地を重ね，フォークの背などで押さえながら飾りをつける．
6. 卵にみりんを加えてよく混ぜ合わせた塗り卵を，薄くムラがないように塗る．
7. 200 ℃に予熱しておいたオーブンで15分，180 ℃にして20分焼く．

Point　パイ生地
のばして折る回数が多いほど，層の多いパイができる．

Point　ガレットデロワ
公現祭（1月7日，キリスト教の祝日）に食べるフランスの菓子．
パイ生地にタルトのフィリングを入れて（p.135参照），乾燥大豆など（本来は陶器でできた小さいフィギュア）を1個入れてパイ生地で蓋をする．残りのパイ生地で表面に装飾を施して焼く．切り分けたとき，フィギュアが入っていた人が紙製の王冠をかぶり，その日だけ王様になれる．

ショートケーキ　shortcake（英）

(1/6個分)　エ 302 kcal　タ 5.9 g　脂 17.1 g　炭 30.6 g　塩 0.2 g
(18 cm丸形1個分のスポンジケーキ)　エ 985 kcal　タ 26.3 g　脂 25.5 g　炭 158.5 g　塩 0.6 g

材料（直径18 cm丸形1個分）
＜スポンジケーキ＞
卵 …………………… 約150 g（3個）
砂糖 ……………………… 90 g
薄力粉 …………………… 90 g
｛牛乳 …………………… 10 g
　無塩バター …………… 10 g
　バニラオイル ………… 少々
＜ホイップクリーム＞
生クリーム ……………… 200 g
砂糖 ……………………… 20 g
いちご（季節のフルーツ）… 200 g

＜下準備＞
・型の内側に薄くバターを塗り，底と側面にクッキングシートを敷く．
・砂糖と薄力粉はそれぞれ1回ずつふるう．
・牛乳，バターは湯せんで人肌に温める．

1. ボウルに卵を割り入れて泡立てる（共立て法）．
2. 砂糖を3回に分けて加え，さらに泡立てる．生地が白っぽくもったりし，生地をもち上げると跡が残って消えなくなるまで泡立てる．
3. 2 に少し高い位置から粉をふるいながら加える．底からすくい上げるようにして，さっくりと素早く混ぜ合わせる．
4. 粉が少し残っている状態で，バターと牛乳，バニラオイルを合わせたものを生地に加え混ぜ合わせる．

5 型に生地を流し入れ，型の底を 3, 4 回叩いて空気抜きをする．180 ℃に予熱しておいたオーブンで 25 〜 30 分焼く．
6 生クリームに砂糖を加え，氷水で冷やしながら泡立てる．
7 スポンジ台が冷めてから横半分にスライスして，6 のホイップクリームとスライスしたいちごを挟む．スポンジの上や周りにホイップクリームを塗り，いちごとクリームを絞って飾る．

Point 共立て法と別立て法

共立て法は，全卵をしっかりと泡立てて他の材料と混ぜ合わせていく方法．スポンジケーキなどの軽い生地やベーキングパウダーを加える場合などに用いられる．
別立て法は卵の黄身と白身を完全に分けて，それぞれを泡立てて，他の材料を混ぜ合わせていく方法．白身に砂糖を加えてしっかり泡立てたメレンゲをさっくりと混ぜ合わせることで，ふんわりと仕上げたいときやバターが多く重い生地などに用いる．

シュークリーム　chou a la crème（仏）

（1 個分）　　　　　　　　　　エ 147 kcal　タ 9.2 g　脂 7.9 g　炭 13.9 g　塩 0.2 g
シュー皮（10 個分）　　　　　エ 882 kcal　タ 27.6 g　脂 58.1 g　炭 54.3 g　塩 2.1 g
カスタードクリーム（10 個分）エ 593 kcal　タ 14.9 g　脂 21.3 g　炭 84.4 g　塩 1.7 g

1 鍋に水とバターを入れ火にかける．煮立ってバターが溶ければ，強力粉を一度に加えて弱火にする．
2 木べらで手早く混ぜて，全体が一つにまとまり鍋底に生地がつかなくなるまで練る．
3 火を消し，ほぐした卵を数回に分けて空気を入れるように練る．
4 木べらですくってみて，生地が三角形に切れて落ちる硬さになるまで練る．
5 生地は熱いうちに，直径 2 〜 3 cm の丸口金をつけた絞りだし袋に入れて絞る．
6 180 ℃に予熱しておいたオーブンで 20 分，160 ℃で 5 分焼く．
7 シュー生地の中に下記のカスタードクリームを詰める．

＜カスタードクリームを作る＞
1 ボウルに卵黄をほぐし，牛乳を加えて混ぜ合わせる．
2 別のボウルに砂糖と薄力粉をふるい入れ，上記の 1 を入れてよく混ぜ合わせて裏ごす．
3 2 を中火にかけ，木べらで混ぜながらクリーム状にする．
4 クリーム状になったら火を強くし，2 〜 3 秒煮立てて粉臭さをなくす．バニラオイルを加える．

材料（直径 6 cm，10 個分）
＜シュー生地＞
強力粉 ······················· 75 g
無塩バター ················· 50 g
全卵 ··························· 3 個
塩 ····························· 1.5 g
水 ····························· 125 g
＜カスタードクリーム＞
卵黄 ··························· 2 個
牛乳 ··························· 200 g
砂糖 ··························· 60 g
薄力粉 ······················· 20 g
バニラオイル ·············· 少々

クレープ　crepe（仏）

（8 枚分）　エ 547 kcal　タ 16 g　脂 19.1 g　炭 73.9 g　塩 1.8 g

1 卵を泡立て器でよくほぐし，砂糖と塩を混ぜ合わせて，牛乳を加える．
2 1 にふるいにかけた薄力粉を入れ，混ぜすぎないように気をつけて泡立て器でかき混ぜる．
3 均一に混ざったら一度こし，溶かしバターを加えて冷蔵庫で 30 分ほど休

材料（8 枚分）
卵 ······························ 1 個
砂糖 ··························· 15 g
塩 ····························· 1.5 g
牛乳 ··························· 120 g
薄力粉 ······················· 70 g
無塩バター ················· 10 g

（「クレープ」材料続き）
カスタードクリーム（「シュークリーム」参照）
生クリーム ･･････････････ 100 g
果物 ･･････････････････････ 適量

4 クレープパンかフライパンにバターを薄くひき，3 の生地を一度に流してフライパンを回しながら，できるだけ薄くまんべんなく広げる．ふちが色づけば裏返す．
5 クレープの中心から少しはずしたところにカスタードクリームを入れて，折りたたむ．好みで生クリームと果物などを盛りつける．

クッキー cookie（英）
（10～15個分）工 752 kcal　タ 11.5 g　脂 24.8 g　炭 116.2 g　塩 0.4 g

材料（10～15個分）
無塩バター ････････････････ 25 g
砂糖 ･･････････････････････ 40 g
卵 ････････････････････････ 25 g
薄力粉 ･･･････････････････ 100 g
ベーキングパウダー ･･････････ 2 g
バニラオイル ･･････････････ 適量

1 バターを泡立て器で練ってクリーム状にし，砂糖を 3 回ほどに分けて加えてよく混ぜる．溶いた卵を 3 回ほどに分けて加えよく混ぜ，バニラオイルを加える．
2 薄力粉とベーキングパウダーはふるって 1 に軽く混ぜ合わせる．3～4 mm の厚さにのばして型で抜く．
3 クッキングシートを敷いた天板に並べて，160 ℃ に予熱しておいたオーブンで 15 分焼く．

Point 応用レシピ　クリスマスクッキー（はちみつ入り）

材料（15～20個分）
無塩バター ････････････････ 25 g
砂糖 ･･････････････････････ 15 g
薄力粉 ･･････････････････ 120 g
卵 ････････････････････････ 20 g
はちみつ ････････････････ 100 g
ベーキングパウダー ･･････････ 2 g
バニラオイル ･･････････････ 適量
＜アイシング＞
粉糖 ････････････････････ 150 g
卵白 ･･････････････････････ 25 g
レモン汁 ･･････････････････ 少々
食紅 ･･････････････････････ 適量
抹茶 ･･････････････････････ 適量

＜アイシングの作り方＞
1 卵白と粉砂糖をよく混ぜ合わせ，レモン汁を加えてさらに混ぜ合わせる．
2 半量は白いまま使用する．あとの半量の 1/2 量には食紅を加えてピンク色や赤色に，残りの 1/2 量は抹茶を加えて緑色にして使用する（抹茶は湯で溶いておく）．

材料（直径 4 cm，20個分）
卵白 ･･････････････････････ 70 g
グラニュー糖 ･･････････････ 60 g
アーモンドパウダー ･････････ 75 g
粉砂糖 ････････････････････ 75 g

Keyword
マカロナージュ（仏）
ゴムべらでマカロン生地をボウルにこすりつけるようにして泡を潰し，艶のあるゆっくりと流れ落ちる硬さに調節すること．

マカロン macaron（仏）
（20個分）工 995 kcal　タ 22.1 g　脂 38.9 g　炭 150.7 g　塩 0.4 g

1 卵白をボウルに入れて泡立てながら，グラニュー糖を少しずつ加えしっかりとしたメレンゲを作る．
2 1 にアーモンドパウダーと粉砂糖をふるって入れ，初めはメレンゲを切るように粉類となじませ，ある程度混ざってきたら，ボウルの底や側面になでつけるようにしてマカロナージュする．
3 天板の上にクッキングシートをシワのないように敷く．絞り袋に入れ，クッキングシートに絞りだす．表面に泡がある場合は，つまようじなどで表面の泡を潰す．

4 表面をしっかりと乾燥させる（軽く指でなでられるくらい）．
5 150 ℃ に予熱しておいたオーブンで 12 分ほど焼く．
6 5 を冷まして，溶かしたチョコレートやクリームを 2 枚の間に挟む．

Point 応用レシピ　さまざまな風味のマカロン

抹茶味：生地に抹茶　4 g．後で挟むバタークリームに抹茶 3 g を混ぜる．

バラやラズベリー味：生地に赤の着色料を混ぜる．溶かしたホワイトチョコレートにローズシロップやラズベリーピューレを混ぜて，間に挟む．

マドレーヌ　madeleine（仏）

（6 個分）🅔 310 kcal　🅣 20.8 g　🅟 54.9 g　🅒 123 g　🅢 0.5 g

1 卵は溶いて砂糖を加え，共立て法で充分に泡立てる．
2 1 にふるった薄力粉を加えて切るように混ぜ，レモンの皮を加えて，溶かしバターを加えて混ぜる．
3 型に 2 を入れ，170 ℃ に予熱しておいたオーブンで約 15 分焼き色がつくまで焼く．

材料（マドレーヌ型 6 個分）
卵 …………………… 120 g
砂糖 ………………… 70 g
薄力粉 ……………… 70 g
レモンの皮（おろしておく）
　　　………………… 1/2 個分
無塩バター ………… 50 g

パウンドケーキ（カトルカール）　pound cake（英），quatre-quarts（仏）

（1/6 個分）🅔 420 kcal　🅣 5.43 g　🅟 143.4 g　🅒 265.7 g　🅢 1.1 g

1 ボウルにバターを入れてクリーム状になるまで練り，砂糖を加えてよく混ぜる．卵は溶いて 2, 3 回に分けて加え，牛乳も加えてよく混ぜる．
2 薄力粉とベーキングパウダーをふるい，1 に加えてよく混ぜる．
3 クッキングシートを敷いたパウンド型に 2 を入れ，中央を少しくぼませて，型の底を 2, 3 回叩いて空気を抜く．180 ℃ に予熱しておいたオーブンで約 10 分，160 ℃ で 15 分ほど焼く．

材料（19 cm パウンド型 1 個分）
無塩バター ………… 150 g
砂糖 ………………… 150 g
卵 …………………… 150 g
牛乳 ………………… 30 g
薄力粉 ……………… 150 g
ベーキングパウダー … 3 g

Point 応用レシピ　バターケーキ

材料（19 cm パウンド型 1 個分）
無塩バター ………… 150 g
粉砂糖 ……………… 100 g
卵黄 ………………… 90 g
卵白 ………………… 90 g
薄力粉 ……………… 140 g
強力粉 ……………… 10 g
塩 …………………… 1〜1.5 g
アーモンドプードル … 110 g

1 ボウルにバターを入れ，ハンドミキサーで空気を含ませるようにして泡立てる．白っぽくなったら粉砂糖を入れ，フワフワになるまで泡立てる．
2 1 に卵黄を入れ，よく混ぜ合わせる．
3 卵白をしっかりと泡立て，半量を 2 に加え，木べらで切るように混ぜる．粉類と塩を合わせて高い位置からふるいながら加え，木べらで混ぜ合わせる．
4 3 で残ったメレンゲをもう一度泡立てて 3 に加え，底から大きく返すようにして混ぜ合わせる．
5 生地を型の隅から入れ，中央をへこませる．
6 180 ℃ に予熱しておいたオーブンで 20 分，170 ℃ で 10〜15 分焼く．

Point パウンドケーキ（カトルカール）

バター，砂糖，卵，薄力粉をそれぞれ1ポンド（約453.6 g）の1/4量ずつ使って作ることから，この名がついている．フランス名の「カルトカール」は「四分の四」という意味．4種類の材料を同量使うことに由来する．パウンドケーキの応用レシピとして，バターケーキ，ブラウニーがある．

ブラウニー　brownie（英）

（天板1枚分）エ 2521 kcal　タ 32.6 g　脂 143.4 g　炭 265.7 g　塩 1.1 g

材料（天板1枚分）
無塩バター	150 g
砂糖	150 g
卵	150 g
牛乳	30 g
薄力粉	150 g
ベーキングパウダー	3 g
ココア	40 g
くるみ	80 g

1. ボウルにバターを入れてクリーム状に練り，砂糖を加えてよく混ぜる．卵は溶いて2, 3回に分けて加え，牛乳も加えてよく混ぜる．
2. 薄力粉とベーキングパウダー，ココアをふるい，1に加えてよく混ぜ，少し細かくしたくるみを混ぜる．
3. クッキングシートを敷いたトレー型に2を入れ，中央を少しくぼませて，型の底を2, 3回叩いて空気を抜く．180 ℃に予熱しておいたオーブンで約10分，160 ℃で15分ほど焼く．

Point 応用レシピ　マロンブラウニー
ココアを入れずに，ラム酒を加え，くるみの代わりにくりの甘露煮を加える．

応用レシピ　チーズケーキブラウニー
ブラウニーの上に，下記のチーズケーキ生地をのせて焼く．またはブラウニーの生地をチーズケーキの生地に少し混ぜてマーブル状にしたり，模様を描いたりすると美しい．
＜チーズケーキ生地＞
クリームチーズ……… 100 g
砂糖 ………………… 20 g
卵 …………………… 1個

クグロフ　kouglof（仏）

（1/8個分）エ 485 kcal　タ 9 g　脂 30.1 g　炭 43.9 g　塩 0.1 g

材料（直径18 cm クグロフ型1個分）
無塩バター	180 g
粉砂糖	120 g
卵黄	110 g
バニラオイル	適量
卵白	110 g
砂糖	60 g
薄力粉	170 g
強力粉	12 g
塩	少々
アーモンドプードル	130 g
ココア	12 g

1. バターをハンドミキサーで泡立て，粉砂糖を加えてさらに白っぽくなるまで泡立てる．
2. 1に卵黄，バニラオイルを加えて混ぜ合わせる．
3. 卵白は泡立て器で泡立て，砂糖を2, 3回に分けて加え，良く泡立ててしっかりとしたメレンゲを作る．半量を2に加え，木べらでさっくりと混ぜ合わせる．
4. 3に薄力粉，強力粉，塩，アーモンドプードルをふるい入れて木べらで軽く合わせ，残りのメレンゲを加えて混ぜ合わせる．
5. 4の1/4を別のボウルに入れ，ふるったココアを加えて混ぜる．
6. 型にバターを薄く塗り，強力粉を振りかけて，余分な粉を落としたところに，底に4の生地を少し入れ，その上に4と5の生地をスプーンなどで交互に入れる．
7. 型に入れた生地を竹串などで軽く混ぜ合わせ，マーブル状にする．
8. 170～180 ℃に予熱しておいたオーブンの下段で30～35分焼く．

Keyword
クグロフ　Kugelhupf（独）
ねじれた円錐形の焼き型の名称が菓子の名前になっている．伝統的なオーストリアの菓子．フランス王妃マリー・アントワネットが好んだものとして有名．

スコーン　scone（英）

（1個分）エ 155 kcal　タ 3 g　脂 5.2 g　炭 22.7 g　塩 0.3 g

1. 無塩バターと卵は室温に戻しておく．
2. 薄力粉，ベーキングパウダー，塩は合わせてふるう．
3. 1のバターはハンドミキサーの低速で泡立てて，砂糖を3回に分けて加えながら白っぽくなるまで泡立てる．
4. 2の粉類を3に入れてサラサラになるまで混ぜ合わせる．
5. 4に牛乳と混ぜた卵（少し残しておく）を加えて，よく混ぜる．粉っぽさが残っている場合や生地が硬い場合は，残しておいた牛乳と混ぜた卵を加える．
6. 5をまとめて，そののちに半分に分ける．それぞれを丸めて1 cm弱の厚さまでのばす．2枚を重ねて密着させ，5 cmの菊型で抜き，クッキングシートを敷いた天板に置く．
7. 5で残しておいた卵と牛乳の合わせたものを，6の上面に塗る．180 ℃に予熱しておいたオーブンで15〜20分焼く．
8. 好みでジャムやクロテッドクリームを添える．

Point　応用レシピ　はちみつ・くるみ入りスコーン

材料
はちみつ …………………………… 大さじ1
くるみ（味つけなし，から焼き）…… 20 g

上記の4の生地の1/3量を取り分けて，はちみつと荒く刻んだくるみを加える．丸めて高さ1 cmくらいにのばして三角形などにカットし，クッキングシートを敷いた天板に置く．同様に焼く．

材料（5 cm菊型 12個分）
A｛無塩バター ………… 150 g
　　卵 ……………………… 1個
砂糖 ……………………………… 15 g
牛乳 …………………………… 約56 g
B｛薄力粉 ………………… 330 g
　　ベーキングパウダー
　　………………… 小さじ4
　　塩 …………… 小さじ1/4
打ち粉（強力粉）
ベリー系のジャム数種
クロテッドクリーム

keyword
スコーン
アフタヌーンティーに欠かせない，イギリスの焼き菓子．
＜おいしい食べ方＞
スコーンを横半分にナイフで2枚に切る．片方の内側の面にクロテッドクリームやジャムをたっぷりのせていただく．

keyword
クロテッドクリーム
生クリームを煮詰めたもの．乳脂肪分が60〜70％．
ジャム
ベリー系のものが合う．

アーモンドタルト　tarte aux amandes（仏）

（1/8個分）エ 230 kcal　タ 3.2 g　脂 14 g　炭 16 g　塩 0 g

1. バターは室温に戻す．
2. 砂糖と薄力粉はそれぞれふるう．
3. ボウルにバターを入れ，ハンドミキサーで白っぽくなるまで泡立てる．砂糖を数回に分けて加え，さらに泡立てる．
4. 薄力粉を入れ，ボウルの底からバターと粉をすくい上げて，空気を含ませるように混ぜて，軽く一つにまとめる．
5. ラップフィルムを敷いた天板に，生地を置いて包む．形を整えながら薄くのばし，冷蔵庫に入れて最低30分以上ねかせる．
6. フィリングを作る．室温に戻したバターを，泡立て器で混ぜながらクリーム状にする．砂糖を加えて，さらに混ぜ合わせ，ふるったアーモンドパウダーを混ぜる．溶きほぐした卵を3，4回に分けて加え，アーモンドオイルを混ぜ合わせる
7. めん棒で5を3〜4 mmの厚さにのばし，型に生地を敷き詰め，フォークで空気抜きの穴をあける．6のフィリングを入れて表面を平らにする．170 ℃に予熱しておいたオーブンで約30分焼く．

材料（直径21 cmタルト型1個分）
＜タルト生地（パート・シュクレ）＞
無塩バター ……………………… 60 g
砂糖 ……………………………… 60 g
卵 ………………… 30 g（1/2個）
バニラオイル ………………… 少々
薄力粉 ………………………… 125 g
＜フィリング（アーモンドクリーム）＞
無塩バター ……………………… 80 g
砂糖 ……………………………… 45 g
卵 ………………… 50 g（1個）
アーモンドオイル ……………… 少々
アーモンドパウダー ………… 80 g

> **Point** 応用レシピ 洋なしのタルト
>
> 5 mm 厚さに縦長に切った洋なし（缶詰）をフィリングに使う．上記 7 でフィリングを入れるときに，タルト生地の中を埋めるように，洋なしを少しずつずらしながら放射状に並べる．170 ℃ に予熱したオーブンで約 35 分間焼く．
>
> 応用レシピ いちごのタルト
>
> 上記 5 の後でタルト生地を型にのばして焼く．冷めたら，カスタードクリームに生クリームを好みの量だけ混ぜて型に入れる．表面にいちごを飾る．

3　中国料理の菓子（甜菜，甜点心）

抜絲地瓜（さつまいものあめ煮） バースーディグァ

エ 92 kcal　タ 0.3 g　脂 1.9 g　炭 18.6 g　塩 0 g

材料（1 人分）
- さつまいも ……………… 35 g
- 揚げ油 ………………… 適量
- ｛ 砂糖 …………………… 7 g
- 　 酢 ……………………… 1 g
- 油（皿に塗るため）……… 0.5 g

1. さつまいもは汚い部分のみ皮をむいて，大きめの乱切りにする．水にさらした後，水気を拭いて 150 ℃ くらいの油で揚げる．
2. 少し大きめの鍋に砂糖，酢を入れ煮溶かす．あめになる直前，糸を引くようになったとき，*1* を加え手早く混ぜ，油を薄く塗った皿に盛りつける．

> **Point** 酢を加える理由
>
> 砂糖の結晶化を防ぎ，いも同士がくっつくのを防ぐためである．

杏仁豆腐風豆乳羹 シンレンドウフフォンドウルーゴン

エ 75 kcal　タ 1.6 g　脂 1.8 g　炭 13.9 g　塩 0.1 g

材料（1 人分）
- ｛ 粉寒天 ………………… 0.7 g
- 　 水 ……………………… 35 g
- 砂糖 ……………………… 6 g
- 調整豆乳 ………………… 50 g
- アーモンドエッセンス …… 適量
- 果物（缶詰，2 種類）…… 適量
- ｛ 上記の缶詰のシロップ … 10 g
- 　 砂糖 …………………… 5 g
- 　 水 ……………………… 15 g

1. 粉寒天を水に加え混ぜ，吸水・膨潤させ，加熱する．寒天がすべて溶けたら砂糖を加え，少し煮詰める．
2. *1* に調整豆乳を加えて沸騰する直前に火からおろす．あら熱をとり，アーモンドエッセンスを加える．内側を水で濡らした器に入れて冷やし固める．
3. 缶詰シロップに砂糖，水を加えて冷やす．
4. *2* が固まったら，ひし形になるように斜めに切り目を入れ，*3* のシロップをかけて，食べやすい大きさに切った果物を飾る．

> **Keyword**
>
> 杏仁霜（きょうにんそう）
>
> 杏の実の種の殻を取り除いたもの（杏仁）をすりつぶして，粉にしたもの．

> **Point** 応用レシピ
>
> 杏仁豆腐（杏仁霜が手に入れば）
>
> **材料**（2～3 人分）
> - 牛乳 …………… 400 g
> - 粉寒天 ………… 2～3 g
> - 砂糖 …………… 20 g
> - 杏仁霜 ………… 16 g
>
> 1. 材料すべてを鍋に入れ，よく混ぜる．
> 2. 混ぜながら強火にかけ沸騰したら火を止める．
> 3. 水で濡らした型に *2* を流し，あら熱が取れたら冷蔵庫に入れて冷やし固める．
> 4. スプーンですくって器に盛りつけ，好みで缶詰の果物や上記のシロップを入れる．

開口笑(カイコウシャオ)（ごま揚げ団子）

(1個分) エ 174 kcal タ 3.2 g 脂 7 g 炭 23.8 g 塩 0.1 g

1. 薄力粉とベーキングパウダー，重曹を合わせてふるう．
2. ボウルに卵を入れよく溶き，ラードと砂糖を加え白っぽくなるまでよく混ぜる．
3. 2に1の粉類を入れ，さっくりと混ぜ合わせる（粘りをださないように）．
4. 3の生地を直径2 cmくらいの棒状にして，2 cm長さくらいに切って，それぞれを丸める．
5. 4の表面に卵白をつけ，白ごまをしっかりとつける．130 ℃の低温の油で，徐々に160 ℃まで温度を上げながら約10分揚げる．

材料（10～12個分）

薄力粉	200 g
ベーキングパウダー	3 g
重曹	少量
卵	50 g
ラード	10 g
砂糖	80 g
卵白	30 g
白ごま	30 g
揚げ油	適量

Point 応用レシピ　あん入りごま揚げ団子
中にあんを包んで揚げる（p.104も参照）．

ひねり揚げ

エ 190 kcal タ 3 g 脂 5.1 g 炭 31.8 g 塩 0.5 g

1. ボウルに油，溶いた卵，砂糖，塩を入れて泡立て器でよく撹拌した後，温湯を加える．ふるった薄力粉を加えてまとめ，濡れ布巾をかけて約10分ねかせる．
2. 1の生地を打ち粉をした台の上で1～2 mm厚さの長方形にのばし，2枚に切り重ねる．生地の間に油を塗り，形を整える．
3. 2を幅2 cm，長さ5 cmの短冊に切る．中央に縦に切り目を入れて一端をくぐらせてねじる．
4. 160～170 ℃の油で焦がさないように，ゆっくり，カリッとなるまで揚げる．好みでシナモンシュガーをまぶす．

材料（15個分前後）

サラダ油	5 g
卵	30 g
砂糖	30 g
塩	1 g
温湯	10 g
薄力粉	100 g
打ち粉	適量
揚げ油	適量
粉砂糖	20 g
シナモン	適量

4　エスニック料理のデザート

タピオカのココナッツミルクがけ

エ 206 kcal タ 1.9 g 脂 16 g 炭 17.1 g 塩 0 g

1. タピオカパールは鍋に入れ，沸騰したたっぷりの湯でゆでる。
2. タピオカが透明になり，中まで軟らかくなればシロップに漬ける．
3. 器にタピオカと果物を盛り，シロップを加えて好みの甘さになったココナッツミルクをたっぷりかける．

材料（1人分）

タピオカパール（乾）	適量
ココナッツミルク	100 g
シロップ　砂糖	適量
水	適量
好みの果物	適量

5　飲み物

煎茶

🅔 2 kcal　🅣 0.2 g　🅕 0 g　🅒 0.2 g　🅢 0 g

材料（1人分）
煎茶（茶葉）……………… 2 g
湯（80 ℃）………………… 100 g

1. 急須と湯のみ茶碗に沸騰湯（分量外）を注ぎ，温めておく．
2. 急須に煎茶の茶葉を入れ，80 ℃の湯を注ぎ，1 分間浸出する．
3. 人数分の茶碗を並べ，急須中の各層の茶が入るように，茶碗に 1/3 くらいずつ注ぎ，2 度目は逆の順に注ぎ，濃度，味を均一にし，最後の 1 滴まで注ぐ．

玉露

🅔 4 kcal　🅣 1.0 g　🅕 (0.0) g　🅒 Tr　🅢 0 g

材料（1人分）
玉露（茶葉）……………… 3 g
湯（50～60 ℃）………… 80 g

1. 急須と湯のみ茶碗に沸騰湯（分量外）を注ぎ，温めておく．
2. 湯を湯ざましに入れて冷ます．
3. 急須に茶葉を入れ，50～60 ℃に冷ました湯を注ぎ，2～3 分浸出する．
4. 人数分の茶碗を並べ，急須中の各層の茶が入るように，茶碗に 1/3 くらいずつ注ぎ，2 度目は逆の順に注ぎ，濃度，味を均一にし，最後の 1 滴まで注ぐ．

番茶，ほうじ茶

🅔 0 kcal　🅣 Tr　🅕 (0.0) g　🅒 0.1 g　🅢 0 g

材料（1人分）
番茶またはほうじ茶（茶葉）
……………………………… 2 g
熱湯………………………… 130 g

1. 土びんに茶葉を入れて熱湯を注ぐ．
2. 1 分くらいおいて，並べた茶碗に均等に注ぐ．

紅茶

🅔 2 kcal　🅣 0.2 g　🅕 (0.0) g　🅒 0.2 g　🅢 0 g

材料（1人分）
紅茶………………………… 2 g
熱湯………………………… 150 g
（砂糖）
（レモンまたはミルク）

1. 水を沸騰させる．
2. 1 の熱湯をポットとカップに少量入れて温める．ポットの湯は捨てる．
3. 茶葉を人数分ポットに入れ，沸騰した熱湯を人数分注ぎ，蓋をして蒸らす．茶葉が開いて沈み，香りも成分も充分に溶け出た頃が飲み頃である．
4. カップの湯を捨て，茶葉の成分が出すぎないように手早く，濃さが平均になるように注ぐ．ティーストレーナー（茶こし）を利用して，最後の 1 滴まで注ぐ．
5. 好みで，砂糖，レモンまたはミルクを入れて供する．

Point　紅茶の抽出時間
茶葉の形状や種類に応じて，抽出時間を 30 秒から 3 分間とする．

Point　紅茶のおいしいいれ方（ゴールデンルール）
・水はくみ立ての水を沸騰させて用いる．
・茶葉が熱湯中でジャンピング（対流）するように，一定時間蒸らす．

中国茶

エ 0 kcal　タ Tr　脂 (0) g　炭 0.1 g　塩 0 g

1. 水を沸騰させる．
2. 茶碗にはあらかじめ熱湯を注ぎ，温めておく．
3. 急須に茶葉を入れて，*1* の熱湯を注ぎ，すぐに湯を捨て，150～160 g の熱湯を注ぎ，蓋をする．
4. 2～3 分浸出し，浸出液を茶碗に注ぐ．

日本茶，紅茶，中国茶のいれ方を**表①**にまとめておく．

表① 茶のいれ方

		茶葉の量	湯の量	湯の温度	浸出時間
日本茶	煎茶	2 g	100 g	80 ℃	1 分
	玉露	3 g	80 g	50～60 ℃	2～3 分
	番茶，ほうじ茶	2 g	130 g	熱湯	約 1 分
紅茶		2 g	150 g	熱湯	30 秒～3 分
中国茶		3～5 g	150～200 g	約 100 ℃	2～3 分

＊中国茶は茶の発酵の度合いにより，いれ方を変える．発酵の浅い茶は低めの温度でいれると良い．

紅茶は，葉の大きさや形状によって等級区分が示されている．

材料（1 人分）
烏龍茶 …………………… 3～4 g
熱湯 ……………… 100～160 g

Keyword
紅茶の等級
http://www.tea-a.gr.jp/knowledge/tea_class/index.html

コーヒー

エ 6 kcal　タ 0.3 g　脂 Tr　炭 1.1 g　塩 0 g

1. ポットとカップを湯で温める．
2. ペーパーフィルターの底と横の張り合わせ部分を手前と向こう側に互い違いに折り，ドリッパーにセットする．
3. フィルターにコーヒー豆（ひいた粉）を入れ，コーヒーポットにセットする．
4. 85～95 ℃ の湯を粉全体に少量しみ込む程度にゆっくりと注ぎ，約 20 秒おき，コーヒーを膨潤させる（蒸らし）．
5. 2 回目からは，粉全体が細かな泡で膨らむように，中央から「の」の字を描くように湯を注ぐ．
6. 温めたカップに注ぎ，砂糖，コーヒーフレッシュを添える．

材料（1 人分）
コーヒー豆（ブレンド）…… 10 g
湯 ………………… 150～200 g
コーヒーフレッシュ
グラニュー糖

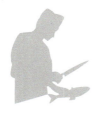

● 料理人が考える「おいしさの秘密」●

おいしく作る，インスピレーションとは？

おいしいものを作るとき，最初にどういうアプローチをするか．私の場合は，最初に思い浮かぶインスピレーションです．「こうしたらおいしいんちゃうか」，「ああしたらおいしいやろな」と，インスピレーションが具体的に浮かぶ時点でゴールがある程度見えています．ゴールが見えていると，後はそれに向かって進むだけです．

そのインスピレーションには食べる人，食べる環境，状況が大きく影響します．料理屋の座敷で静かに食べるのと，パーティなどにぎやかな環境で食べたり，もっとワイワイガヤガヤした環境で食べるのでは食べ手の集中力が違います．料理屋で食べる場合は，食べ手がかなり集中して食べられるでしょうし，ふだん感じないものも感じられます．

たとえば山芋を使ってふっくらと，また歯ごたえのある羹*を出したとします．優しい淡い味わいと独特の歯ごたえ，そして優しい香りがする出汁に少し山葵を添えます．静寂な部屋で，庭を見ながら食すると滋味深い芋の味と香りを感じることができます．芋ってこんなに味わい深いものだったのだと，再発見することもあるでしょう．しかし，いくらおいしいと思って作っても，立食パーティや屋台で歩きながら食べて，集中力がさほど食べ物に向かわないのでは，ただの泡雪餅のようにしか感じないかもしれません．そう考えると，その場所はその料理には適していないということになります．動きながら食しても，少々うるさい音楽が流れていてもおいしく感じるものでなければならないということになります．ストレートに脳に訴える，おいしいものを準備しなければならないということになります．

鮪の漬けなどに，おろし金でおろした山葵を添えると，お腹が少々いっぱいでもおいしく食せます．さらに脳に訴えるなら，とろろに銀杏，木耳，牛蒡などを入れてまとめて，油で揚げて出汁としょう油とみりんで炊くと，もっと味の輪郭がはっきりしてストレートにおいしい料理ができ上がります．

また，食べ手の年齢なども大きく影響します．ですから私は，おいしさはＴＰＯによって変える必要があると思いますし，それを考えることで料理人としての仕事がまっとうできると考えます．

ただし，料理をクリエイトする場合，自分の頭の中に絶対的に君臨するおいしさというものを，料理を仕事としてもつ人には必要であると思います．料理を自分の思うゴールにもって行くには，この絶対的おいしさというものが必要です．そして，それをもつことが大きな武器となります．私の絶対的においしいものを一つ教えましょう．

生米から炊いて作ったお粥に塩を振って食べたときのおいしさです．

*羹：熱い吸い物の意味．魚や鶏の肉，野菜を入れる．

9章 非常時のクッキング

　突然の災害から自分や家族の命を守るためには，日頃からの対策が必要である．災害発生直後は，道路が遮断され，水道，電気，ガスなどのライフラインも寸断する可能性が高く，また，救助が来るまでには時間がかかることもある．救助が受けられるまでの間の食料などは，各家庭で備えておくことが望ましい．

　できれば，主食＋副菜＋主菜のバランスをふまえた備えをし，非常時においても短時間で衛生的で安全でおいしく調理できるようにする工夫を述べる．

1　衛生面での注意

- 手を清潔に．食事の準備や食事の前には手を洗う．手洗いの水が充分にないときは，ウェットティッシュなどで手を拭く．
- なるべく食べ物を直接触らない．箸やトング，ポリ袋やラップフィルム，食品用手袋などを使う．
- 生水は飲まない．給水車やペットボトルの水など，衛生管理のゆき届いた水を飲む．ペットボトルなどから飲むときは，直接，口をつけない．
- 鮮度に注意する．停電した冷蔵庫内のもの，生もの，食べ残し，鮮度が怪しいものなどは食べない．最初に冷蔵庫内の食べられるものから使うと良い．
- 開封した食品は早めに使用する．消費期限は開封前の期限なので，開封後は早めに使い切る．
- 加熱できる場合は，できるだけ加熱してから食べる．

2　水が充分にないときの工夫

（1）調理の工夫
- キッチンばさみやピーラー（皮むき器），スライサーなどで切る．
- まな板の代わりに，開いた牛乳パックを使う（あらかじめ清潔なものを数枚用意しておくとよい）．
- 乾物はビニール袋の中で，少量の水で戻す．
- 混ぜたり，あえたりの作業をするときもビニール袋内で行う．
- フライパンやホットプレートには，クッキングシートを敷いて焼くとあと始末が簡単で良い．

（2）盛りつけの工夫
- 大皿盛りにし，できるだけ洗い物を減らす．
- 皿の上にラップフィルムやアルミホイルを敷き，食器が汚れないようにする．
- 紙皿やクッキングシートで船形や箱型の器を作ると良い．

（3）後片づけの工夫
- 食器や鍋類は水につけ置き，まとめて洗う．
- 食器などの汚れは，ティッシュペーパーなどで拭き取ってから洗う．

3　食事内容

- 食事は空腹を満たすことや保存性などに重点がおかれ，炭水化物に偏りがちになるため，限られた環境の中でも，バランスのとれた食事内容になるように意識する．
- 限られた環境の中で，日頃の食事内容に近づくように工夫をする．
- 日頃食べ慣れたものも備蓄しておく．
- ビタミン，ミネラル，食物繊維が不足しがちなので，とくに意識する．
- 塩分をとりすぎないように，また，脱水しないようにも注意する．

4　パッククッキング

　パッククッキングとは家庭版真空調理のことである．災害時には，以下の特徴がある．
- 一人一人への個別対応ができる．軟らかい調理が1人分からできる．
- 災害時に温かい食事が準備できる．

・簡単に準備できる．

（1）パッククッキングとは
　食材をポリ袋に入れて，電気ポットや鍋に湯を沸かし，加熱調理する方法である．ポリ袋は，「高密度ポリエチレン」の表示があるもの（耐熱温度 130 ℃ 程度）で，次記のものを選ぶと良い．
・食品包装用，食品・冷凍保存用などの表示のあるもの．
・マチのないもので，25 cm × 35 cm 程度の大きさのもの．
　パッククッキングの利点として，次のように考えられる．
・ポリ袋の中で調味するので，栄養やうま味を逃しにくい．
・肉や魚が軟らかく仕上がる．
・素材の甘味やうま味が引きだせる．
・食物アレルギーをもっている人，嚥下困難な人など，一人一人への個別対応ができる．
・後片付けが簡単．

（2）パッククッキングの方法
①ポリ袋に調理する材料や調味料を入れる．
②真空にするために，鍋やボウルに水を入れ，①を袋ごと浸ける．
③水圧で空気を抜き，さらにポリ袋をねじりながら空気を抜き，口を上部で結ぶ．
④材料は，平たく均一にする．
⑤鍋で調理する場合，鍋底に皿を置き，水の量は半量にして行う．蓋をすると省エネになる．
　電気ポットで調理する場合は，ポットの湯温は 98 ℃ で，ポットの容量の 1/3 程度の水を入れ，1 回のパックは 3〜4 個までとする．

（3）パッククッキングで注意すること
・ポリ袋に入れる量は少量にする．たくさん入れると加熱ムラ（味や硬さにムラ）ができたり，袋が破れる．
・途中で味見ができないので，調味料は計量しておく．

（4）パッククッキングのレシピ
　日頃食べる自分の 1 食分の米の量を把握しておき，透明な計量カップに加水量の線を入れておくと良い．

ご飯

 🔥 215 kcal タ 3.7 g 脂 0.5 g 炭 46.6 g 塩 0 g

材料

	1人分	2人分
米（無洗米）	60 g	120 g
水	90 g	180 g
（おかゆの場合）		
米（無洗米）	30 g	
（約45分加熱する）		
水	200 g	

1. ポリ袋に米と水を入れて30分から1時間おく．
2. 鍋に水を入れて火にかけ（または電気ポットに1/3の湯），1を入れ，沸騰したら火を弱めて30分間加熱する（ポリ袋は真空にせず，少し空気のある状態で）．
3. 鍋から2のポリ袋を取りだし，10分ほど蒸らす．

さばとねぎのみそ煮

 🔥 165 kcal タ 12.2 g 脂 9.8 g 炭 7.0 g 塩 0.8 g

材料

	1人分	2人分
さばみそ煮缶	70 g	140 g
白ねぎ	15 g	30 g
麩	2 g	4 g
水	大さじ1	大さじ2

1. 白ねぎの根を切り落とし，薄い斜め切りにする．
2. ポリ袋に麩と分量の水を加える．
3. すべての食材をポリ袋に入れ，平らにして空気を抜き，ポリ袋の上の方で口を結ぶ．
4. 3のポリ袋を湯で20分間加熱する．

Point さば缶の利用
さばしょうゆ煮缶でも良い．味つけの濃さが缶により異なるので調整する．

カラフルビーンズサラダ

 🔥 155 kcal タ 9.1 g 脂 7.0 g 炭 15.0 g 塩 0.9 g

材料

	1人分	2人分
ミックスビーンズ（ドライ）	15 g	30 g
カットわかめ（乾）	1 g	2 g
玉ねぎ	10 g	20 g
ツナ（缶）	15 g	30 g
きゅうり	25 g	50 g
パプリカ	10 g	20 g
ごまドレッシング	大さじ1	大さじ2
ナッツ（アーモンドなど）	4 g	8 g

1. ポリ袋の中でわかめを水で戻す．
2. 玉ねぎをスライスし，1に加える．
3. 2の水を切り，ツナを加える．
4. きゅうりとパプリカを1 cm角に切る．
5. 3をごまドレッシングであえ，ナッツをトッピングする（クッキングシートで舟形の皿を作り，盛りつける）．

さつまいもとりんごの甘煮

 🔥 169 kcal タ 0.8 g 脂 0.4 g 炭 42.7 g 塩 0.1 g

材料

	1人分	2人分
さつまいも	50 g	100 g
りんご	50 g	100 g
干しぶどう	10 g	20 g
水	10 g	20 g
砂糖	小さじ1/2	小さじ1

1. ポリ袋に干しぶどうと水を加える．
2. さつまいもはきれいに洗い，輪切りにする（軟らかくしたい場合は，さつまいもとりんごの皮をむく）．
3. りんごは，いちょう切りにする．
4. 1のポリ袋に2と3を加えて上の方で口を結ぶ．
5. 鍋に入れ，約20分加熱する．

5 ローリングストック

日頃から長期保存が可能な食品を買い置きし,非常時に役立てる.買い置きした食品は,賞味期限や消費期限が切れる前に,ふだんの食生活で活用し,新たに買い足していくようにする.

ローリングストックをしておくと良い,食品の例を**表①**にあげる.

表① ローリングストックの食品例

主食	アルファ化米 レトルトご飯 即席めん 乾めん(そうめん,うどん,そば) 無洗米 もち コーンフレーク いも類 小麦粉
主菜	缶詰(ツナ,さば,大和煮,果物など) レトルト食品(スープ,カレー,シチュー,ミートソースなど) 魚肉ソーセージ コンビーフ 充填豆腐
副菜	スープ(粉末) 乾燥野菜 固形汁粉 保存のきく野菜(玉ねぎ,かぼちゃ,にんじん,じゃがいも),干しわかめ
飲料	水(500 ml,2 L) 茶(500 ml,2 L) ロングライフ牛乳 スキムミルク ティーパック 缶飲料
その他	飴 キャラメル チョコレート ドライフルーツ ナッツ 氷砂糖 栄養補助食品

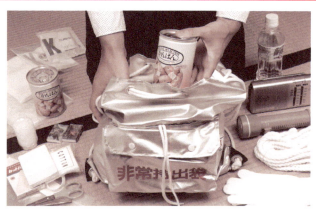

1日目分は持ち出し袋に

Keyword

ローリングストック
非常時に使える食材をストック(備蓄)し,日常の暮らしで使って補充を繰り返すこと.

α(アルファ)化米
米飯を熱いうちに急速に乾燥して水分を除いたもの.でんぷんがα型の状態のまま保たれている.水か湯を注ぐだけで食べられる.

無洗米
ぬかの部分を除くように精米してある米.洗米の必要がないため,とぎ汁が出ないので環境の負荷が少ない.米に1.5倍重量の水を加えて浸漬して炊く.

10章 献立の考え方

献立とは，食事の内容を計画し表した食事設計であり，食卓に供する料理の種類や順序を示す．それぞれのレシピには材料名，分量，調理方法などを表す．

献立を作成するには，食べる人を把握し，食事の目的を知るとともに，季節・時間・量などの条件によりエネルギーおよび各栄養素のバランス，嗜好性，安全性，経済性，効率性を考慮して計画していく．

これらの食事の条件などを献立の要素とし，行事や日常の中のできごと，食べる人の健康や成長への願いや想いなどを組み合わせてかけ合わせると，非常に多くの種類の献立が創りだされる．

1 献立の要素

献立には，いくつかの要素がある．
1. 季節・時期：春夏秋冬，月日，旬．
2. 時間：朝食，ブランチ，昼食，夕食，ティータイム．
3. コンセプト・テーマ：日常と非日常（行事，パーティ），食の形態（和食，洋食，中国料理，エスニック料理，ジャパネスク，ミックス），一汁一菜，一汁三菜．
4. その他：エネルギーや各栄養素のバランス，量，安全性，効率性，嗜好性など．

エネルギーおよび各栄養素のバランスについては，食べる人の年齢構成，性別，健康状態，生活環境の特徴を把握し，食事摂取基準の指標を活用し，食べる人にとって望ましいバランスを考慮する．

「日本人の食事摂取基準」による推奨エネルギー必要量や各栄養成分の目標値を把握する．

上記の要素をかけ合わせて考えることで，献立（料理の組み合わせ）を決めることができる．さらに料理の組み合わせを考えるとき，食の五色，

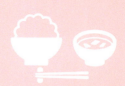

Keyword
ジャパネスク，ミックス
ジャパネスクとは和風のことで，ミックスとは，和風に限らず他の国との協働のことである．

Keyword
食の五色
赤・黄・緑・白・黒の五色（食材や料理の色）のバランスを調える．

Keyword
食の五法（五手法）
生・焼・蒸・煮・揚の手法の違う料理を合わせる．

五法を取り入れることで，見た目や食欲，満足感が向上する．

2 献立（料理の組み合わせ）例

次に，料理の組み合わせを考えてみる．本書で説明しているレシピについては掲載ページを記しているので，参照してほしい

① 春×夕食×日常×（和食＋洋食）×旬のえんどう豆を使用
　えんどうご飯　　　p.20
　若竹汁　　　p.26
　鶏肉の唐揚げ　　　p.94
　ポテトサラダ　　　p.78
　いちご

② 春×朝食×日常×洋食×多忙な1日の始まり×野菜たっぷり
　サンドイッチ　　　p.81
　季節の野菜スープ　　　p.64
　ヨーグルト（はちみつ，ブルーベリー）

③ 春×昼食×日常×洋食×イタリアン×ビタミンたっぷり
　スパゲッティ・ミートソース　　　p.85
　野菜サラダ　　　p.76
　オレンジゼリー　　　p.129

④ 休日×早めの夕食×日常×和食×連休中×みんなで作る
　だし（塩，乾燥ゆばなどを加える）
　塩おにぎり（炊き上がったご飯に粗塩1％を混ぜる）
　一口ステーキ
　筑前煮　　　p.32
　ほうれんそうのお浸し　　　p.29（ごまあえ）
　柏もち　　　p.125

⑤ 初夏×夕食×日常×洋食×おもてなし×満足感
　フランスパン
　ビシソワーズ（冷たいポテトスープ）　　　p.66
　ハンバーグステーキ　　　p.71
　トマトサラダ　　　p.77
　カスタードプディング　　　p.128

Keyword
七夕の節句
五節句の一つ．p.113参照．

⑥ 夏×昼食×行事（七夕の節句）
　冷やしそうめん（盛りつけ例：ガラス鉢に氷水を入れて笹の葉を浮かべる）　　　p.46
　かぼちゃの煮物　　　p.33

    だし巻き卵　　　p.41
    水ようかん　　　p.50
⑦ 夏×昼食×日常×中国料理×栄養のバランスが良い
    ご飯　　　p.19
    ピーマンと牛肉の炒め物　　　p.95
    水餃子　　　p.101
    とうもろこしのかき玉スープ　　　p.99
⑧ 秋×夕食×日常×和食×(収穫したての新鮮な旬の食材＋季節の果物)
    くりご飯または黒豆の枝豆ご飯　　　p.22
    さつま汁　　　p.27
    ぶりの照り焼き　　　p.40
    梨（日本の梨，西洋梨など数種．小さめの各1切を食べ比べる）
⑨ 秋×夕食×日常×中国料理×ボリューム感
    ご飯　　　p.19
    大根とくらげのあえ物　　　p.91
    えびのチリソース煮　　　p.98
    酸辣湯　　　p.99
    さつまいものあめ煮　　　p.136
⑩ 秋×ティータイム × 行事（ハロウィン）
    パンプキンプディング　　　p.128
    開口笑　　　p.137
    紅茶または中国茶　　　p.138，139
⑪ 冬×夕食×行事×祝事
    赤飯（炊きおこわ）　　　p.21，119
    肉じゃが　　　p.32
    大根と油揚げのみそ汁　　　p.25
    じょうよまんじゅう　　　p.127
⑫ 冬×昼食×日常×エスニック×辛いもの好き
    ご飯　　　p.19
    麻婆豆腐　　　p.88
    四宝湯　　　p.100
    ひねり揚げ　　　p.137

参考文献

調理教育研究会 編，『調理』，建帛社（1988）．
関西調理研究会 編，『新調理実習』，化学同人（1989）．
現代調理研究会 編，『調理実習で学ぶ　ワールドクッキング』，化学同人（1996）．
現代食生活研究会 編，『新版・現代食生活のためのクッキング』，化学同人（2000）．
西堀すき江 編著，『食育に役立つ調理学実習』，建帛社（2007）．
新調理研究会 編，『これからの調理学実習：基本手法から各国料理・行事食まで』，オーム社（2011）．
早坂千枝子 監，和泉真喜子，宮下ひろみ 編著，『新版 調理学実習　おいしさと健康』，アイ・ケイコーポレーション（2014）．
松崎　政三，藤井恵子，寺本あい 編，「映像で学ぶ　調理の基礎とサイエンス」，学際企画（2015）．
六戸詔子, 池田ひろ 編,『調理学　第3版』＜新 食品・栄養科学シリーズ＞, 化学同人（2016）．
大嶋久美子，福永淑子，『一食献立による調理実習25　第2版』，医歯薬出版（2016）．
香西みどり，綾部園子 編，『流れと要点がわかる調理実習書：豊富な献立と説明　第2版』，光生館（2017）．
山崎英恵 編，『食べ物と健康　Ⅳ　調理学　食品の調理と食事設計』＜Visual 栄養学テキスト＞，中山書店（2018）．
奥嶋佐和子 監，『食品の栄養とカロリー事典：1個，1尾，1切れ，1杯がひと目でわかる 改訂版』，女子栄養大学出版部（2017）．
松本仲子 監，『調理のためのベーシックデータ　第5版』，女子栄養大学出版部（2018）．
田中恒雄，『包丁入門』，柴田書店（1973）．
鵜飼治二,『和のおかずの教科書：京都老舗料亭がていねいにおしえる』, 新星出版社（2015）．
土井善晴，『一汁一菜でよいという提案』，グラフィック社（2016）．
的場輝佳，外内尚人 編，『だしの科学』＜食物と健康の科学シリーズ＞，朝倉書店（2017）．
辻調理師専門学校，『調理法別フランス料理』，NHK出版（2008）．
安藤裕康，古俣　勝，戸田純弘，『基礎からわかるフランス料理』，柴田書店（2009）．

参考資料

「日本食品標準成分表2015年版（7訂）追補2016年および同追補2017年」
　　http://www.mext.go.jp/a_menu/syokuhinseibun/1380313.htm
　　http://www.mext.go.jp/a_menu/syokuhinseibun/1399459.htm
厚生労働省，「日本人の食事摂取基準（2020年版）」策定検討会報告書（2019）．

索　引

あ

あえ物の種類とあえ衣	28
青菜と油揚げの煮物	31
赤こんにゃく	24
揚げだし豆腐	44
あじの塩焼き	39
あじのたたき	38
あじのムニエル	67
厚揚げと切り干し大根の煮物	34
アッシェ	65
アップルパイ	130
アミロース	14
アミロペクチン	14
アーモンドタルト	135
あらい	37
荒節	15
医食同源	87
板ずり	24
いなりずし	22
イノシン酸	12, 14
祝い肴	113
いわしのかば焼き丼	24
いわしの香梅煮	35
いわしのハーブパン粉焼き	69
うざく	30
五香粉（ウーシャンフェン）	93
エスニック料理	109
えびフライ	69
えびマカロニグラタン	55
えんどうご飯	20
塩分の調味率	16
おせち料理	113
おでん	48
落とし卵のゼリー寄せ	63
落とし蓋	31
オニオングラタンスープ	66
鬼すだれ	116
おはぎ	127
雄節	15
オムレツ	80
親子丼	24
オレンジゼリー	129
温泉卵	80

か

カー	110
開口笑（カイコウシァォ）	137
懐石料理	17
会席料理	17
海鮮チヂミ	107
烤羊肉（カオヤンロウ）	97
かきたま汁	26
隠し包丁	48
柏もち	125
加水	18
粕汁	26
カスタードプディング	128
かずのこ	115
ガスパチョ	62
かつおと昆布の合わせだし	25
かつおのたたき	38
かつお節	15
カナッペ	63
加熱	18（米）, 51
かぼちゃの煮物	33
かまぼこ	116
亀節	15
粥	20
カラフルビーンズサラダ（パッククッキング）	144
カラメルソース	128
ガーリックトースト	82
ガレットデロア	130
韓国料理	105
冠婚葬祭	113
関西風雑煮	118
乾しいたけ	15
乾焼蝦仁（ガンシャオシャーレン）	98
乾炸子鶏塊（カンチャアズジークァイ）	94
甘味料	16
菊花豆腐のすまし汁	121
きゅうりとわかめの酢の物	30
京揚げ	26
行事食	113
杏仁霜	136
玉露	138
魚醤	109
金時にんじん	118
グアニル酸	12, 15
鍋子（グゥオズ）	100
咕咾肉（グウラオロウ）	98
クグロフ	134
草もち（よもぎもち）	125
クスクス	110
くず粉	126
くず桜	126
口取り	113
クッキー	132
グラス	60
グラタンスープ	62
クラムチャウダー	66
くりきんとん	116
くりご飯	22
クリスマス料理	121
くりまんじゅう	128
クリームスープ	65
グリンピースのポタージュ	65
グルタミン酸	12, 14
車えびの養老煮	116
くるみのサラダ	122
グレービーソース	122
クレープ	131
グレープフルーツゼリー	129
黒ごまプリン	129
クロテッドクリーム	135
黒豆	115
計測	6

計量	6	さばのみそ煮	36	スープストック	61
敬老の日	119	サルサソース	111	ずんだ	127
ケの食	113	サンドイッチ	81	赤飯（炊きおこわ）	21（もち米）, 119
けん	39	三枚おろし	38	切断	7
けんちん汁	27	酢辣湯（サンラータン）	99	せん切り野菜入りコンソメ	64
香茹，香信	15	塩じめ	37	前菜	55, 63, 90
香辛料	16	シーザーサラダ	76	煎茶	138
紅茶	138	什景火鍋子（シジヌフゥオグゥオズ）	100	洗米	18
小えびのカクテル	64	しじみの赤だし	26	即席漬け	48
五節句	113	しめさば	37	ソース	53, 59
小鯛の姿焼き	120	霜降り	37	ソース・ヴィネグレット	61
コチュジャン	106	蝦醤（シャアジャン）	109	ソース・ヴルーテ	60
コハク酸	12	焼売（シャオマイ）	102	ソース・ショーフロア	61
ご飯	18, 144（パッククッキング）	蛇腹切り	30	ソース・ドゥミグラス	61
コーヒー	56, 139	シャミー・カバブ	112	ソース・トマト	61
昆布じめ	37	水餃子（シュイジャオズ）	101	ソース・ブルン	61
昆布だし	25	シュークリーム	131	ソース・ベシャメル	60
ごま豆腐	47	上巳の節句	118	ソース・マヨネーズ	61
五味	105	しょうゆ	16	ソース・マリナーラ	83
米	14	じょうよまんじゅう	127		
米・めん料理	84	食材の切り方	9	**た**	
五目豆	35	食事作法	17	大筵席（ダーイェンシ）	90
コールスロー	77	食前酒	55	大根と油揚げのみそ汁	25
コロッケ２種	69	食体験	2	炊き合わせ	120
コーンクリームスープ	65	食の五色	147	滝川豆腐	46
コンソメ・ド・ノエル	121	食の五法（五手法）	148	炊き込みご飯	20
コンソメ・リエ	62	食感	2	炊き干し法	19
献立	147	ショートケーキ	130	たけのこご飯	21
昆布	15	蒸籠（ジョンロン）	92	たけのこの土佐煮	32
		白玉団子	50	たけのこ水煮	21
さ		白あえ	30	タコス	110
魚料理	55, 67	白ごまプリン	129	だし（出汁）	14
さく取り	38	鶏蓉粥（ジーロンヂョウ）	103	だし巻き卵	41
桜もち	126	浸漬（吸水）	18	たたきごぼう	115
鮭の南蛮漬け	44	杏仁豆腐風豆腐羹（シンレンドウフフォンドウルーゴン）	136	大菜（ダーツァイ）	93
鮭の柚庵焼き	40	炊飯操作	18	田作り	115
ささがき	20	スクランブルエッグ	80	手綱こんにゃく	117
刺身	37	スコーン	135	だて巻き	115
さつまいもとりんごの甘煮（パッククッキング）	144	酢じめ	37	タピオカのココナッツミルクがけ	137
さつま汁	27	四宝湯（スーパオタン）	100	卵豆腐	46
里いもの煮物	33	スパゲッティ・ボンゴレ	86	卵の詰め物	64
さばとねぎのみそ煮（パッククッキング）	144	スパゲッティ・ミートソース	85	卵料理	79
さばの竜田揚げ	44	スープ	55, 64	タマリンド	109
				担々麺（タンタンミェン）	103

索　引

湯菜（タンツァイ）	99
珍珠丸子（ヂェンヂゥーワンズ）	95
筑前煮	32
チゲ	108
チーズダッカルビ	106
芝麻丸子（チーマーワンズ）	104
茶葉蛋（チャーイエダン）	93
チャウダー	62
叉焼肉（チャーシャオロウ）	92
炸春捲（チャーチュンヂュエン）	94
茶わん蒸し	45
中国茶	139
中国料理の分類	89
調味酢	29
ちらしずし	23
チリインオイル	110
清蒸肉蛋（チンジョンロウダン）	96
青椒牛肉絲（チンチャオニウロウスー）	95
菜肉包子（ツァイロウパオズ）	102
粽子（ツォンズ）	103
つま	39
冷たいポテトスープ	66
露止め	45
鶴の子（里いも）	117
手洗い	5
低温加熱（低温調理）	52
デザート	56
手開き	25
テーブルセッティング（西洋料理）	56
点心	17, 101
天ぷら	42
天盛り	28
豆沙包子（ドウシャパオズ）	102
豆腐団子	127
道明寺粉	126
トッポギ	107
トマトサラダ	77
トマトの湯むき	77
トム・ヤム・クン	110
ドライカレー	112
鶏肉のクリーム煮	72
鶏肉の照り煮	13
鶏のすき焼き	47
トルティーヤ	110
冬茹	15
東坡肉（トンポウロウ）	96

な

奶豆腐（ナイドウフ）	104
なすの田楽	41
菜の花のからしあえ	118
ナン	112
肉じゃが	32
肉料理	56, 70
煮しめ	14, 117
煮干し	15
煮干しだし	25
糠漬け	49
ねじ梅	117
年中行事	114

は

バイマックルート	110
パウンドケーキ（カトルカール）	133
パエリア	85
白飯	19
抜絲地瓜（バースーディグァ）	136
バターケーキ	133
バターライスI, II	73
バターロール	81
パッククッキング	142
花れんこん	117
八宝菜（バーパオツァイ）	95
パピヨット	68
はまぐりの潮汁	119
針しょうが	30
はりはり漬け	48
春雨の戻し方	94
ハレの食	113
番茶	138
ハンバーグステーキ	71
棒棒鶏（バンバンジー）	92
パンプキンプディング	128
パン料理	81
B.L.T.サンドイッチ	82
ピザ	83
ひじきの五目煮	33
日高昆布	15
皮蛋（ピータン）	91
ひねり揚げ	137
ひねりごま	29
ビビンパップ	105
ビーフカレー	84
ビーフシチュー	54
ビーフステーキ	71
ビーフストロガノフ	72
冷やしそうめん	46
ひらめの包み焼き	67
ピロシキ	82
ブイヨン	53, 62
合桃酥餅（フゥーァタァオスーピン）	104
フェイジョアーダ	111
火鍋（フォグゥオ）	101
フォン	53, 59
フォン・ド・ヴォー	54, 59
フォン・ド・ヴォライユ	59
フォン・ド・ジビエ	60
不可食部分	7
ブーケガルニ	54
豚しょうが焼き	42
豚の角煮	34
ブッシュ・ド・ノエル	123
フュメ・ド・ポワソン	60
ブラウニー	134
フランベ	72
ぶり大根	36
ぶりの照り焼き	40
ブリュノワーズ	64
プルコギ	108
ブルスケッタ	82
フルーツサラダ	76
ブールマニエ	66
フロマージュ	56
芙蓉蟹（フーロンシィエ）	98
ベイクドチーズケーキ	129
ペイザンヌ	64
ベシャメルソース	55
回鍋肉（ホイコウロウ）	96
ほうじ茶	138
包丁の構え方	7
包丁の種類	8
包丁の部位	8

索引

包丁のもち方	8	
防風	28	
ほうれんそうのごまあえ	29	
ポタージュ・クレーム	62	
ポタージュ・クレール	62	
ポタージュ・タイエ	62	
ポタージュ・ビスク	62	
ポタージュ・ピュレ	62	
ポタージュ・リエ	62	
ぼたもち	127	
ポーチドエッグ	80	
ポテトコロッケ	79	
ポテトサラダ	78	
ポトフ	62	
ボライユ	61	
ポルシチ	62	
花椒	91	
花椒炝黄瓜(ホワジャオチャンホングワ)	91	
ポワソン	62	
本枯節	15	
本膳料理	17	

ま

マカロナージュ	132
マカロニサラダ	78
マカロン	132
巻きずし	23
真昆布	15
マセドアンサラダ	78
松葉ゆず	45
マドレーヌ	133
マナーの基本(西洋料理)	57
麻婆豆腐(マーポォドウフー)	88
マンシェット	74
水ようかん	50
みそ(種類)	17
身だしなみ	5
ミニトマトの花かご	79
ミネストラ	62
ミラノ風カツレツ	73
蒸し焼き料理	56
結びみつば	45
蒸らし	19
目玉焼き	80
雌節	15
燜栗子鶏(メンリーズジー)	97
もち米の調理	119

や

野菜サラダ	76
野菜マリネ	77
野菜料理	56, 76
矢羽根れんこん(酢ばす)	117, 118
魚香木耳(ユイシャンムウアル)	93
玉米湯(ユイミータン)	99
魚丸子湯(ユイワンズタン)	100
湯炊き法	19
ゆで卵	79
湯取り法	19
洋なしのタルト	136

ら・わ

羅臼昆布	15
ラタトゥイユ	78
ランプフィッシュキャビア	64
リエゾン	60
利休まんじゅう	49
利尻昆布	15
涼拌茄子(リャンバンチェズ)	92
料理情報	2
料理のおいしさ	1
料理の簡略化	1
ルウ	60
蘿葡海蜇皮(ルオボーハイジェビー)	91
冷菓	56
ローストチキン	73 (I), 74 (II)
ローストビーフ	122
六方むき(里いも)	117
熱葷(ローホン)	90
ローリングストック	145
ロールキャベツ	70
冷葷(ロンホン)	90
わかさぎの酢油漬け	63
若竹汁	26
ワカモーレ	111
わけぎと油揚げのぬた	31
わらびもち	49

おいしく作り、味わうための　クッキング

第1版　第1刷　2019年4月25日	編　　者　おいしい調理のデザイン研究会
第4刷　2024年3月1日	発 行 者　曽根　良介
検印廃止	発 行 所　株式会社化学同人

〒600-8074　京都市下京区仏光寺通柳馬場西入ル
編集部　TEL 075-352-3711　FAX 075-352-0371
営業部　TEL 075-352-3373　FAX 075-351-8301
　　　　　　　　　　　　　振　替　01010-7-5702
e-mail　webmaster@kagakudojin.co.jp
URL　https://www.kagakudojin.co.jp
印刷・製本　　（株）ウイル・コーポレーション

JCOPY〈出版者著作権管理機構委託出版物〉
本書の無断複写は著作権法上での例外を除き禁じられています．複写される場合は、そのつど事前に、出版者著作権管理機構（電話 03-5244-5088, FAX 03-5244-5089, e-mail: info@jcopy.or.jp）の許諾を得てください．

本書のコピー、スキャン、デジタル化などの無断複製は著作権法上での例外を除き禁じられています．本書を代行業者などの第三者に依頼してスキャンやデジタル化することは、たとえ個人や家庭内の利用でも著作権法違反です．

Printed in Japan　©Oishiichori no Design-Kenkyukai 2019　無断転載・複製を禁ず　ISBN978-4-7598-1990-8
乱丁・落丁本は送料小社負担にてお取りかえいたします．

KAGAKU 好評の既刊書 DOJIN

栄養士・管理栄養士をめざす人の 調理・献立作成の基礎
坂本裕子・森美奈子 編
B5判・112頁・2色刷・本体1500円

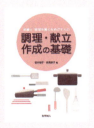

実習科目を学ぶ前の基礎づくりと，専門科目への橋渡しをコンセプトに構成．入学後の1年生が身につけるべき内容を，わかりやすく解説．

わかる統計学
——健康・栄養を理解するために
松村康弘・浅川雅美 編
B5判・176頁・2色刷・本体2200円

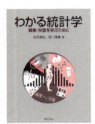

健康・栄養分野をデータ例にとり，学生の数学の基礎知識も配慮して解説．例題や練習問題を解くことで実践的な力が身につく．

栄養士・管理栄養士をめざす人の 実験プライマリーガイド
倉沢新一・中島 滋・丸井正樹 著
A5判・136頁・2色刷・本体1600円

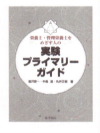

栄養士・管理栄養士養成課程におけるあらゆる実験に必要な知識が詰まった，また困ったときにすぐ役立つ一冊．

わかる生物学
——知っておきたいヒトのからだの基礎知識
小野廣紀・内藤通孝 編
B5判・118頁・2色刷・本体1900円

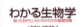

食品・栄養学分野の学生が学んでいく上で必要な生物学の知識を，わかりやすくまとめた半期用のテキスト．

図解 栄養士・管理栄養士をめざす人の 文章術ハンドブック
——ノート, レポート, 手紙・メールから, 履歴書・エントリーシート, 卒論まで
西川真理子 編
A5判・192頁・2色刷・本体2000円

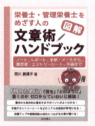

大学で直面する様々な文章，その目的から形式，実際の書き方まで初歩から丁寧に解説．

わかる化学
——知っておきたい食とくらしの基礎知識
松井徳光・小野廣紀 編
B5判・136頁・2色刷・本体1900円

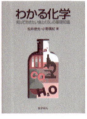

「食」に携わる資格をめざす学生を対象に，食品に関する化学の知識を中心として，親しみやすい構成と体裁で説明．

はじめての研究生活マニュアル
——解消します！ 理系大学生の疑問と不安
西澤幹雄 著
A5判・112頁・2色刷・本体1200円

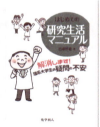

こういう本がほしかった！ 研究室での生活から卒論の完成まで，研究生活をハッピーにするための具体的なアドバイスが満載．

はじめての生化学（第2版）
——生活のなぜ？を知るための基礎知識
平澤栄次 著
B5判・168頁・2色刷・本体2300円

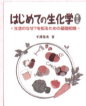

基礎知識を楽しく身につけられるよう，暮らしのなかの疑問に関連づけて解説．日常生活に関するコラムも多数収録．

ぜったい成功する！ はじめての学会発表
——たしかな研究成果をわかりやすく伝えるために
西澤幹雄 著
A5判・128頁・2色刷・本体1400円

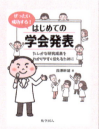

発表までの準備から，要旨の書き方，ポスター・スライドのつくり方，さらには英語での発表まで．魅力的な発表にするためのコツを徹底指南．

誰も教えてくれなかった 実験ノートの書き方
——研究を成功させるための秘訣
野島高彦 著
A5判・108頁・2色刷・本体1300円

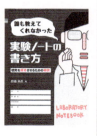

悪い例とよい例を比較しながら，実験ノートを具体的にどう書けばよいかを丁寧に説明．実験ノートを書く前にまず最初に読みたい必読書．

詳細情報は，化学同人ホームページをご覧ください．https://www.kagakudojin.co.jp